Istvan Urban

垂直的および水平的歯槽堤増大術

著　Istvan Urban

垂直的および水平的歯槽堤増大術

ソーセージテクニックと新たなコンビネーショングラフト

監訳　和泉雄一
　　　窪木拓男
　　　山﨑長郎

翻訳統括　石川知弘
　　　　　伊藤雄策
　　　　　瀧野裕行
　　　　　中田光太郎
　　　　　船越栄次

クインテッセンス出版株式会社　2018
QUINTESSENCE PUBLISHING

Berlin, Barcelona, Chicago, Istanbul, London, Milan, Moscow, New Delhi, Paris, Prague, São Paulo, Seoul, Singapore, Tokyo, Warsaw

Quintessence Publishing Co. Ltd,
Grafton Road, New Malden,
Surrey KT3 3AB,
United Kingdom
www.quintpub.co.uk

Copyright © 2017
Quintessence Publishing Co. Ltd
All rights reserved. This book or any part thereof may not be reproduced, stored in a retrieval system, or transmitted in any form or by any means, electronic, mechanical, photocopying, or otherwise, without prior written permission of the publisher.

目次

第1章	**緒言**	**1**
	謝辞	3
第2章	**外科手術器材のセットアップと患者の準備**	**5**
	2.1　患者選択	5
	2.2　手術前の患者の準備	6
	2.3　投薬	6
	2.4　手術室	7
	2.5　術後のケアと抜糸	7
	2.6　参考文献	7
第3章	**メンブレンと移植材料**	**9**
	3.1　異なるメンブレンを用いた水平的 GBR の科学的文献	9
	3.2　異なるメンブレンを用いた垂直的 GBR の科学的文献	11
	3.3　GBR に使用される移植材料	12
	3.4　参考文献	17
第4章	**口腔内からの自家骨採取**	**21**
	4.1　下顎結合部からの骨採取	21
	4.2　下顎枝からの骨採取	26
	4.3　参考文献	28
第5章	**口底部の外科解剖**	**29**
	5.1　口底および舌の筋	30
	5.2　動脈供給	32
	5.3　口底部の血管の解剖学的破格	36
	5.4　神経	37
	5.5　唾液腺	37
	5.6　結論	37
	5.7　参考文献	37

目次

第6章	下顎臼歯部における垂直的、水平的歯槽堤増大術の原則	39
	6.1 フラップデザイン	39
	6.2 受容部位の準備	40
	6.3 メンブレンの設置法	41
	6.4 舌側フラップの可動性増大法：改良型舌側フラップ伸展法	42
	6.5 頬側フラップの伸展法	45
	6.6 フラップの閉鎖法	46
	6.7 下顎臼歯部の外科手術後に起こりうる治癒の状態	57
	6.8 さらに重度の欠損の治療	57
	6.9 結論	60
	6.10 参考文献	60

第7章	垂直的歯槽堤増大術	61
	7.1 仮骨延長術	61
	7.2 オンレーグラフト	62
	7.3 異なる移植材料での垂直的GBRに関する科学的検証結果	62
	7.4 結論	63
	7.5 参考文献	63

第8章	下顎臼歯部の垂直的歯槽堤増大術	65
	8.1 考慮すべき重要な臨床的因子	65
	8.2 結論	89
	8.3 参考文献	89

第9章	下顎前歯部の歯槽堤増大術	91
	9.1 唇側フラップ	91
	9.2 舌側フラップ	92
	9.3 受容部位の形成	93
	9.4 メンブレンの適合と固定	94
	9.5 唇側フラップの伸展	94
	9.6 舌側フラップの伸展	94
	9.7 フラップの閉鎖	96
	9.8 結論	104
	9.9 参考文献	104

目次

| 第 10 章 | 部分欠損患者に対する上顎洞底挙上術と歯槽堤増大術の併用 | 105 |

10.1 フラップデザイン 105
10.2 上顎洞底挙上術 106
10.3 参考文献 116

| 第 11 章 | 水平的歯槽堤増大術：ソーセージテクニック | 117 |

11.1 ポリグリコール酸 – 炭酸トリメチレンメンブレンを用いた
　　　ケースシリーズと代表的な症例 118
11.2 天然コラーゲンメンブレンの使用 120
11.3 天然コラーゲンメンブレンを使用したケースシリーズと代表的な症例 123
11.4 異なる範囲にソーセージテクニックを用いた代表的な長期予後症例 129
11.5 学習曲線 対 発展型ソーセージテクニック 2.0 139
11.6 結論 145
11.7 参考文献 145

| 第 12 章 | 上顎前歯部の歯槽堤増大術 | 147 |

12.1 参考文献 149

| 第 13 章 | 単独歯欠損における垂直的増大を伴う乳頭再建 | 151 |

13.1 症例と学んだこと 152
13.2 結論 172
13.3 参考文献 172
13.4 推薦文献 172

| 第 14 章 | 上顎前歯部における著明な垂直的歯槽堤欠損の外科的マネージメント：上顎前歯部の垂直的欠損の分類 | 175 |

14.1 上顎前歯部の垂直的歯槽堤増大術（AMVRA）のフラップデザイン分類 175
14.2 参考文献 202

目次

第15章	鼻口蓋神経の側方移動術：口蓋フラップ	**203**

15.1 口蓋フラップ 203
15.2 臨床評価 207
15.3 参考文献 209

第16章	骨増大術後の歯肉歯槽粘膜手術	**211**

16.1 代表的な症例 212
16.2 軟組織外科手術の適応 217
16.3 代表的な症例 219
16.4 長期的結果 230
16.5 結論 239
16.6 参考文献 239

第17章	歯槽堤増大術後の歯肉歯槽粘膜手術における新たな観点	**241**

17.1 代表的な症例と臨床データ 242
17.2 参考文献 264

第18章	歯槽堤増大術後の歯槽骨頂保存における新たな観点	**265**

18.1 ケースシリーズ：長期結果 266
18.2 代表的な症例と学んだこと 266
18.3 結論 276
18.4 参考文献 276

第19章	複数歯欠損における、単独植立インプラントを使用しての 歯肉豊隆構造の形成および維持	**277**

19.1 参考文献 292

第20章	吸収した上顎無歯顎堤の再建	**293**

20.1 結論 333
20.2 参考文献 334

目次

第 21 章　歯槽堤の骨増大術の合併症　　　**335**

21.1　治癒の合併症 ……………………………………………………… 336
21.2　術後感染 ……………………………………………………………… 339
21.3　神経損傷 ……………………………………………………………… 350
21.4　新生歯槽堤へのインプラント埋入時の合併症 …………………… 351
21.5　長期にわたるインプラントの生物学的合併症 …………………… 355
21.6　結論 …………………………………………………………………… 358
21.7　参考文献 ……………………………………………………………… 359

第 22 章　成長因子の使用　　　**361**

22.1　組換えヒト血小板由来成長因子 …………………………………… 361
22.2　骨形成タンパク質 …………………………………………………… 365
22.3　結論 …………………………………………………………………… 380
22.4　参考文献 ……………………………………………………………… 381

索引 ……………………………………………………………………………… 382
書籍・雑誌からの使用許諾一覧 ……………………………………………… 388

訳者一覧

訳者一覧

監訳

和泉雄一	東京医科歯科大学大学院医歯学総合研究科 歯周病学分野 教授
窪木拓男	岡山大学大学院医歯薬学総合研究科 インプラント再生補綴学分野 教授
山﨑長郎	東京都開業 原宿デンタルオフィス、日本臨床歯科医学会 理事長

翻訳統括

石川知弘	静岡県開業 石川歯科
伊藤雄策	大阪府開業 伊藤歯科医院、OSI 大阪
瀧野裕行	京都府開業 タキノ歯科医院
中田光太郎	京都府開業 中田歯科クリニック／Dental Clinic TAKANNA
船越栄次	福岡県開業 船越歯科歯周病研究所

翻訳

青山貴則	北海道開業 青山歯科クリニック
明石悠子	福岡県勤務 船越歯科歯周病研究所
秋月達也	東京医科歯科大学 歯学部附属病院 歯周病外来 講師
井川貴博	東京医科歯科大学 歯学部附属病院 歯周病外来 医員
小田師巳	大阪府開業 おだデンタルクリニック
小野　彌	東京医科歯科大学 歯学部附属病院 口腔ケア外来 医員
金子潤平	兵庫県開業 かねこ歯科診療所
金城清一郎	沖縄県開業 泊ヒルズ歯科、OSI 沖縄
古賀慎太郎	東京医科大学 人体構造学講座 医員
笹田雄也	福岡県勤務 船越歯科歯周病研究所
柴戸和夏穂	福岡県勤務 船越歯科歯周病研究所
園山　亘	滋賀県勤務 浅田歯科医院、岡山大学歯学部 臨床講師
髙尾康祐	福岡県勤務 船越歯科歯周病研究所
竹内公生	静岡県開業 竹内歯科医院
丹野　努	栃木県開業 丹野歯科医院
德永耕一郎	東京都勤務 原田歯科クリニック
原田和彦	東京都開業 原田歯科クリニック
平山富興	大阪府開業 須沢歯科・矯正歯科
松田博文	奈良県開業 松田歯科医院、OSI 大阪
丸濵功太郎	岡山大学大学院医歯薬学総合研究科 口腔機能解剖学分野 助教
丸山起一	東京医科歯科大学 歯学部附属病院 歯科総合診療部 医員
山羽　徹	大阪府開業 山羽歯科医院

緒言

クインテッセンス出版の Christian Haase 氏から歯槽堤増大術の本の執筆を依頼された時、私は二つ返事で了承した。私には仲間たちに伝えたいことがたくさんあったし、この本がそれを伝える最良のプラットフォームになると感じたのである。しかし、真に伝えたいことについて考え、実際の執筆に備えるのに約2年かかった。本書が出版された今、伝えたいことはまだまだたくさんある。とはいえ、私は非常に満足しており、この本が臨床医の多くの悩みを解消するだろうと考えている。そして、15年前に誰かが私にこういう本を与えてくれたらよかったのにと思う。そうしたら、私の現在の臨床はより良いものになっていただろう。読者が、この本で示した内容の一部を利用することで、明日からより良い臨床を行えるようになることを願っている。

各患者のために最良の結果を達成することは，私の常なる目標である。 非常に早くから、私は手がけた症例の文書化、整理、批判的分析を始めた。それぞれの症例について、生物学的に妥当で科学的に証明された治療法を選択するよう注意した。同時に、低侵襲かつシンプルで予知性の高い治療法の開発に注力した。これの良い例が、本書の第11章に述べられているソーセージテクニック™ である。自分が採用したテクニックを科学的な文献や出版物として発行することは、常に私自身にとって非常に重要である。症例の安定性と予知性に関する進歩と同様に、本書では新しいテクニックの開発についても十分に示されている。

もちろん私たちは皆、治療で良くなっていく症例を掲載したいのだが、私たちの技術を向上させる教育的側面が少なくとも同等に重要である。私は、「悪魔は細部に宿る」という格言に共感する。したがって、本書で提示された症例の詳細は、自己批判的な観点から分析を行った。

私は再生治療には3週間、5年間、10年間の3つの重要なフォローアップ日程があると考えている。それゆえ、私たちがより良くできたかもしれないことを認識するまでにはしばらく時間がかかる。

私はこの本の症例から何を学んだのか？ 今日であればそれをどのようにより良く解決するか？ 当時どの段階まで改善できたはずなのか？ 私はこれらの質問に対する答えが、この本の持つもっとも重

緒言

要なリソースかもしれないと考えている。そして、それぞれの症例に続くセクション「本症例から学んだこと」がなければ、読者がこの本から得るものははるかに少なくなると確信している。ある症例を読むときに、読者であるあなたは症例のいくつかの側面を好き、または嫌いと感じるかもしれないし、違ったやり方をしようと思うかもしれない。それでも、各症例の「本症例から学んだこと」を一度読むことで、あなたの考えが変わり、そして永続的に変わってほしいと思っている。

「この症例のこの写真をもう一度見てもらえますか？」あるいは「もし私が治療のこの部分またはその部分に少し変更を加えていれば、より良い歯槽骨頂の保存ができていたことがわかりますでしょうか？」この本の中にあるこれらの疑問、提案、および見解により、本書はより教育的な意味をもち、うまくいけば、小さなこと、すなわち悪魔が隠れている、大きな違いを生む細部の存在を読者に気づかせるだろう。

つまるところ、この本は失われた硬・軟組織を再生する方法に関することだけが書かれているわけではない。さらに重要なこととして、しばしば治療でもっとも難しい部分である再生した歯槽骨頂や軟組織を維持する方法についての情報も含まれているのである。

私は、適切な教育と、自分自身に対して注意を向けることがもっとも重要であると考える。本書で紹介させてもらった私のいくつかの経験は、特に若い臨床医にとっては良い例になるかもしれない。歯学部を卒業したとき、私は十分に満足してはいなかった。当時、われわれは歯の治療と修復について多くのことを学んだが、当時すでにもっとも興味のあった失われた組織の維持と再生の可能性に関する生物学的原理についてはあまり学ばなかった。私には2つの選択肢があった。諦めるか、学び続けるか。私は後者を選び、現在は私が今やっていることをするために生まれたと感じ、いつも楽しんでいる。

私は、手順を単純で、再現可能で、生物学的に妥当に保ちたいと思っている。過度に複雑な治療戦略は、合併症率が高く、最終的な結果の予知性が低い。そのようなわけで、本書を手にとってくださった読者を歓迎し、読んでいただけることに感謝する。最後に、レオナルド・ダ・ヴィンチを引用して締めたい。

「単純であることは究極の洗練である」

Istvan Urban

謝辞

私の妻 Judit へ、彼女の愛と無限のサポートに対し、そして私たちの2人の息子 Isti と Marci へ、彼らの存在、精神、そして人生に対するポジティブな姿勢について感謝したい。あなたがたは私たちの人生を完璧なものにする。子供の頃（そしてそれ以来ずっと）、私の両親は最小限の指導で個人が成長することを信じていたので、私の下した決定に干渉することはなかった。私は彼らが正しかったと思うし、そのことに感謝している。

私の先生は、今までも、今も私の先生であり、これからも私の先生である。教育者としても歯周病学者としても、Dr. Henry Takei の創造性と、人道主義者としての卓越した人間性に対し感謝している。Loma Linda 大学の学生として、また垂直的歯槽堤増大を続ける私を信じてくださった Dr. Jaime Lozada にも特に感謝している。生物学的に妥当な方法による骨誘導再生法を私に紹介してくださった Dr. Sascha Jovanovic にも感謝したい。

Dr. Joseph Kan、Dr. Perry Klokkevold、Dr. Anna Pogany、Dr. Bela Kovacs、Dr. Lajos Patonay、Dr. Paul Gerloczy 他、ご指導くださったすべての先生方にも感謝する。皆様と出会わず、先生方の生徒でなかったならば、この本の内容はひどく薄いものになっていただろう。

本書で紹介した多くの症例で卓越したセラミック修復物を製作していただいた CDT Nicola Pietrobon にも感謝の意を表する。

また Quintessence Publishing 社に対し、マネージメントの面で Horst Wolfgang Haase と Christian Haase、編集面で Johannes Wolters と Avril du Plessis、そしてこの本のレイアウトと製作にあたり Janina Kuhn の各氏に感謝の意を表する。

さらにこの本のために図を作成してくださった Ms. Krisztina Szample と、テクニックを示す図の一部を作成くださった Dr. Randy K. Newby に感謝したいと思う。

最後に、私の原稿と本の準備にご助力いただいた Avenues Company 社の Ms. Jacqueline Kalbach に感謝する。

外科手術器材のセットアップと患者の準備

歯槽堤欠損に対する治療が成功もしくは失敗に至るまでには、さまざまな因子が関係する。患者選択、外科手術前の患者の準備、精細な外科手技、術後の管理（適切なテンポラリーレストレーションの使用も含む）が成功を得るための鍵となる因子である。著者の経験によれば、患者選択と外科手術前の患者の準備がもっとも重要な２つの因子であると言える。例えば、患者の喫煙習癖の開示は患者選択基準の中でも重要なものである。

この章では患者選択、外科手術前の患者の準備、薬剤、外科手術室での患者の準備、術後のケアそして縫合糸の除去について述べる。

2.1　患者選択

患者選択は包含基準、除外基準以上のものを含む。臨床医は慎重に患者の要求と願望について探り、それぞれのケースにおいて、何を現実的に達成できるかということを判断しなければならない。現実的でない過度の期待を特定し、明確にする必要がある。著者の臨床において、来院したある患者は上顎前歯部の歯槽堤の欠損を呈しており、「単独インプラントを用いてインプラント間には乳頭を作ってほしい」（図14-9参照）と希望した。患者の希望を満たすために最善の努力を尽くしたとしても、この要求は非現実的であると考えられた。このことを患者に明らかにし、治療を開始する前に書面で確認した。加えて、治療計画のすべてのステップとタイミングを、治療を始める前に明らかにしなければならない。

歯槽堤増大術に対する、一般的な包含基準と除外基準を以下に示す。

包含基準： 以下の理由のために垂直的、水平的骨再生を必要とするケースを選択する：１）デンタルインプラントを埋入するのに必要な骨レベルを得るため、2）クラウンインプラント比を改善するため、3）審美性を改善するため。さらに、患者は治療前に良好な口腔衛生状態である必要がある。

除外基準： 全身状態がコントロールされていない、もしくは歯周疾患がコントロールされていない患者はこの手術の対象とすべきでない。この手術から除外される可能性がある他の因子としては、過剰なアルコールの摂取や現在喫煙をしている患者などであ

る。

喫煙が1日10本未満の患者は中等度の喫煙者と考えられ、1日10本以上喫煙する患者は重度の喫煙者とされる[1]。喫煙に対する反応には個人差があると考えられるため、中等度と重度の喫煙者を区別するのは難しい。もし現在喫煙している患者を治療する際には、患者は手術前に禁煙しなければならない。

創傷治癒や移植材料の感染が喫煙者ではより多く起こる。複雑な移植例では、合併症の発生率が50％まで上がると報告されている[2]。

著者はすべての喫煙者に対し、手術の3ヵ月前から禁煙を行うように指導し、最低でも移植部位の初期の治癒期間である最短3週間は禁煙プログラムを継続するようにしている。患者がこの期間の後に喫煙を再開すれば、骨形成不全となる可能性があるが、最低でも有害な合併症は起こりづらくなるであろう。著者は3ヵ月間喫煙しなかった患者は、治療期間を通じて喫煙を再開することはないことも見出している。

2.2　手術前の患者の準備

患者は手術前の1週間のうちに、プロフェッショナルクリーニングを受けておく。患者は手術の60～90分前に来院し、手術の60分前に、薬を服用することが推奨される。患者には待合室でも別室でもよいが、心地良い環境の下でリラックスした状態で待ってもらう。患者は手術当日の前に十分に説明を受け、準備をしておくべきである。手術の同意書は、手術日より前に署名がなされていることが望ましい。

2.3　投薬

骨再生手術と通常のインプラント治療の間に投薬の違いはない。抗菌薬、クロルヘキシジン溶液、消炎鎮痛剤についてこの章で説明する。

抗菌薬：骨再生においてペニシリンはもっとも広く使用されている抗菌薬である。アモキシシリン/クラブラン酸複合体と異なり、患者の忍容性が高いため、アモキシシリンは最良の選択である。手術の1時間前に2gのアモキシシリンを経口投与し、500mgを1日3回、手術後1週間投与することが推奨される。大規模な骨移植をした場合は、この処方期間は10日間に延長することもある。ペニシリンアレルギーがある場合は、クリンダマイシン600mgを前投薬として用い、300mgを1日4回、手術後1週間投与する。患者によっては、経口の鎮静剤を用いることもある。この鎮静剤は広範囲の手術が必要なときや、手術中よりリラックスしたいという希望がある患者に対してもっともよく用いる。トリアゾラムは0.25～0.50mgの用量でもっともよく用いる。この薬は手術の1時間前に服用し、経口での鎮静を得る場合は、術後も専門的に患者を管理する必要がある。吸収した上顎の無歯顎欠損の再建といったような、より広範囲な手術を行う患者に対しては、静脈内鎮静や全身麻酔を行う。

クロルヘキシジン溶液：外科手術前にクロルヘキシジン溶液（0.12％、例：Peridex）にて患者に含嗽させる。外科手術のあと24時間経過するまで、患者にはうがいをさせないようにする。外科手術の翌々日から患者に1日2回のクロルヘキシジンによる含嗽を開始させる。含嗽は10日間行う。

抗炎症薬：抗炎症薬（50mgのジクロフェナクカリウムまたはイブプロフェン200mgを1日3回）を、術後1週間処方する。通常、疼痛は激しいものではないので、オピオイドを含む薬（Vicodin：バイコディンなど）は通常必要なく、ルーティーンに処方しない。

著者は、治癒に悪影響を与える可能性があるので、ステロイドをルーティーンには処方していない。臨床的な経験では、縫合前に麻酔を行い、コールドパックを術後すぐに用いれば、術後最初の3日はステロイドを用いた場合と同様の腫脹となる。ほとんどの浮腫は3日で改善するが、残った腫脹は長くとどまり、血腫を形成することとなる。これは、前述のプロトコールにより防ぐことができる。それゆえもし

臨床医がステロイドの使用を選択した場合は、その薬剤の持つ作用の長さが2、3日を超えないことが推奨される。著者は広範囲の手術を全身麻酔下で行った患者に対して、短期間作用型のステロイドを使用している。

初期段階での浮腫のため、腫脹により縫合部が開いてしまうのではないかと恐れる臨床医がいる。これが術後ルーティーンにステロイドを処方する理由となる。この本に記述されるテクニックを用いればそのようなことはなく、弁の離開は問題とすべきではないということを著者は強調したい。アルニカ・モンタナといった植物などによる療法を行うことが、患者によっては助けになるという逸話的な報告もあるが、それを使用するに足る科学的な根拠はない。

2.4　手術室

患者はすでに手術のための準備がなされている手術室に30分前に入室するべきである。患者を不安にさせる可能性があるような器材の音は出さないようにする。手術のアシスタントは、簡単に術式のステップについて説明する。そして患者にクロルヘキシジンで1分間含嗽させ、その後外科部位の付近の皮膚を消毒する。サージカルドレープを患者の上にかぶせる（図2-1）。

外科器具は、外科手術中に使用する順番で外科トレーに入れておく（図2-2）。これらの外科器具は、外科手術前に外科トレーに入れた状態で滅菌しておく。著者は外科器具をトレーの外に出して使用し、外科器具の順番は外科手術中を通じて順番どおりにそろえておく。

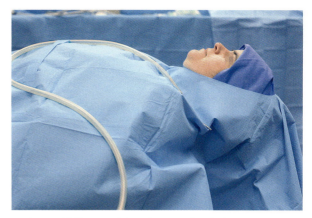

図 2-1　滅菌サージカルドレープを患者に用いたところ。側方面観。

2.5　術後のケアと抜糸

薬剤と用量は前述に従う。化学的プラークコントロールは0.12％のクロルヘキシジン溶液を用いて術後24時間経過後から抜糸時まで行う。術後の外傷を防ぐため、可撤性の装置は手術部位には設置しない。もし、臨床医が可撤性暫間補綴装置を使用する予定の場合は、隣在歯に支持させるようにし、補綴装置と移植部位の間に最低2mmの安全域をとる。咬合面レストを有する金属で補強した補綴装置をこの目的で使用することができる。縫合は以下の時期に除去する：単純結節縫合は術後10～14日、マットレス縫合は2～3週で抜糸する。

2.6　参考文献

1. Levin L, Herzberg R, Dolev E, Schwartz-Arad D. Smoking and complications of onlay bone grafts and sinus lift operations. Int J Oral Maxillofac Implants 2004;19(3):369-373.

2. Barone A, Santini S, Sbordone L, Crespi R, Covani U. A clinical study of the outcomes and complications associated with maxillary sinus augmentation. Int J Oral Maxillofac Implants 2006;21(1):81-85.

2 外科手術器材のセットアップと患者の準備

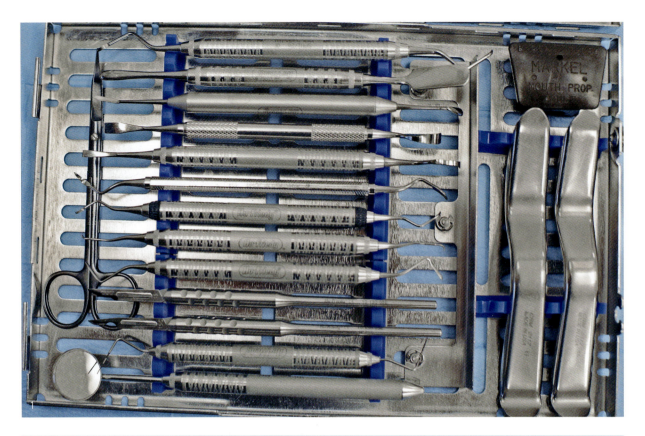

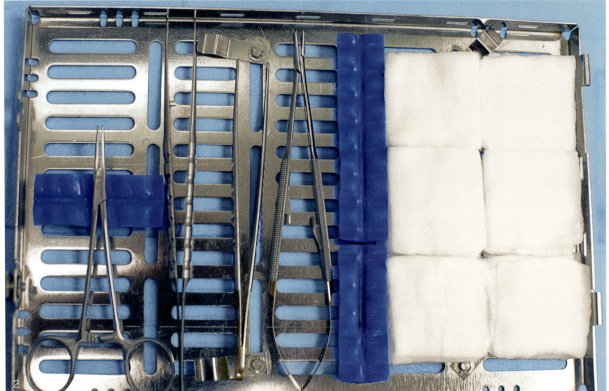

図2-2（1、2） 外科器具のセットアップ。

外科手術器材のセットアップと患者の準備

メンブレンと移植材料

いくつかの異なる種類のメンブレンと骨移植材料が骨誘導再生法（以下 GBR）に用いられてきた。メンブレンの組成に関して、非吸収性ポリテトラフルオロエチレン（以下 PTFE）や、ポリグリコール酸（以下 PGA）と炭酸トリメチレン（以下 TMC）の組み合わせといったような吸収性合成材料などの人工材料が使用されてきた。現在、コラーゲンのような異種由来の吸収性材料がもっとも頻繁に GBRに用いられている。

GBR のために特別に開発された最初のメンブレンのひとつに、非吸収性のチタン強化型（TR）延伸ポリテトラフルオロエチレン（以下 e-PTFE）メンブレンが挙げられる。チタンフレームによる補強は、メンブレンの形状を安定化させる。これらのメンブレンの使用は文献で十分に裏付けされており、GBR のゴールドスタンダードとみなされている。より最近では、安定な形状でない吸収性メンブレンが開発されている。したがって、メンブレンは形状が安定しているもの、または形状が安定しないものに分類することもできる。形状が安定している非吸収性のチタン強化型メンブレンは、垂直的増大術、水平的増大術ともにゴールドスタンダードと考えられている。

骨移植材料はメンブレンと組み合わせて GBR に使用される：顆粒状の骨移植材料、無機ウシ由来骨ミネラル（以下 ABBM）*、他家骨移植材料、人工骨移植材料などが、欠損スペースへの骨形成を促進するための足場の供給に用いられてきた。

本章では、次の項目の概要を示す。
- 異なるメンブレンを用いた水平的 GBR の科学的文献
- 異なるメンブレンを用いた垂直的 GBR の科学的文献
- 移植材料と代表的な症例

3.1　異なるメンブレンを用いた水平的 GBR の科学的文献

水平的増大のための GBR は、開窓型欠損[1, 2]や

---

* 無機ウシ由来骨ミネラル（ABBM）は、文献上で脱タンパク化ウシ骨ミネラル、脱タンパク化無機ウシ骨および無機ウシ骨とも称されている。

裂開状欠損[3-8]の治療を含む、いくつものタイプの骨欠損の治療に応用されてきた。著しく薄い歯槽堤に対して、非吸収性 e-PTFE メンブレンや、最近では吸収性コラーゲンメンブレンを用いた GBR による歯槽堤増大術も行われてきている[9-11]。GBR による歯槽堤増大については、高いインプラント成功率と低い合併症率が報告されている[12, 33]。

これらの歯槽堤増大の研究では自家骨ブロックが生体材料に覆われ、GBR のためにメンブレンが使用された[10, 11]。しかしながら、ブロック骨移植は採取部位に応じたさまざまな侵襲や[13-15]、臨床結果を損なうおそれのある早期吸収と関連している[11, 16]。

最近では、顆粒状移植材料が吸収性メンブレンとともに水平的増大術に使用されている[17-20]。これらのメンブレンは安定な形状でないため、歯槽堤増大にそれらを用いることは技術的にさらに困難である。水平的 GBR においてこの困難を克服するために「ソーセージテクニック」が開発された。このテクニックは本書の第 11 章に記載されている。この術式の利点のひとつに、吸収性メンブレンが非吸収性メンブレンと比べてより良好な軟組織親和性を示すことが挙げられる[21, 22]。

しかしながら、異なる種類の吸収性メンブレンの間には顕著な差がある。本章の次節では合成吸収性メンブレンと 2 種類のコラーゲンメンブレン（クロスリンクコラーゲン、天然コラーゲン）について考察する。

3.1.1　合成吸収性メンブレン

ポリ乳酸のような従来のポリマーを用いたこれまでの合成メンブレンは、分解に伴う炎症および異物反応に起因する治療上の問題を示す[23, 24]。新しく開発された PGA と TMC から作られた合成吸収性メンブレンを用いた最近の実験結果は、肯定的な結果をもたらした。また、このメンブレンを用いた動物モデルにおける最近の研究では、組織学的な異物または炎症反応を示さなかった[25]。前向き臨床試験において、このメンブレンが高度に吸収した歯槽堤の

水平的増大に安全に使用できることが示された[19]。

3.1.2　クロスリンクコラーゲンメンブレン

紫外線（UV）照射、化学物質、酵素の技術を含むいくつかの架橋結合技術が、メンブレンの吸収時間を延長するために用いられている。クロスリンクコラーゲンメンブレンは完全な状態を維持し、非クロスリンクメンブレンよりも長期にバリア機能を提供する[26, 27]。吸収時間は架橋結合の程度に依存することも示されている。

しかしながら、クロスリンクコラーゲンメンブレンは組織の融合や血管新生、生体適合性に乏しいことが示されている[27, 28]。これらのタイプのメンブレンには、架橋結合の程度やそれに使用される技術に依存した違いが存在する。例えば、グルタルアルデヒドを用いた架橋結合は生体適合性の低下をもたらす[29]。加えて、歯周病原細菌はコラーゲンメンブレンが露出した際にこれを分解できるコラゲナーゼ酵素の産生能を有する[30]。

クロスリンクコラーゲンメンブレンを用いた創傷の再上皮化と天然コラーゲンメンブレンを用いたそれの間には差があるかもしれない[17, 27]。ランダム化比較対照試験（以下 RCT）では、クロスリンクコラーゲンメンブレンが露出すると、その部位は骨移植材料の約 48.5% を失うことが示された[31]。このタイプのコラーゲンメンブレンは吸収に対してより抵抗性があり、露出部位の創傷治癒には、移植顆粒が剥離してしまうほどの長い時間がかかる[17, 31]。

3.1.3　天然コラーゲンメンブレン

天然コラーゲンメンブレンを使用すると、マクロファージや多形核白血球の酵素活性による迅速な生分解が起こる[32]。これらのメンブレンについては明確に言及されており、優れた長期臨床結果が得られている[33]。

天然コラーゲンメンブレンは骨膜側からの良好な

組織結合と早期の血管新生が得られる。これらメンブレンは生体適合性もある[28]。血管新生は骨形成の必須条件であり、これらのメンブレンのもっとも重要な性質のひとつであろう。露出した天然コラーゲンメンブレンの残留物は1週間の治癒後には存在しないことが実証されている[27]。このことは、これらのタイプの合併症において、どのくらいの骨量の獲得が期待できるかに関して重要である。

さらに重要なことについての議論がある：それは吸収時間または生体適合性と血管新生である。非吸収性メンブレンと吸収性メンブレンを比較した非臨床試験では[23]、天然コラーゲンメンブレンを用いたケースシリーズ[18]と同様に、緩徐に吸収するメンブレンは水平的増大に必要でないことを示している。Urbanらは、異なる吸収時間を有する2つのメンブレンを用いた2件の前向き研究を報告した[19, 20]；1件は、4～6ヵ月の吸収時間を有する合成PGA-TMCメンブレンであり、もう1件は約6週間の吸収時間を有する天然コラーゲンメンブレンであった。著者らは、2つのメンブレンの間で達成された骨の獲得量に差がないことを見出した；しかしながら、コラーゲンメンブレンは取扱いがはるかに簡単であった。

したがって、吸収時間はGBRにおいてもっとも重要というわけではなく、メンブレンは治癒の最初の数週間にのみ必要であると思われる。

3.2 異なるメンブレンを用いた垂直的GBRの科学的文献

歯槽頂上の再生のためのGBRが紹介され、外科的術式が示され、そして垂直的歯槽堤増大術を用いた最初の動物およびヒトの組織学的研究が成功のものと示された[34-36]。垂直的歯槽堤増大術において報告された合併症には、メンブレンの露出および/または術後感染が含まれ、12.5％～17％の範囲であった[35-37]。

補綴荷重1～5年後の垂直的GBRの長期結果が、インプラント123本を評価した後ろ向き多施設共同研究によって調べられた[45]。血餅のみ、脱灰凍結乾燥他家骨移植材料（以下DFDBA）および自家骨片それぞれに非吸収性再生メンブレンを組み合わせた3つの治療術式について検討された。この研究の結果から、4mmを上回る垂直的骨再生は、自家骨片の使用によってのみ達成できることが明らかになった。これらの著者は全体的な成功率を97.5％と報告し、GBRを用いて垂直的に増大された骨は再生されていない天然の骨と類似した様式でインプラント埋入に反応するという結論を導いた。これらのすべての研究は、露出などの軟組織の問題が高頻度に発生することと関連している非吸収性e-PTFEメンブレンを使用していた[22]。他の著者らは、吸収性メンブレンと比較してe-PTFEメンブレンに対する軟組織の反応が類似していることを報告している[7]。ある垂直的GBRのランダム化臨床試験においては、吸収性コラーゲンメンブレンで覆われたチタン製骨接合プレート、またはチタン強化型e-PTFEメンブレンを用いて骨欠損が治療された。2つの術式の間に合併症の点で統計学的に有意な差は認められなかった[38]。さらに、チタン強化型e-PTFEメンブレンが使用されたとき、より多くの部位で完全な再生が得られた。著者らは6年間の荷重後、吸収性コラーゲンメンブレン群において骨リモデリングがわずかに多いものの、両方の治療群において再生された骨が天然の骨のように機能することを報告した[39]。

垂直的増大について報告した以前の研究では、非吸収性のチタン強化型PTFEメンブレンを使用していたが、このメンブレンはもはや市場では手に入れることができない。最近、チタン強化型の新しい高密度PTFE（以下d-PTFE）メンブレンが市場で手に入るようになった。前向き臨床および組織学的研究によって、顆粒状の増生材料（自家骨とABBMの組み合わせ）とチタン強化型d-PTFEメンブレンの組み合わせが、上顎または下顎欠損部歯槽堤の垂直的増大に安全かつ有効に使用できることが実証された[40]。e-PTFEメンブレンとd-PTFEメンブレンを比較した別の研究では、2つの材料の間に差がないことがわかった[41]。さらに、メンブレンが露出し

3 メンブレンと移植材料

た症例に関しては、口腔内環境への e-PTFE 露出はほとんどの症例において術後の細菌の定着をもたらしたため、d-PTFE を用いたほうが結果が好ましいようである[42]。

一般的に、垂直的 GBR には安定な形状のメンブレンが必要であると結論付けることができる。安定した形状でないメンブレンは、チタンメッシュや骨接合プレートを覆うために使用する場合を除いて、良好な予知性をもって用いることができない。

3.3　GBR に使用される移植材料

顆粒状自家骨、ABBM、他家骨移植材料、人工材料を含むいくつかの異なる種類の移植材料が GBR に使用されている。各種類については次の項で述べ、代表的な症例を提示する。

3.3.1　顆粒状自家骨

最初の顆粒状骨移植片には自家骨を使用した。この移植材料はあらゆる表面の不規則性にも容易に順応し、移植顆粒間には血管が早期に増殖することができる。自家骨は3つの主要な性質を有する：1）骨伝導能（骨形成のための足場を供給する）、2）骨形成能（間葉細胞を含む）、3）骨誘導能（成長因子を含む）。自家骨が粒状化すると、成長因子や生きた細胞が表面に露出する。

最近の研究は皮質骨片に焦点を当てている。皮質骨片のパラクライン機能は、骨形成に大きな影響を与えるようである。ある研究では、皮質骨片の細胞外マトリックスから放出されたタンパク質が調べられ、骨形成に関連するいくつかの成長因子を含む 43 の成長因子が同定された[43]。トランスフォーミング成長因子 β1、β2（TGF β1、TGF β2）、骨芽細胞刺激因子（OSF-1）、ガレクチン-1（およびその他）は、骨形成の複雑な過程において重要な役割を果たすことが確認された。骨形成タンパク質（BMP）もまた自家骨に存在する[44]。

顆粒状自家骨を用いた垂直的歯槽堤増大（以下

VRA）について調べた研究は、好ましい結果を示した[38, 40, 46]。Urban らはチタン強化型 e-PTFE メンブレンと組み合わせた顆粒状自家骨の使用について検討した[46]。この研究では、36ヵ所の三次元的（3D）垂直性骨欠損を有しており、垂直的歯槽堤増大術による治療後1～6年荷重された補綴装置を有する 35 名の患者について報告している。これらの患者は、表面を増強、酸エッチング処理および酸化処理された 82 本のインプラントによって治療された。インプラント埋入時にチタン強化型 e-PTFE メンブレンを除去した後、移植材料を早期吸収から保護するために吸収性コラーゲンメンブレンを新たに形成された歯槽頂上に設置した。3つの治療群を設定した：A群は単独の欠損歯、B群は複数の欠損歯、C群は上顎臼歯部に限局した垂直性欠損で、上顎洞底挙上術と垂直的増大を同時に行い治療された。メンブレン除去時の平均垂直的増大は 5.5mm（±2.29mm）であり、最大獲得量は 12mm であった。全体での歯槽頂の平均リモデリングは 12ヵ月で 1.01mm（± 0.57mm）であり、6年間の経過観察期間を通じて安定したままであった。3群間に平均辺縁骨リモデリングに関する統計学的有意差は認められなかった。全体のインプラント生存率は 100% であり、累積成功率は 94.7% であった。Merli は6年の荷重後において同様の研究結果を報告している[39]。

これらの研究[38, 40, 46]における全体のインプラント成功率は、水平的に再生された骨に埋入されたインプラントについてすでに報告されている長期の結果[12]、および再生を行っていない天然の骨に埋入されたインプラントについて報告された結果[47-50]と一致している。これらの研究は、この術式が予知性が高く、補綴荷重後にインプラントが成功することを実証した。

自家骨片は臨床医の手札として非常に有効な手段である。これらは、垂直的および水平的歯槽堤増大に使用される現在の移植材料の構成において、不可欠な部分である。この移植材料は容易に入手可能であり、今日、われわれはそれを最小限の侵襲で採取するための技術を有する。

3.3.2 無機ウシ由来骨ミネラル（ABBM）

自家骨は長い間骨再生術のゴールドスタンダードとみなされてきたが、骨採取するための第二の手術部位に関連した侵襲を最小にするために、他の骨充填材料も研究されている。

ABBMは骨伝導能があり、骨形成に好ましい足場を提供する、脱タンパク・滅菌処理されたウシ海綿骨である。ABBMは新しく形成された骨に取り込まれ、ゆっくり吸収されるため移植片の体積を非常に安定した状態に保つ。良好な骨伝導能は、保存された天然構造に起因する。好ましい表面形態は血餅との良好な接触を可能にし、相互連結した内部孔には細胞および血管が入り込み成長する。

上顎洞底挙上術や小さい欠損に対するGBRにおけるこの材料の単独使用については、十分に裏付けがある。研究ではこの材料を用いた垂直的および水平的歯槽堤増大術にもまた焦点を当てている[40]。ABBM単独使用と、異なる割合での自家骨との併用を研究したRCTでは、9ヵ月の治癒後ABBMでは自家骨と同様の骨形成が得られたことが示された[51]。

しかしながら最近のRCTでは、組織学的な差は明らかでなかったにもかかわらず、ABBMに混合する自家骨が少ないと、有意に骨の獲得が減少する結果となることを見出した[52]。この研究は上顎洞底挙上術や小さい欠損に対するGBRと、歯槽堤増大は異なることを実証した。この移植材料の外面は、自家骨がこの移植材料に混合されたときのようにうまく歯槽堤に取り込まれないかもしれない。細胞外タンパク質や自家骨片の中の細胞内の情報は、骨壁から遠く離れた骨の形成において積極的な役割を果たす可能性がある。

e-PTFEメンブレンを用いた、ABBMと顆粒状自家骨移植片1：1の混合体の有効性が、組織学的および組織形態学的に8名の患者（10部位の歯槽堤欠損）において評価された[53]。6～9ヵ月の治癒期間後、平均垂直的獲得量3.15mm（SD±1.12mm）が得られた。組織学的分析により、新生骨形成および顆粒状自家骨とABBM顆粒のリモデリングが進行中であることを示した。

後の臨床的、組織学的研究において、垂直的、水平的増大におけるこの移植材料（ABBM：自家骨＝1：1）について調べられた[12, 20, 40]。水平的増大の2つの異なる研究において、平均5.5mmの骨獲得が得られた。垂直的増大の研究においていは、平均5.5.mm、最大9mmの骨獲得が得られた。VRA研究の組織切片において、移植された自家骨の骨リモデリングは進行中であり、ABBMはさまざまな成熟度の新生骨の緊密なネットワークと結合していた。さらに、骨髄腔にはよく血管が形成されており、いずれの標本においても炎症反応または異物反応は認められなかった。VRAの結果の組織形態学的分析により、標本の骨増加は平均36.6％を示し、新生骨形成19.6％、移植骨17％であった。移植された自家顆粒のリモデリングは進行中で、ABBM16.6％、骨髄腔46.8％であった。これらの結果はSimonらによって報告された結果と類似していた[53]。ABBMと自家移植片の混合は、図3-1と3-2に示されている代表的な症例にみられるように、垂直的、水平的GBRの理想的な移植材料であると思われる。

3 メンブレンと移植材料

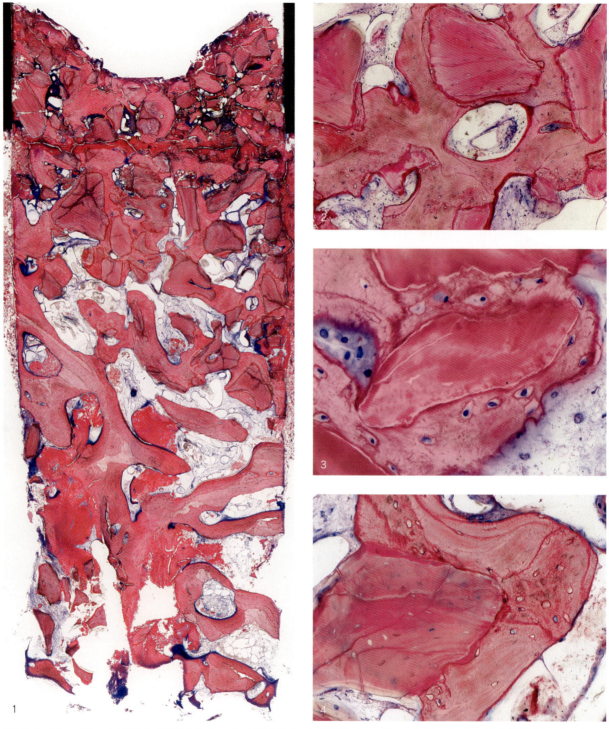

図3-1（1〜4） 自家骨とABBMの1：1の混合物とd-PTFEメンブレンを用いた水平的歯槽堤増大後、問題なく治癒した8ヵ月後の組織学的結果の代表的な症例。（1）移植後治癒8ヵ月で採取された組織切片の概要。既存の上顎骨がみられる。増大域は新生骨と既存の上顎骨と結合している（原倍率×50）。（2）結合されたABBM顆粒と新生骨で構成された緻密な骨梁構造の形成（原倍率×100）。（3、4）活性化した骨芽細胞によるABBM上への層板骨および線維性骨の混合沈着（それぞれ原倍率×200、×400）。結合組織は炎症反応の徴候を示していない。

3.3 GBRに使用される移植材料

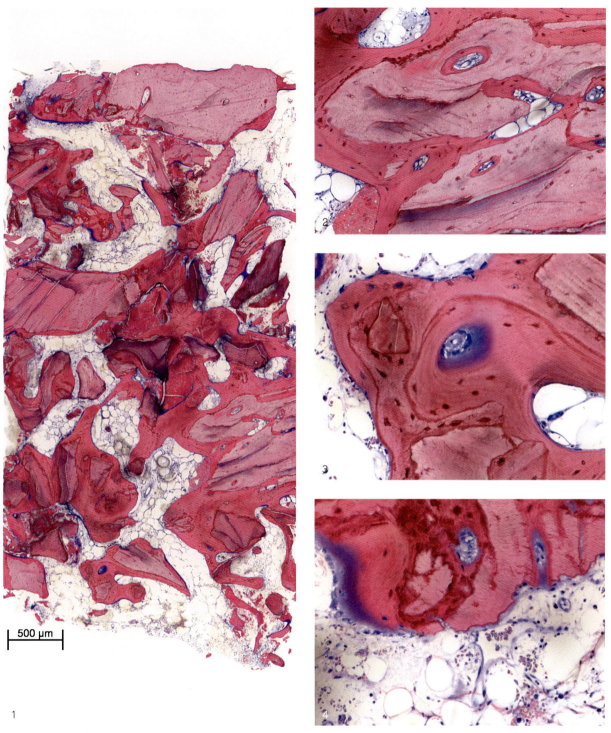

図3-2(1〜4) 自家骨とABBMの1：1の混合物とd-PTFEメンブレンを用いた垂直的歯槽堤増大後、問題なく治癒した9ヵ月後の組織学的結果の代表的な症例。(1)移植後治癒9ヵ月で採取された組織切片の概要(原倍率×50)。(2)移植骨顆粒上への新生骨の骨外および骨内沈着。(3)類骨および新生骨を骨片に添加している骨芽細胞の境界；炎症のない自家移植顆粒の吸収、十分に灌流された骨髄(原倍率×200)。(4) ABBMと移植骨はまず線維性骨に組み込まれ、続いて複数層の層板骨のオステオンが形成、リモデリングされる(原倍率×200)。結合組織は炎症反応の徴候を示していない。

3.3.3　他家骨移植材料

　他家骨移植材料はヒトの死体から提供される。それらは製造過程に応じて非脱灰または脱灰タイプの移植材料となる。非脱灰他家海綿骨移植材料（MCBA）は、その高度な多孔質構造が体積を維持するため、有効な骨伝導性材料である。非脱灰他家皮質−海綿骨はその皮質および多孔質の海綿骨部分により、より良好な体積維持性および骨伝導性を示す。非脱灰他家皮質骨はスペース維持のために製造されている。しかしながら、脱灰凍結乾燥骨は限られた骨誘導能を有しており、すぐに吸収される。

　他家骨はGBRの移植材料として広く使用されている。SimonらはVRAにおいて臨床的および組織学的にDFDBAと顆粒状自家骨移植片を比較した[37]。両群は臨床的にも組織学的にも成功であるとみなされた。DFDBAで治療された群ではやや少ない垂直的骨獲得（3.1mm）が得られたのに対し、自家骨は平均5.02mmを得た。DFDBA群に埋入された20本のインプラントは、1〜4年の経過観察後に、顆粒状自家骨移植片の報告結果よりもやや多い、1.87mmの骨リモデリング（1〜4mmの範囲）を示した[38, 46]。この研究は、DFDBAは寸法安定性がないため、垂直的GBRにおける最良の選択ではない可能性があることを示した。

　最近、スプリットマウス研究デザインを用いた5名の患者において、DFDBAと皮質−海綿骨片の組み合わせと、顆粒状自家骨移植片が比較された[54]。どちらの増大材料も同程度の垂直的骨獲得が得られ、4.1mm、4.7mmであった。6年間の経過観察後、インプラントの良好な結果が報告されたが、報告されたデータは全体の結果であり、異なる移植材料で治療されたサブグループの結果は示されなかった[55]。垂直的GBRにおける他家骨移植材料の長期機能のエビデンスは限定的である。ただし、予知性のある垂直的骨獲得についての結果は、5mmまでの中等度の垂直性欠損でのみ調べられている。最近スプリットマウスで、凍結乾燥他家骨移植材料（以下FDBA）と自家骨の1：1の混合物を一方に、対してFDBA単独をもう一方に用いて調べた水平的歯槽堤増大の研究が報告された[56]。著者らはテンティングスクリューテクニックを用いており、移植材料は無細胞真皮マトリックスによって覆われた[56]。両側において約3mmの骨が再生され、2つの部位の間に統計学的に有意な差は認められないこと、および自家骨を使用しないのと類似した結果を示した。しかしながら、両側ともに限られた量の骨獲得であることに留意すべきである。この研究で報告された結果は、テンティングスクリューテクニックとソーセージテクニック（第11章を参照）の技術的な違いと関係しているかもしれない。著者は、水平的増大に吸収性メンブレンを併用しテンティングスクリューを用いることは、得られる獲得量を制限してしまうため、有利というよりも不利であると考えている。本書全体、特に第11章と第20章では部分欠損および完全無歯顎患者の両方における水平的歯槽堤増大について述べている。そこではCaldwellらによって報告されたよりもはるかに多くの骨獲得が得られ、自家骨の使用が有利であることを示している[19, 20, 40, 46, 52]。他家骨の使用についてはさらなる研究が行われる必要があり、長期の寸法安定性は研究が必要な一面である。これらの材料には明らかに骨を再生する能力があるが、次のような疑問がある：その骨の獲得はどのくらいの期間安定しているのであろうか。

3.3.4　人工骨移植材料

　人工骨移植材料には、再生について明らかに期待が持てる。現在、最大の課題はいまだ自然な構造が達成されていないことである。その表面接触角は天然移植材料よりも平坦である。これは通常ぬれ性が低く、血液との接触が少なくなり、新生骨への取り込みが少なくなりうる。

　最近のRCTではABBMあるいはβ−リン酸三カルシウム（以下TCP）で治療された裂開型欠損の臨床的、組織学的比較を行った。その結果は類似した欠損の減少を示し、組織形態学的分析では2

つの群の間に有意差は認められなかった[57]。Dahlin
らも TCP/ ハイドロキシアパタイト（以下 HA）を
ABBM と比較して同様の結果を見出した[58]。異な
る HA/TCP の組み合わせも上顎洞底挙上術から歯
槽堤保存術に至るまでさまざまな適応において使用
されて成功している[59, 60]。

これらの結果は有望であるが、これらの移植材料を
用いた垂直的および段階法での水平的増大においては
研究が不足していることに留意しなければならない。

3.3.5　骨移植材料に関する結論

これらのすべての移植材料を評価することによ
り、自家骨はいまだにゴールドスタンダードであ
り、もっとも効果的な移植材料であると結論付ける
ことができる。しかし、ABBM はもっとも十分に
研究されている生体材料のひとつであり、自家骨と
ABBM の１：１の混合は重度の欠損歯槽堤増大に
おける現在のスタンダードである。

この組み合わせでの移植は、本書で提示されてい
る症例および研究でもっとも広く使用されている。
これは時間と科学の進歩によって変わるかもしれな
い。しかしながら、ここに記載された生物学的およ
び外科的原理は一般的であり、長期にわたって有効
である可能性が非常に高いことを認識すべきであ
る。これらの原理は成功のカギである。

3.4　参考文献

1. Dahlin C, Andersson L, Linde A. Bone augmentation at fenestrated implants by an osteopromotive membrane technique. A controlled clinical study. Clin Oral Implants Res 1991;2:159–165.

2. Dahlin C, Lekholm U, Linde A. Membrane-induced bone augmentation at titanium implants. A report on ten fixtures followed from 1 to 3 years after loading. Int J Periodontics Restorative Dent 1991;11:273–281.

3. Jovanovic SA, Spiekermann H, Richter EJ. Bone regeneration around titanium dental implants in dehisced defect sites: a clinical study. Int J Oral Maxillofac Implants 1992;7:233–245.

4. Mellonig JT, Triplett RG. Guided tissue regeneration and endosseous implants. Int J Periodontics Restorative Dent 1993;13:109–119.

5. Shanaman RH. A retrospective study of 237 sites treated consecutively with guided tissue regeneration. Int J Periodontics Restorative Dent 1994;14:292–301.

6. Dahlin C, Lekholm U, Becker W, et al. Treatment of fenestration and dehiscence bone defects around oral implants using the guided tissue regeneration technique: a prospective multicenter study. Int J Oral Maxillofac Implants 1995;10:312–318.

7. Simion M, Misitano U, Gionso L, Salvato A. Treatment of dehiscences and fenestrations around dental implants using resorbable and nonresorbable membranes associated with bone autografts: a comparative clinical study. Int J Oral Maxillofac Implants 1997;12:159–167.

8. Palmer RM, Smith BJ, Palmer PJ, Floyd PD, Johannson CB, Albrektsson T. Effect of loading on bone regenerated at implant dehiscence sites in humans. Clin Oral Implants Res 1998;9:283–291.

9. Buser D, Brägger U, Lang NP, Nyman S. Regeneration and enlargement of jaw bone using guided tissue regeneration. Clin Oral Implants Res 1990;1:22–32.

10. Buser D, Dula K, Hirt HP, Schenk RK. Lateral ridge augmentation using autografts and barrier membranes: a clinical study with 40 partially edentulous patients. J Oral Maxillofac Surg 1996;54:420–432.

11. von Arx T, Buser D. Horizontal ridge augmentation using autogenous block grafts and the guided bone regeneration technique with collagen membranes: a clinical study with 42 patients. Clin Oral Implants Res 2006;17:359–366.

12. Buser D, Ingimarsson S, Dula K, Lussi A, Hirt HP, Belser UC. Long-term stability of osseointegrated implants in augmented bone: a 5-year prospective study in partially edentulous patients. Int J Periodontics Restorative Dent 2002;22:109–117.

13. Nkenke E, Schultze-Mosgau S, Radespiel-Tröger M, Kloss F, Neukam FW. Morbidity of harvesting of chin grafts: a prospective study. Clin Oral Implants Res 2001;12:495–502.

14. Nkenke E, Weisbach V, Winckler E, et al. Morbidity of harvesting of bone grafts from the iliac crest for preprosthetic augmentation procedures: a prospective study. Int J Oral Maxillofac Surg 2004;33:157–163.

15. Raghoebar GM, Louwerse C, Kalk WW, Vissink M. Morbidity of chin bone harvesting. Clin Oral Implants Res 2001;12:503–507.

16. Maiorana C, Beretta M, Salina S, Santoro F. Reduction of autogenous bone graft resorption by means of bio-oss coverage: a prospective study. Int J Periodontics Restorative Dent 2005;25:19–25.

17. Friedmann A, Strietzel FP, Maretzki B, Pitaru S, Bernimoulin JP. Observations on a new collagen barrier membrane in 16 consecutively treated patients. Clinical and histological findings. J Periodontol 2001;72:1616–1623.

18. Hämmerle CH, Jung RE, Yaman D, Lang NP. Ridge augmentation by applying bioresorbable membranes and deproteinized bovine bone mineral: a report of twelve consecutive cases. Clin Oral Implants Res 2008;19:19–25.

19. Urban IA, Nagursky H, Lozada JL. Horizontal ridge augmentation with a resorbable membrane and particulated autogenous bone with or without anorganic bovine bone-derived mineral: a prospective case series in 22 patients. Int J Oral Maxillofac Implants 2011;26:404–414.

20. Urban IA, Nagursky H, Lozada JL, Nagy K. Horizontal ridge augmentation with a collagen membrane and a combination of particulated autogenous bone and anorganic bovine bone-derived mineral: a prospective case series in 25 patients. Int J Periodontics Restorative Dent 2013;33:299–307.

メンブレンと移植材料

21. Zitzmann NU, Schärer P, Marinello CP. Long-term results of implants treated with guided bone regeneration: a 5-year prospective study. Int J Oral Maxillofac Implants 2001;16:355–366.

22. Zitzmann NU, Naef R, Schärer P. Resorbable versus nonresorbable membranes in combination with Bio-Oss for guided bone regeneration. Int J Oral Maxillofac Implants 1997;12:844–852.

23. Schwarz F, Rothamel D, Herten M, et al. Immunohistochemical characterization of guided bone regeneration at a dehiscence-type defect using different barrier membranes: an experimental study in dogs. Clin Oral Implants Res 2008;19:402–415.

24. Alpar B, Leyhausen G, Günay H, Geurtsen W. Compatibility of resorbable and nonresorbable guided tissue regeneration membranes in cultures of primary human periodontal ligament fibroblasts and human osteoblast-like cells. Clin Oral Investig 2000;4:219–225.

25. Stavropoulos F, Dahlin C, Ruskin JD, Johansson C. A comparative study of barrier membranes as graft protectors in the treatment of localized bone defects. An experimental study in a canine model. Clin Oral Implants Res 2004;15:435–442.

26. Pitaru S, Tal H, Soldinger M, Grosskopf A, Noff M. Partial regeneration of periodontal tissues using collagen barriers. Initial observations in the canine. J Periodontol 1988;59:380–386.

27. Paul BF, Mellonig JT, Towle HJ 3rd, Gray JL. Use of a collagen barrier to enhance healing in human periodontal furcation defects. Int J Periodontics Restorative Dent 1992;12:123–131.

28. Rothamel D, Schwarz F, Sager M, Herten M, Sculean A, Becker J. Biodegradation of differently cross-linked collagen membranes: an experimental study in the rat. Clin Oral Implants Res 2005;16:369–378.

29. Rothamel D, Schwarz F, Sculean A, Herten M, Scherbaum W, Becker J. Biocompatibility of various collagen membranes in cultures of human PDL fibroblasts and human osteoblast-like cells. Clin Oral Implants Res 2004;15:443–449.

30. Sela MN, Kohavi D, Krausz E, Steinberg D, Rosen G. Enzymatic degradation of collagen-guided tissue regeneration membranes by periodontal bacteria. Clin Oral Implants Res 2003;14:263–268.

31. Park SH, Lee KW, Oh TJ, Misch CE, Shotwell J, Wang HL. Effect of absorbable membranes on sandwich bone augmentation. Clin Oral Implants Res 2008;19:32–41.

32. Tatakis DN, Promsudthi A, Wikesjö UM. Devices for periodontal regeneration. Periodontol 2000 1999;19:59–73.

33. Jung RE, Fenner N, Hämmerle CH, Zitzmann NU. Long-term outcome of implants placed with guided bone regeneration (GBR) using resorbable and non-resorbable membranes after 12-14 years. Clin Oral Implants Res 2013;24:1065–1073.

34. Jovanovic SA, Schenk RK, Orsini M, Kenney EB. Supracrestal bone formation around dental implants: an experimental dog study. Int J Oral Maxillofac Implants 1995;10:23–31.

35. Simion M, Trisi P, Piattelli A. Vertical ridge augmentation using a membrane technique associated with osseointegrated implants. Int J Periodontics Restorative Dent 1994;14:496–511.

36. Tinti C, Parma-Benfenati S. Vertical ridge augmentation: surgical protocol and retrospective evaluation of 48 consecutively inserted implants. Int J Periodontics Restorative Dent 1998;18:435–443.

37. Simion M, Jovanovic SA, Trisi P, Scarano A, Piattelli A. Vertical ridge augmentation around dental implants using a membrane technique and autogenous bone or allografts in humans. Int J Periodontics Restorative Dent 1998;18:8–23.

38. Merli M, Migani M, Bernardelli F, Esposito M. Vertical bone augmentation with dental implant placement: efficacy and complications associated with 2 different techniques. A retrospective cohort study. Int J Oral Maxillofac Implants 2006;21:600–606.

39. Merli M, Moscatelli M, Mariotti G, Rotundo R, Bernardelli F, Nieri M. Bone level variation after vertical ridge augmentation: resorbable barriers versus titanium-reinforced barriers. A 6-year double-blind randomized clinical trial. In J Oral Maxillofac Implants 2014;29:905–913.

40. Urban IA, Lozada JL, Jovanovic SA, Nagursky H, Nagy K. Vertical ridge augmentation with titanium-reinforced, dense-PTFE membranes and a combination of particulated autogenous bone and anorganic bovine bone-derived mineral: a prospective case series in 19 patients. Int J Oral Maxillofac Implants 2014;29:185–193.

41. Ronda M, Rebaudi A, Torelli L, Stacchi C. Expanded vs. dense polytetrafluoroethylene membranes in vertical ridge augmentation around dental implants: a prospective randomized controlled clinical trial. Clin Oral Implants Res 2014;25:859–866.

42. Fotek PD, Neiva RF, Wang HL. Comparison of dermal matrix and polytetrafluoroethylene membrane for socket bone augmentation: a clinical and histologic study. J Periodontol 2009;80:776–785.

43. Caballé-Serrano J, Bosshardt DD, Buser D, Gruber R. Proteomic analysis of porcine bone-conditioned medium. Int J Oral Maxillofac Implants 2014;29:1208–1215.

44. Urist MR. Bone: formation by autoinduction. Science 1965;150:893–899.

45. Simion M, Jovanovic SA, Tinti C, Benfenati SP. Long-term evaluation of osseointegrated implants inserted at the time or after vertical ridge augmentation. A retrospective study on 123 implants with 1-5 year follow-up. Clin Oral Implants Res 2001;12:35–45.

46. Urban IA, Jovanovic SA, Lozada JL. Vertical ridge augmentation using guided bone regeneration (GBR) in three clinical scenarios prior to implant placement: a retrospective study of 35 patients 12 to 72 months after loading. Int J Oral Maxillofac Implants 2009;24:502–510.

47. Lekholm U, van Steenberghe D, Herrmann I, et al. Osseointegrated implants in the treatment of partially edentulous jaws: a prospective 5-year multicenter study. Int J Oral Maxillofac Implants 1994;9:627–635.

48. Adell R, Lekholm U, Rockler B, Brånemark PI. A 15-year study of osseointegrated implants in the treatment of the edentulous jaw. Int J Oral Surg 1981;10:387–416.

49. Adell R. Clinical results of osseointegrated implants supporting fixed prostheses in edentulous jaws. J Prosthet Dent 1983;50:251–254.

50. Adell R, Eriksson B, Lekholm U, Brånemark PI, Jemt T. Long-term follow-up study of osseointegrated implants in the treatment of totally edentulous jaws. Int J Oral Maxillofac Implants 1990;5:347–359.

51. Hallman M, Sennerby L, Lundgren S. A clinical and histologic evaluation of implant integration in the posterior maxilla after sinus floor augmentation with autogenous bone, bovine hydroxyapatite, or a 20:80 mixture. Int J Oral Maxillofac Implants 2002;17:635–643.

52. Mordenfeld A, Johansson CB, Albrektsson T, Hallman M. A randomized and controlled clinical trial of two different compositions of deproteinized bovine bone and autogenous bone used for lateral ridge augmentation. Clin Oral Implants Res 2014;25:310–320.

53. Simion M, Fontana F, Rasperini G, Maiorana C. Vertical ridge augmentation by expanded-polytetrafluoroethylene membrane and a combination of intraoral autogenous bone graft and deproteinized anorganic bovine bone (Bio Oss). Clin Oral Implants Res 2007;18:620–629.

54. Fontana F, Santoro F, Maiorana C, Iezzi G, Piattelli A, Simion M. Clinical and histologic evaluation of allogeneic bone matrix versus autogenous bone chips associated with titanium-reinforced e-PTFE membrane for vertical ridge augmentation: a prospective pilot study. Int J Oral Maxillofac Implants 2008;23:1003–1012.

55. Fontana F, Grossi GB, Fimanò M, Maiorana C. Osseointegrated implants in vertical ridge augmentation with a nonresorbable membrane: a retrospective study of 75 implants with 1 to 6 years of follow-up. Int J Periodontics Restorative Dent 2015;35:29–39.

56. Caldwell GR, Mills MP, Finlayson R, Mealey BL. Lateral alveolar ridge augmentation using tenting screws, acellular dermal matrix, and freeze-dried bone allograft alone or with particulate autogenous bone. Int J Periodontics Restorative Dent 2015;35:75–83.

57. Merli M, Moscatelli M, Mariotti G, et al. Membranes and Bone Substitutes in a One-Stage Procedure for Horizontal Bone Augmentation: A Histologic, Double-Blind Parallel Randomized Controlled Trial. Int J Periodontics Restorative Dent 2015;35:463–471.

58. Dahlin C, Obrecht M, Dard M, Donos N. Bone tissue modelling and remodelling following guided bone regeneration in combination with biphasic calcium phosphate materials presenting different microporosity. Clin Oral Implants Res 2015;26:814–822.

59. Mardas N, Chadha V, Donos N. Alveolar ridge preservation with guided bone regeneration and a synthetic bone substitute or a bovine-derived xenograft: a randomized, controlled clinical trial. Clin Oral Implants Res 2010;21:688–698.

60. Frenken JW, Bouwman WF, Bravenboer N, Zijderveld SA, Schulten EA, ten Bruggenkate CM. The use of Straumann Bone Ceramic in a maxillary sinus floor elevation procedure: a clinical, radiological, histological and histomorphometric evaluation with a 6-month healing period. Clin Oral Implants Res 2010;21:201–208.

口腔内からの自家骨採取

骨誘導再生法（GBR）を用いた垂直的および水平的骨増大術では、顆粒状自家骨がいまだに用いられている。しかしながら、骨補填材料との併用が有効であることが示されてきたため、必要とされる自家骨の量は半分ほどに減らされた。また、このことで骨採取が可能な部位や術式も変化してきた。今日の自家骨採取に関しては低侵襲な術式が好ましいとされる。

本章では、従来の骨採取法と低侵襲な骨採取法をともに記載する。

4.1　下顎結合部からの骨採取

10年前までは、オトガイ領域がもっとも一般的に採取部位とされていた。著者の臨床では、現在ほとんどこの部位を用いることはない。骨採取のために、バー、トレフィンバー、ピエゾをオトガイ領域に用いることができる。

異常感覚がこの採取部位に関連しているため、術者はこの繊細な領域における骨採取の部位や深度について注意を払わなければいけない。

すべての骨採取を行う以前に、術者はコーンビームコンピュータ断層撮影（以下CBCT）を用いて下顎結合部を三次元的に視覚化するべきである。オトガイ神経より前側へ5mm方向、歯根先端から根尖側方向へ5mm、そしてオトガイ下縁から歯冠側方向へ5mmの範囲を確保することが推奨されている[1]。また、骨採取の深さは海綿骨内で2〜3mm以上深くならないことも推奨される（図4-1）[1]。

4 口腔内からの自家骨採取

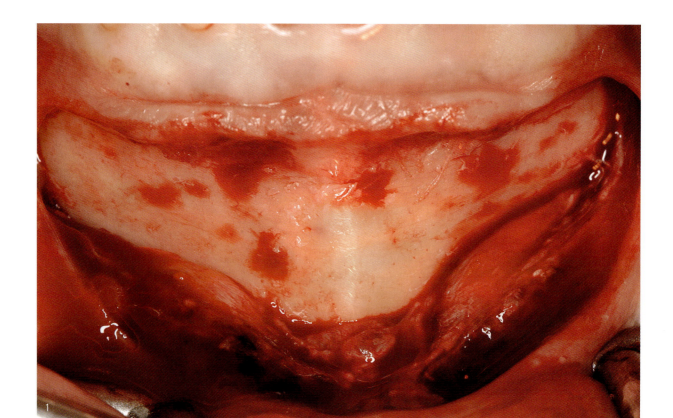

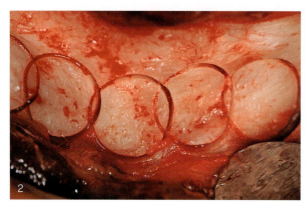
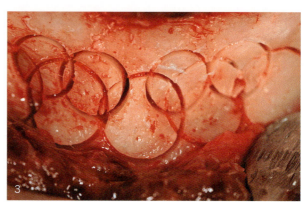

図 4-1 （1〜9）下顎結合部からの自家骨を採取した代表的な症例。この症例では、重度に萎縮した上顎無歯顎の治療のため、大量の骨を採取した。詳細は第 20 章図 20-8 を参照。（1、2）本術式では初めに大きめのトレフィン（直径 8 mm）を 5 ヵ所に用いた。（3）次いで小さめのトレフィン（直径 6 mm）を 4 ヵ所、歯冠側に用いた。

4.1 下顎結合部からの骨採取

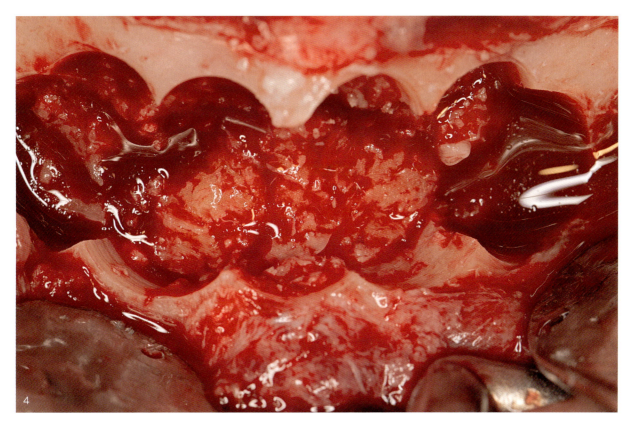

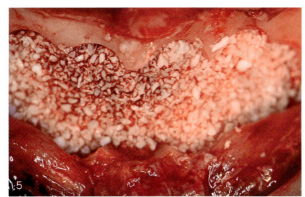
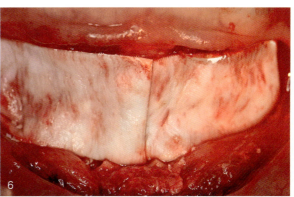

図 4-1 続き （4）骨リング除去後の唇側面観。窩洞の深さは海綿骨内部に 3 mm であった。（5）本症例では下顎前歯部へインプラントを埋入予定であったため、欠損部を満たすべく無機ウシ由来骨ミネラル（以下 ABBM）を用いた。（6）該当部を被覆するため、2 枚のコラーゲンメンブレンを設置した。

23

4 口腔内からの自家骨採取

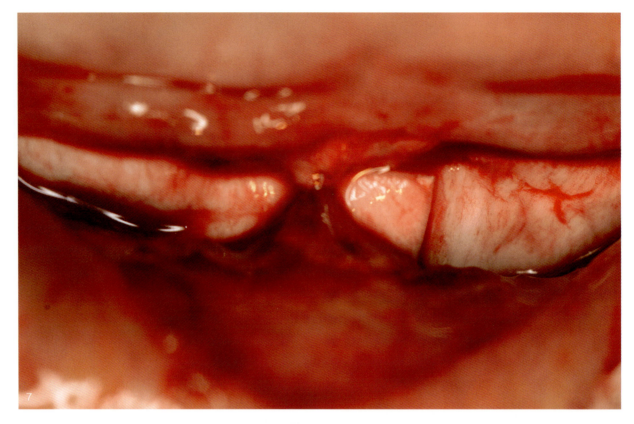

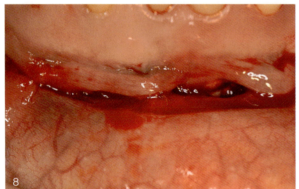
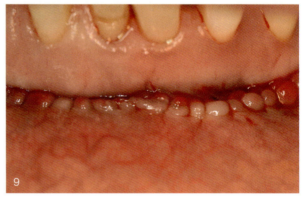

図4-1 続き （7）初めに内側性水平マットレス縫合で術部を縫合した（5-0 Monocryl, Ethicon）。（8）歯肉弁を近接させるため、5ヵ所に内側性マットレス縫合を用いた。（9）最終閉鎖に連続縫合を行った。

4.1 下顎結合部からの骨採取

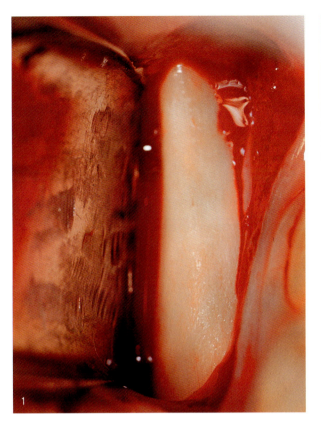

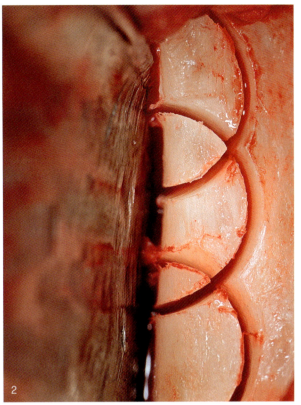

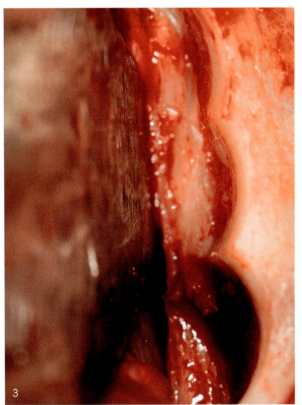

図4-2 (1～3) 下顎枝における骨採取の代表的な症例。(1) 歯肉歯槽粘膜境から約3mmの粘膜部で、外斜線に平行に行った最初の切開の咬合面観。(2) 直径6mmのトレフィンバーで形成された、半円形の重なった骨リングの咬合面観。(3) 半円形の骨リングを除去した後の術野の咬合面観。連続縫合にて最終閉鎖を得た。

4 口腔内からの自家骨採取

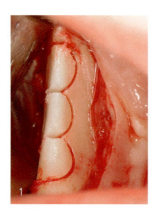
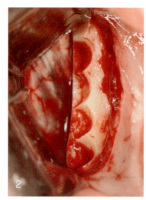
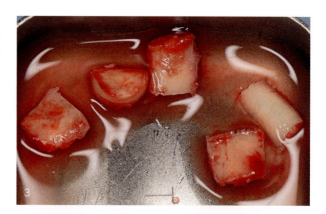
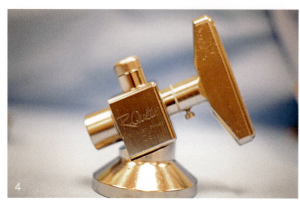
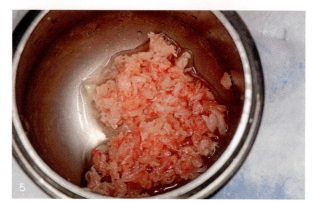

図4-3 （1〜5）半円形の骨リングを重ねない術式の代表的な症例。これは著者が好む術式である。（1）直径6mmのトレフィンバーで形成した重ねない半円形の骨片の咬合面観。（2）半円形の骨リングを除去した後の術野の咬合面観。（3）この部位から大量の骨を採取した。（4）採取した骨をボーンミル（Quétin, Leimen, Germany）で粉砕する。（5）粉砕された自家骨片。

4.2　下顎枝からの骨採取

歯槽堤増大術において、下顎枝はもっとも頻繁に使用される口腔内の骨採取部位である。いかなる骨採取を行う前にも、術者はCBCTを用いて、下顎枝の位置を三次元的に視覚化することが非常に重要である。

著者の推奨する術式を図4-2および図4-3の症例に示す。予知性のある非自己由来の骨補填材料の発展や、必要な自家骨の量が減少したことに伴い、骨採取のためのさまざまなボーンスクレイパーが開発されてきた。これらの器具の使用で、自家皮質骨片をより低侵襲に採取することが可能となる（図4-4〜6）。

口腔内の自家骨採取はここ10年で、より低侵襲になってきた。術者は、もっとも安全かつ、より低侵襲な方法で骨を採取すべきであるということを認識する必要がある。ほとんどの症例で、骨補填材料と自家骨の混合により大量に骨採取する必要性は減少してきている。たいていの症例で、ボーンスクレイパーの使用を考慮すべきである。

4.2 下顎枝からの骨採取

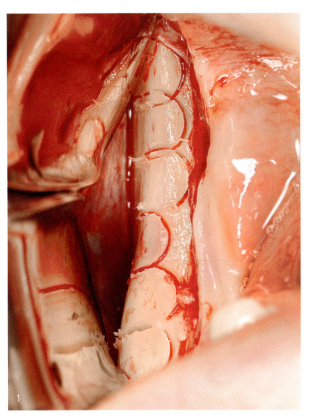
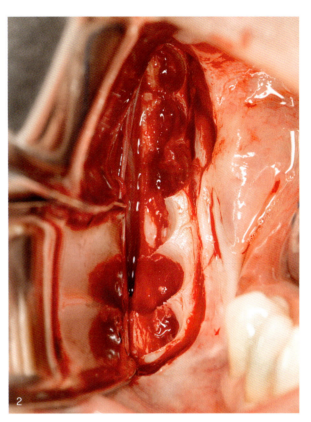

図4-4 吸収した上顎無歯顎の骨増大のため、下顎枝からの骨採取を行った代表的な症例。上顎無歯顎の骨増大術の詳細は第20章を参照。
(1、2) 多数のコアを下顎枝より採取した。採取した自家骨とABBMを混合した移植材料は、重度に骨吸収した上顎を増大するのに十分な量であった。

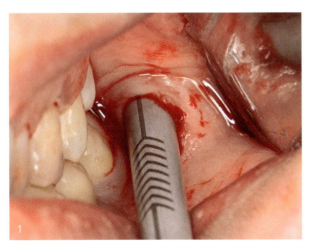
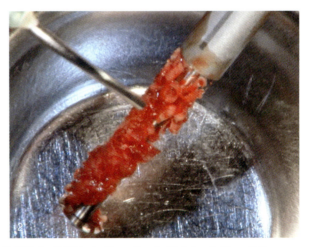

図4-5 (1、2) トンネル形成を用いた下顎枝からの骨採取に使用したミニボーンスクレイパー (Micross, Meta, Germany) の代表的な症例。(1) トンネルへ挿入されたボーンスクレイパーの唇側面観。(2) このミニスクレイパーを用いて採取された骨片の量に注目。

4 口腔内からの自家骨採取

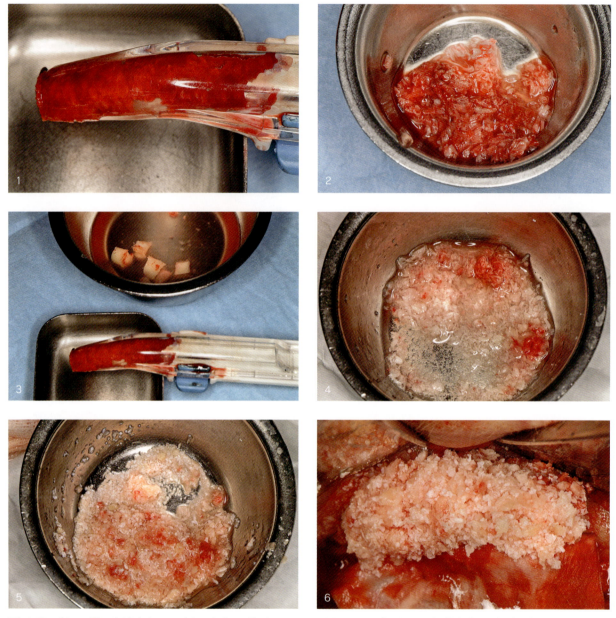

図4-6 （1～6）より大きいスクレイパー（Safescraper, Meta, Italy）を用いた代表的な症例。大量の骨の確保のため、常にトレフィンバーとスクレイパーを併用する。（1、2）このタイプのスクレイパーを用いて採取した多量の自家骨に注目。（3）重度の顎堤萎縮を起こした患者に対して、トレフィンバーおよびスクレイパーを併用した。（4）ボーンミルを使用後の顆粒状自家骨。（5）ABBMを混合した自家骨。（6）自家骨とABBMの1：1混合物を用いた骨移植の臨床応用。この重度に骨吸収した上顎へ適用した多量の骨移植材料に注目。

4.3　参考文献

1. Hunt DR, Jovanovic SA. Autogenous bone harvesting: a chin graft technique for particulate and monocortical bone blocks. Int J Periodontics Restorative Dent 1999;19:165–173.

口底部の外科解剖

この章では、下顎の外科手術を安全に実施するために実践的で有用な口底部の外科解剖について解説する。筋肉や動脈供給、神経、唾液腺などの主要な解剖学的指標について説明し、外科的観点に立った臨床解剖について解説する。さらに詳細な解説は他書を参照されたい[1]。

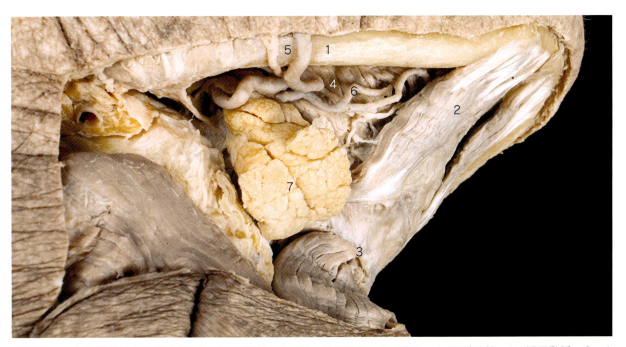

図 5-1　口底筋組織浅層の側方面観。1. 下顎体。2. 顎二腹筋前腹。3. 舌骨。4. 顎舌骨筋。5. 顔面動脈。6. オトガイ下動脈。7. 顎下腺。

5 口底部の外科解剖

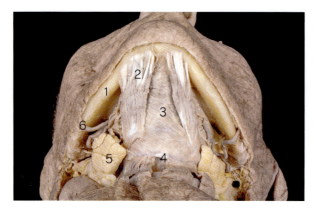
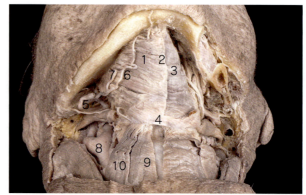

図 5-2 口底筋組織浅層の下方面観。1. 下顎体。2. 顎二腹筋前腹。3. 顎舌骨筋。4. 舌骨。5. 顎下腺。6. 顔面動脈。

図 5-3 顎二腹筋前腹を除去し、左側の顎舌骨筋と下顎体を切除した後の口底筋組織深層の下方面観。顎下腺も除去されている。1. 顎舌骨筋。2. 顎舌骨筋縫線。3. オトガイ舌骨筋。4. 舌骨。5. 顔面動脈。6. オトガイ下動脈。7. オトガイ下動脈舌下枝。顎舌骨筋を貫通することに注目。8. 頸動脈分岐部。9. 胸骨舌骨筋。10. 肩甲舌骨筋の上腹部。

5.1 口底および舌の筋

　この領域の重要な筋肉は、口腔の境界（口腔隔膜）となる顎舌骨筋である（図5-1から5-4）。この筋は、下顎骨の内面の顎舌骨筋線から起始する。顎舌骨筋線の走行は斜めであり、臼歯部ではより高い位置から、第一小臼歯および前方では低い位置へと走行する（図5-5）。顎舌骨筋は、舌骨体に停止し、前方は中央にある結合組織である縫線に停止する（図5-3、5-4）。この筋は開口だけではなく嚥下においても機能して、口底の境界を形成している。

　オトガイ舌筋、舌骨舌筋、茎突舌筋と口蓋舌筋などいくつかの筋肉は舌の動きに関与している（図5-6、5-7）。顎舌骨筋および舌骨舌筋の間の溝は、外側歯槽舌側溝（舌外側溝、lateral lingual groove）と呼ばれている（図5-13、5-14）。

　顎二腹筋は前腹および後腹から成り、それらは舌骨に付着する中間腱で繋がっている（図5-1、5-2、5-6、5-7、5-9、5-12）。茎突舌骨筋は、茎状突起から起始する。この筋は通常、顎二腹筋後腹と中間腱を取り囲む内側および外側の腱とともに舌骨に付着している（図5-6、5-7）。顎二腹筋後腹は側頭骨の乳突切痕から起始し、前腹は下顎結合部にある二腹筋窩から起始する。顎二腹筋と下顎体は顎下三角を形成する。顎二腹筋は、開口と下顎後退の機能を持つ。また、下顎骨が固定されているときは舌骨を挙上する。

　頸部のいくつかの筋はこの章の図中に示されているが、下顎の骨移植手術に際して臨床的には関連がないのでここでは詳しく述べない。頸部の筋についての詳細な解説は他書を参照されたい[1]。

5.1 口底および舌の筋

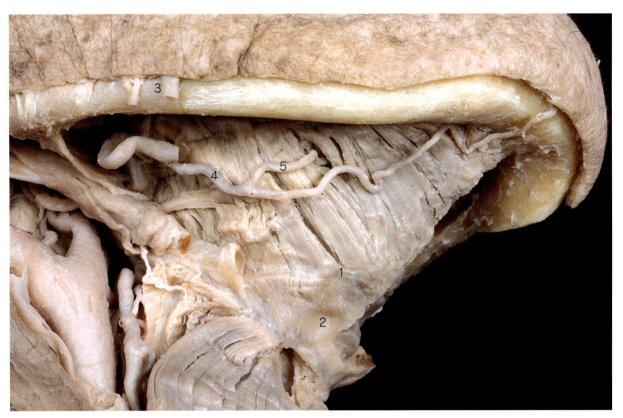

図 5-4　顎二腹筋前腹除去後の口底筋組織深層の側方面観。顎下腺も除去されている。1. 顎舌骨筋。2. 舌骨。3. 顔面動脈。4. オトガイ下動脈。5. オトガイ下動脈舌下枝。顎舌骨筋を貫通することに注目。

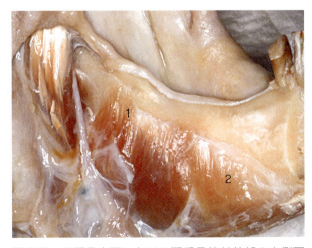

図 5-5　下顎骨内面における顎舌骨筋付着部の内側面観。1. 臼歯部における顎舌骨筋の高位付着。2. 小臼歯部における顎舌骨筋の低位付着。このことは下顎臼歯部における歯槽堤増大術（第6章参照）を実施する際、臨床的に重要である。

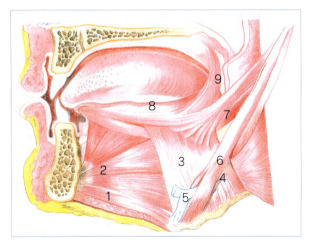

図 5-6　舌骨上筋群の模式図。1. オトガイ舌骨筋。2. オトガイ舌筋。3. 舌骨舌筋。4. 顎二腹筋後腹。5. 顎二腹筋中間腱。6. 茎突舌骨筋。7. 茎突舌筋。8. 下縦舌筋。9. 口蓋舌筋。

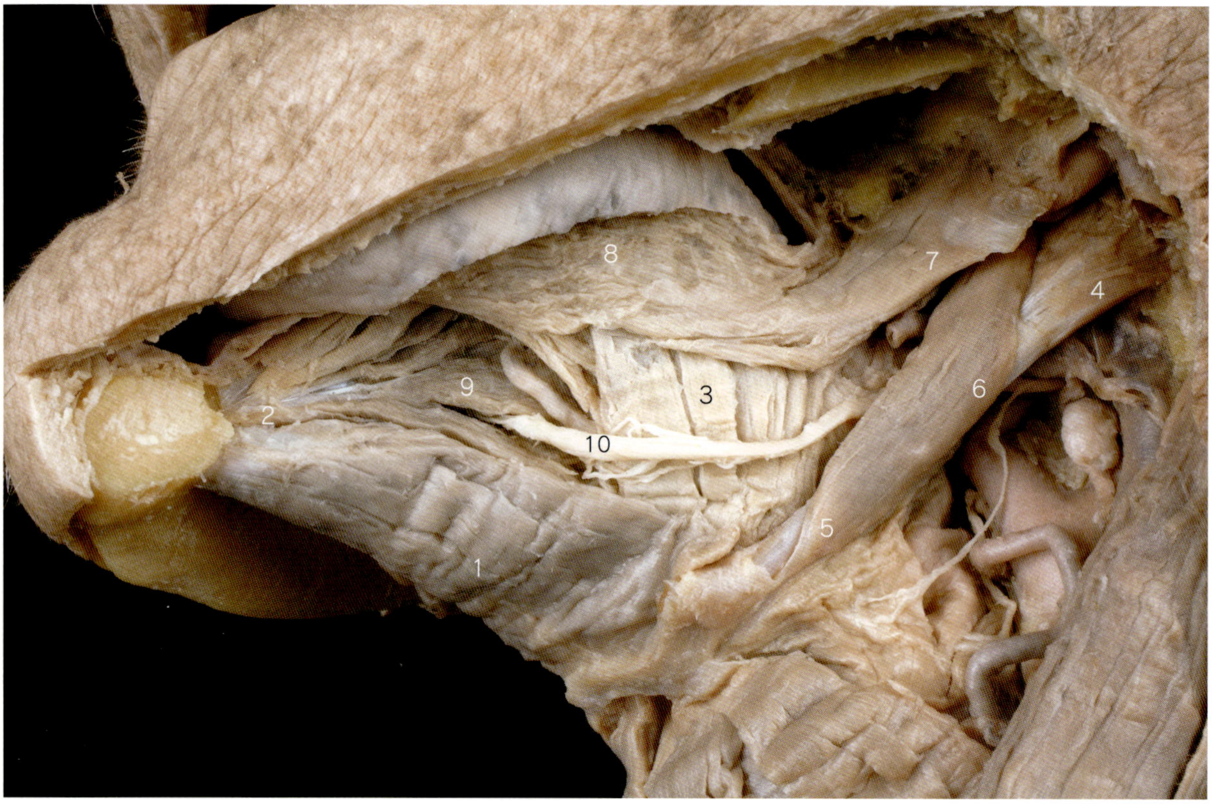

5 口底部の外科解剖

図 5-7　顎二腹筋前腹を除去し、左側の顎舌骨筋と下顎体を切除した後の口底筋組織深層の側方面観。顎下腺も除去されている。1. オトガイ舌骨筋。2. オトガイ舌筋。3. 舌骨舌筋。4. 顎二腹筋後腹。5. 顎二腹筋中間腱。6. 茎突舌骨筋。7. 茎突舌筋。8. 下縦舌筋。9. 内側歯槽舌側溝から現れている舌動脈。10. 舌下神経。

5.2　動脈供給

　下顎の口腔インプラント手術に関連する重篤な出血や血腫がこれまでに報告されている。したがって、下顎臼歯部や前歯部の組織再生治療を実施するにあたって、口底部における血管の解剖学的知識はたいへん重要なものである。

　動脈は、外頚動脈の分枝によって提供される（図5-3、5-4）。2本の主要な前方への動脈の枝は舌動脈ならびに顔面動脈であり、これらは外頚動脈の二番目ならびに三番目の分枝である。これらの動脈が共通の舌顔面動脈幹から生じることも稀なことではない。

5.2.1　舌動脈

　舌動脈は、外頚動脈の二番目の前方への枝として、一般的に舌骨のわずかに上方で頚動脈から起始している。その後、舌骨舌筋と中咽頭収縮筋の間の空間を前方に、そしてオトガイ舌筋へと前走する。この部位は舌内側溝（すなわち内側歯槽舌側溝、medial lingual groove）とも呼ばれる（図 5-8、5-12、5-14）。

　舌骨体を前方へ通過しつつ舌動脈は上方へ走行し始め、舌骨枝と舌背枝を分枝する。前走中に、舌動脈は2つに分かれ、舌深動脈と舌下動脈となる（図5-8、5-10、5-11）。舌下動脈は、顎舌骨筋およ

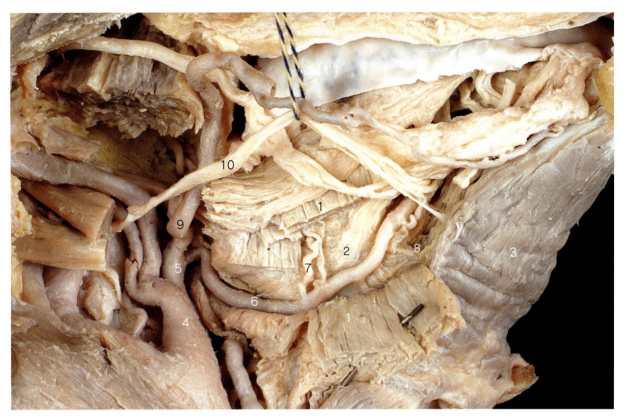

図 5-8　下顎体全体を切除し、顎二腹筋と茎突舌筋、内側翼突筋、茎突舌骨筋、顎舌骨筋を部分的に除去した後の側方面観。舌骨舌筋を切断し、内側歯槽舌側溝と舌動脈の通路を示した。1. 舌骨舌筋。2. オトガイ舌筋。3. オトガイ舌骨筋。4. 外頸動脈。5. 舌顔面動脈幹。6. 舌動脈。7. 舌動脈舌背枝。8. 舌動脈舌下枝。9. 顔面動脈。10. 舌下神経。

びオトガイ舌筋の間に進入する。外側歯槽舌側溝（図5-10）とも呼ばれるこの部位で、舌下腺、筋肉、歯肉に枝を供給する。ほとんどの場合、舌下動脈は前方でオトガイ下動脈と吻合する。いくつかの分枝した終枝は下顎骨の皮質骨に入り込んでいる[2]。

5.2.2　顔面動脈

顔面動脈は外頸動脈の3本目の前方への枝として分枝する。顔面動脈は前方へ走行し、顎二腹筋および茎突舌骨筋の内側で上方に曲がり、そして顎下腺の上方で下顎骨底部に到達する。下顎骨に到達する前に、オトガイ部に向けてオトガイ下動脈を分枝する。29％の割合で、顎舌骨筋を貫通して舌下動脈と吻合する分枝を生じる（図5-1～5-4、5-9、5-12）[2]。そして、顔面動脈は咬筋の前方で曲がりながら顔面方向へ上昇し、内眼角へ向かう。この走行中に顔面全体へ分枝を供給する。

5 口底部の外科解剖

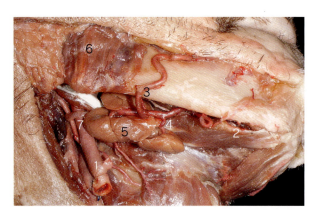

図5-9　顎下部の斜方面観。1. 外頚動脈。2. 顎二腹筋。3. 顔面動脈。4. オトガイ下動脈。5. 顎下腺。6. 咬筋。7. 舌下神経。

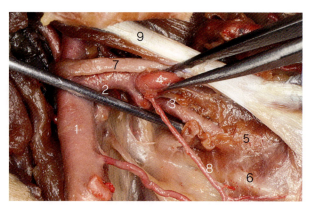

図5-10　内側歯槽舌側溝に入る舌動脈の側方面観。1. 外頚動脈。2. 舌顔面動脈幹。3. 舌動脈。4. 顔面動脈。5. 舌骨舌筋。6. 舌骨。7. 舌下神経。8. 舌動脈舌骨分枝。9. 顎二腹筋後腹。

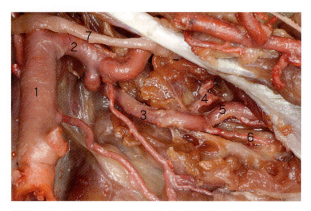

図5-11　内側歯槽舌側溝内の舌動脈の分枝の側方面観。1. 外頚動脈。2. 舌顔面動脈幹。3. 舌動脈。4. 舌動脈舌背枝。5. 舌深動脈。6. 舌動脈舌下枝（訳者注：直訳では舌動脈舌下枝だが、日本の解剖学用語では舌下動脈）。この標本ではオトガイ下動脈からの大きな舌下枝があるため、小さな分枝となっている。7. 舌下神経。

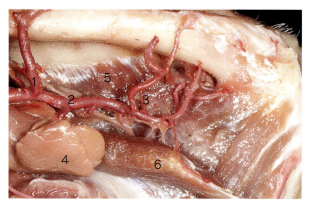

図5-12　口底の血管分布の下方面観。1. 顔面動脈。2. オトガイ下動脈。3. オトガイ下動脈舌下枝。顎舌骨筋を貫通することに注目。4. 顎下腺。5. 顎舌骨筋。6. 停止部剥離後の顎二腹筋前腹。

5.2 動脈供給

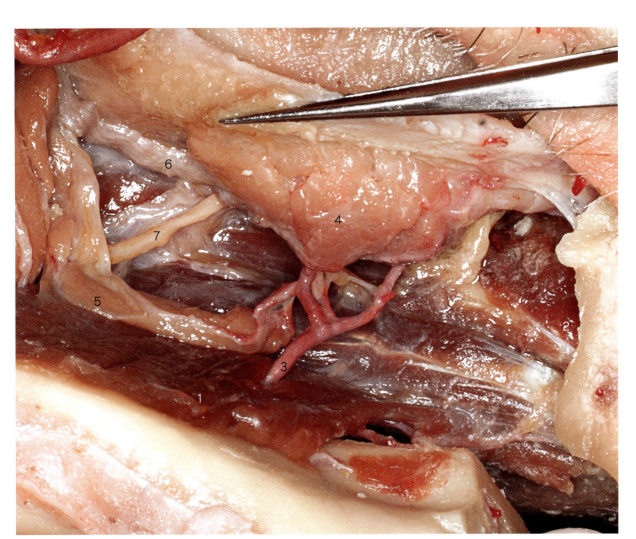

図5-13 下顎体が表面になるよう回転された外側歯槽舌側溝の上方面観。この領域は、下顎臼歯部の歯槽堤増大術を行う際にたいへん重要な部位となる。この標本で見られるように、約30%の症例において、口底への主要な血液供給はオトガイ下動脈の貫通枝によるものである。1. 顎舌骨筋。2. オトガイ舌骨筋。3. オトガイ下動脈舌下枝。4. 舌下腺。5. 顎下腺の鉤状突起。6. 舌神経。7. ワルトン管。

5 口底部の外科解剖

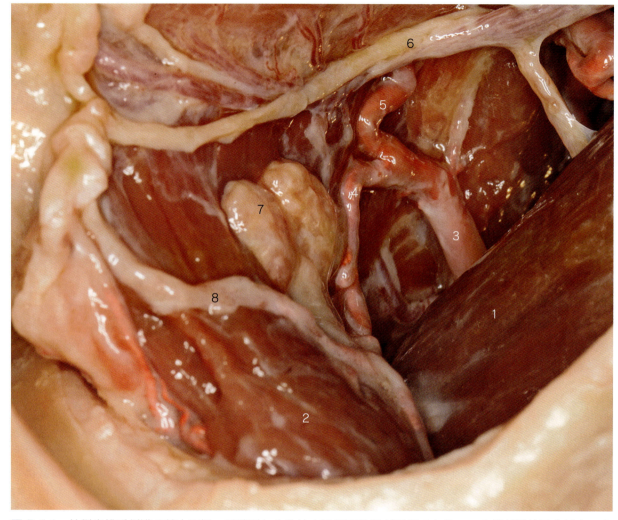

図 5-14 外側歯槽舌側溝の前方面観。舌動脈から分枝する舌下動脈が明視できる。この解剖学的破格はもっとも典型的なものであり、約63％の症例に存在する。1. 顎舌骨筋。2. オトガイ舌筋。3. 舌動脈。4. 舌下動脈。5. 舌深動脈。6. 舌神経。7. 舌下腺。8. ワルトン管。

5.3　口底部の血管の解剖学的破格

　口底部の解剖学的破格*に関するいくつかの研究が最近発表されている。27の遺体を調べたある研究では、4種類の異なる破格が見つかった[2]。もっとも頻度が高い解剖学的破格（63％）は、舌下動脈が舌下隙の血液供給を担うものである（図5-14）。29.6％の個体においては舌下動脈が存在せず、舌下隙はオトガイ下動脈の分枝によって血液供給されている（図5-3、5-4、5-12、5-13）。この場合、オトガイ下動脈の分枝は、顎舌骨筋を貫通して舌下隙に入る。これらの個体では、舌動脈が舌の、オトガイ下動脈が口底部の血液供給を担う。これらが主要な2つの破格である。5.6％の個体においては、舌下動脈とオトガイ下動脈が吻合し、口底部に血液を供給する。きわめて稀に（つまり1.8％の個体においては）、舌動脈から舌下動脈と舌深動脈が欠けていて、口底部ばかりでなく舌も、顔面動脈から分枝するオトガイ下動脈によって血液供給される。

* 破格（variation）：解剖学的原則とは異なるが機能的には問題なく，個体差と考えて正常範囲内と捉えるもの。

5.4 神経

これらの外科手術を行う際に、舌神経と舌下神経という2つの主要な神経を知っておく必要がある。

外科的にもっとも重要な神経は舌神経である。舌神経は下顎神経（V3）の分枝である。舌神経は下顎神経が頭蓋骨卵円孔を出た直後の分枝として始まる。舌神経は、内側翼突筋と外側翼突筋の間を下降し、下顎枝に到達する。智歯周辺で前方に屈曲して、外側歯槽舌側溝に進入する。舌神経は、舌の前方2/3の神経を支配している。外側歯槽舌側溝に入る前に、顔面神経（V2）の分枝である鼓索神経は舌神経に合流する。この神経は、舌の前方2/3の味覚、そして舌下腺と顎下腺における唾液の産生を支配している。

舌下神経（第Ⅶ脳神経）は、舌の運動機能を支配している。頭蓋骨を出ると、舌下神経は内頚動脈と内頚静脈の間を走行する。前下方へ走行した後に、舌下神経は外側歯槽舌側溝に深く進入し、舌骨舌筋の外側縁に到達する。そこで舌下神経はその終枝を分枝する。

5.5 唾液腺

顎下腺と舌下腺という2つの唾液腺がある。顎下腺は、顎下三角の後部における主要な構成要素である。顎下腺はその鈎状突起とともに舌外側溝に突出していて、時に舌下腺と一体化することがある。

顎下腺の導管は、顎下腺管すなわちワルトン管である。この導管は外側歯槽舌側溝に進入し、そこでは舌神経が外側から導管の下方を横切る。そして舌下小丘に開口する。

舌下腺は、外側歯槽舌側溝の前方部分に位置する唾液腺であり、粘膜によって直接被覆されていて、側方は舌小帯によって覆われている。舌下腺は、顎下ヒダ（訳者注：直訳では顎下ヒダだが、日本の解剖学用語では舌下ヒダ）として口腔内に隆起している。後方の腺葉は多数の短い管（小舌下腺管）に開口し、前方の腺葉はワルトン管へ通じる大舌下腺管（バルトリン管）に開口する。

口腔の解剖についての詳細な解説は他書を参照されたい[1]。

5.6 結論

この章では、基本的な解剖学的指標について解説した。これら基本的な解剖学的指標についての知識を持つことで、下顎臼歯部や前歯部の歯槽堤増大術を安全に施術することができる。

5.7 参考文献

1. Susan Standring (ed). Gray's Anatomy: The Anatomical Basis of Clinical Practice, ed 41. Elsevier, 2015.
2. Katsumi Y, Tanaka R, Hayashi T, Koga T, Takagi R, Ohshima H. Variation in arterial supply to the floor of the mouth and assessment of relative hemorrhage risk in implant surgery. Clin Oral Implants Res 2013;24:434–440.

謝辞

この章で提示している標本作製を支援してくださったハンガリー・ブダペストのセンメルワイス大学解剖学講座に、特に標本の準備に協力してくださった Viktor Pankovics に感謝する。また、この章をまとめるにあたってきわめて貴重な支援と協力をしてくださったセンメルワイス大学解剖学講座の Dr. Gábor Baksa に感謝する。

下顎臼歯部における垂直的、水平的歯槽堤増大術の原則

材料や手法にかかわらず、歯槽骨骨頂部の垂直的歯槽堤増大術（以下VRA）は、水平的な移植術よりも予知性にばらつきがあるため、この特殊な治療法を適応する正当性が、個々の患者で確実に認められることを確認する必要がある。また、これに変わる他の治療オプションを患者に提示するとともに、起こりうる治療結果が時に妥協的にならざるを得ないことを患者に説明しなければならない。十分に吟味された症例で、隣接する部位にショートインプラントを用いたり、臨床歯冠長が長くなるのであれば、ピンクセラミックを用いることによりVRAは必要ない場合もある。

このような配慮の具体例として、両側下顎臼歯部欠損に高度の歯槽骨吸収を呈し、前歯部には何らかの疾患に罹患した歯が残存している部分無歯顎患者が挙げられる。このタイプの患者には、臼歯部に対して両側性の垂直的骨誘導再生法（以下GBR）を行うのではなく、すべての前歯を抜歯し、オトガイ孔間にインプラントを埋入する治療法が選択されることも多い。この治療法は、両側性GBRを用いた方法よりも治療期間がかなり短く、シンプルで、術後に問題を生じるリスクが低く、成功率も高いと報告されている[1]。

本章では、下顎臼歯部における垂直的および水平的歯槽堤増大術を行う際のフラップデザインや受容部位の準備、メンブレンの取扱いすなわち設置法、舌側フラップの「可動性増大法」、頰側フラップの伸展法、テンションフリーのフラップの閉鎖法について解説する。また、下顎臼歯部の外科手術後に起こりうる治癒と、さらに高度な欠損の治療についても解説する。

6.1　フラップデザイン

軟組織の取扱いは、下顎臼歯部の外科手術においてきわめて重要なポイントである。フラップは、移植骨によりボリュームが増大した欠損部を完全に被覆した際、テンションフリー初期閉鎖が得られる必要があることを念頭に置かなければならない。一般的に、小さすぎるフラップは取扱いが困難で、メンブレンや移植材料が早期に露出する要因となることがある。ここで解説する手技においては、"safety

6 下顎臼歯部における垂直的、水平的歯槽堤増大術の原則

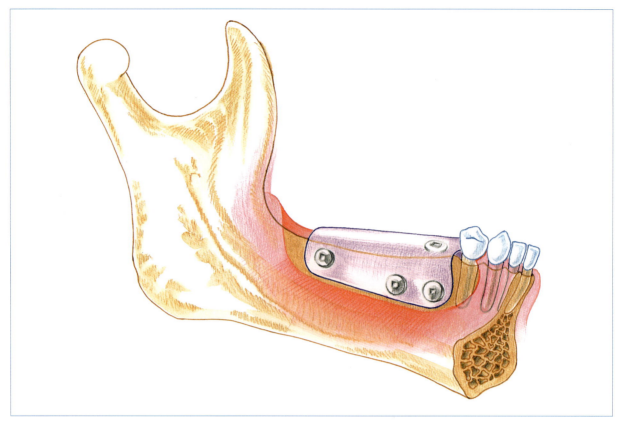

図6-1　ピンで固定したメンブレンの舌側面観。

flap"（図6-1～4、6-11-1、6-11-2を参照）を用いるのが良い。このフラップデザインは、以前は"remote flap"[2,3]と呼ばれたもので、歯槽頂切開と垂直減張切開の両方から成るものである。このデザインは、移植で増大した歯槽堤を被覆するのに十分な軟組織を確保することを目的とする。このデザインを用いることで、テンションフリーのフラップの初期閉鎖を計画できる。具体的には、歯槽頂中央部の全層切開を、No. 15の外科用メスを用いて角化歯肉内に行う。歯槽頂切開の遠心端は、レトロモラーパッドから2mm以内とする。外科的なアクセスを確保するため、下顎骨筋突起に向けて遠心に斜め縦方向の切開を加える。近心頬側の縦切開は、外科処置を行う部位から少なくとも1歯、できれば2歯離れた歯に行う。近心舌側に関しては、欠損部前方の最遠心歯の近心舌側隅角の位置に、短い3～4mmの切開を設定する。

最初の切開の後に、歯肉歯槽粘膜境（MGJ）を越え、少なくとも5mmは骨欠損を越えた位置まで骨膜剝離子で全層弁を翻転する。舌側フラップは、顎舌骨筋の線維の付着が確認できる位置まで、顎舌骨筋線に向けて剝離を行う。（図6-1、6-11）。

第二小臼歯部よりも近心では、顎舌骨筋は解剖学的に、より低い位置で付着している。そのため、この部位のフラップの剝離の深さは筋が付着している位置の通りとはせず、筋の付着位置と同じ剝離深度の大臼歯部を参考に、それよりも少しだけ低い位置まで注意深く剝離を行う。

6.2　受容部位の準備

バックアクションチゼルのような用具を用い、露出した骨からすべての軟組織残余を取り除く。受容部位の骨には、小さなラウンドバーで皮質骨を貫通する多数の孔を開けておく（図6-11-9）。垂直的な増大量を規定するためにテンティングスクリュー

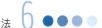

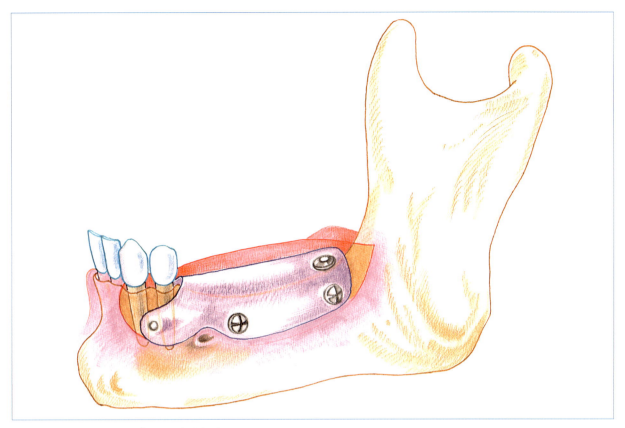

図 6-2　固定したメンブレンの頬側面観。

を使用する場合は、この時点で設置する。テンティングスクリュー用にデザインされたものを用いるのがよい。1歯欠損では、テンティングスクリューは必要ない。2歯分の長い欠損の場合、テンティングスクリューは欠損の中央部に設置する。3〜4歯の長い欠損の場合、2本のスクリューをそれぞれ欠損の 1/3 の場所に設置する。著者は、できれば、テンティングスクリューを用いることで外科手順を複雑にしたくないと考えている。なぜなら、チタン強化型メンブレンを用いたうえで、移植材料を緊密に充填してメンブレンを支持すれば、テンティングスクリューを用いる必要がないからである。

6.3　メンブレンの設置法

図 6-11-6〜14 を参照。適切なサイズのメンブレンを選択し、移植材料を完全に被覆、かつ辺縁が天然歯と接触しないように形を整える。非吸収性メンブレンを使用する際には、このことは特に重要である。メンブレンは少なくとも 2 mm は周囲の骨上に重なるように調整する。移植材料は、生着するまで動かない状態を維持しなければならないので、一連の手技の中でもメンブレンの固定はたいへん重要なステップである。メンブレンの固定には、最初に舌側あるいは口蓋側の少なくとも 2 ヵ所で、複数のチタンピン、あるいは短い 3 mm のチタンスクリューを使用する。図 6-1、6-11-7〜13 に、メンブレンの設置法がわかりやすく図示されている。

最初に行う舌側のピンの設置が困難な場合、最遠心歯のすぐ後方の歯槽頂に"暫間ピン"を使用する。こうすることで、舌側のピンの位置決めがたいへん容易になる。この暫間ピンは、3本のピンを設置した後に撤去する。顎舌骨筋は下顎骨から剥離していない（図 6-1、6-4、6-11-7）。

顆粒状に粉砕した自家骨、あるいは複合移植材料を欠損内に設置した後、メンブレンをその上に重

6 下顎臼歯部における垂直的、水平的歯槽堤増大術の原則

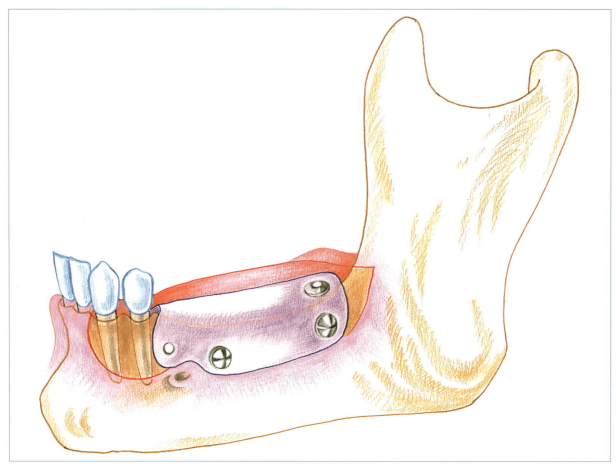

図 6-3　固定法のバリエーション。

ね、追加のチタンピンあるいはスクリューで固定する（図 6-11-11、12 を参照）。異なるメンブレンの使用法については、水平的、垂直的増大術に関する後の章でさらに詳細に述べる。

　メンブレンの位置決めには 2 つの方法がある。もっとも典型的な方法は、隣接している 2 本の歯の間で前方部分を固定する方法である。この場合、safety flap を延長させて対応する（図 6-2）。メンブレンが足りない場合、最後方歯のすぐ後ろで固定してもよい。オトガイ神経から離した位置でメンブレンをカットすることが重要である（図 6-3）。最後方歯のすぐ後ろの歯槽頂に設置後、すでに撤去された暫間ピンの位置と、周囲の歯と接触しないように固定されているメンブレンの状態にも留意する（図 6-4）。この図では、フラップのデザインがよく確認できる。

6.4 舌側フラップの可動性増大法：改良型舌側フラップ伸展法

　改良型舌側フラップ伸展法は、顎舌骨筋の付着部位を解剖学的に考察し、舌神経や舌下動脈などの重要な解剖学的指標の保護を目的としたものである。舌側は 3 つの重要な領域（すなわちゾーン I、II、III）に分けられる。図 6-5 に図示し、表 6-1 で記述しているように、それぞれの領域に対し、それぞれ個別のアプローチが必要である。

　ゾーン I はレトロモラーパッド周囲で、この部位には舌神経が近接して走行している。神経を保護しつつ、柔軟性が得られるように、鈍的な取扱いで対応する必要がある。

　ゾーン II は大臼歯部にあり、顎舌骨筋線が歯槽頂に近い部位に付着している。この領域では、筋を下

6.4 舌側フラップの可動性増大法：改良型舌側フラップ伸展法

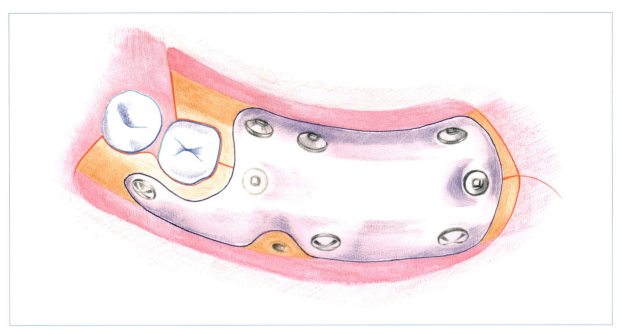

図 6-4　最終的な固定後のメンブレンの咬合面観。

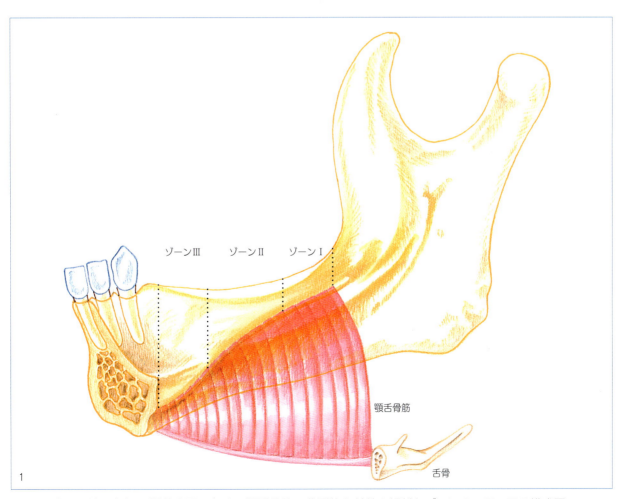

図 6-5（1～3）　(1) 下顎体内面における顎舌骨筋の典型的な付着の解剖とゾーン I、II、III の模式図。

43

6 下顎臼歯部における垂直的、水平的歯槽堤増大術の原則

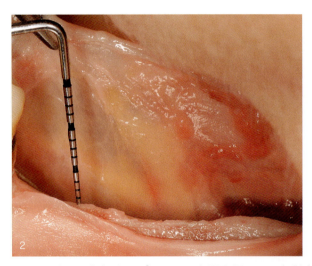
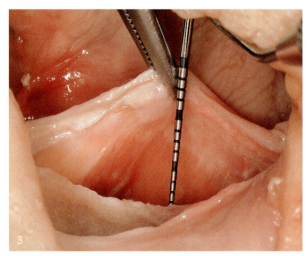

図6-5 続き （2）主にゾーンⅡに主眼を置いていた従来型のフラップ伸展法に比較して、改良型舌側フラップ伸展法ではフラップが大きく伸展されていることが明らかである。（3）従来型舌側フラップ伸展法。ゾーンⅠとⅢでは十分に伸展が得られていないことに注目。

表6-1 舌側の領域とそれぞれの領域に対する手技

ゾーン	部位	手技
Ⅰ	レトロモラーパッド	レトロモラーパッドのトンネリングと挙上、すなわちゾーンⅠ。プリチャードタイプやMini Meのような骨膜剥離子を用いて、レトロモラーパッドを骨から慎重に翻転する。続いて、レトロモラーパッドを歯冠側に引き上げる。この組織は弾性に富んでいるので、このステップを行うのは容易である。レトロモラーパッドは舌側フラップに組み入れる（図6-11-4）。
Ⅱ	顎舌骨筋「高位」付着部	顎舌骨筋の剥離、すなわちゾーンⅡ。顎舌骨筋が確認できたら、筋を覆っている軟組織を鈍的な器具で慎重に舌側に押しのける。こうすることで、フラップは筋の表層にある線維と分離される。このステップは、舌側フラップを薄くしすぎないように、筋の付着している深部で行う。舌側フラップが薄くなりすぎると、一般的にフラップの壊死やメンブレンの露出を生じることになる（図6-11-5、7）。
Ⅲ	顎舌骨筋「低位」付着部	水平的な「ホッケースティック」切開（両端がホッケースティック状の骨膜切開）、すなわちゾーンⅢ。ゾーンⅡに加えた"小さな"舌側縦切開部から、No. 15の刃を90度回転させた角度で当てて、「削ぐ」動きで用いることであまり鋭利ではない骨膜切開を行う。骨膜が切開できたら、骨膜剥離子を歯冠側に押すような動きで用いる。こうすることでゾーンⅢの柔軟性が高まり、一般的に最遠心にある歯の後方でもっともよく生じる露出を避けることができる。「小さな」舌側縦切開と組み合わせることで、骨膜切開はホッケースティックの形に似ることになる（図6-11-15～17）。

顎骨から完全には翻転させないことが重要である。重要な解剖学的指標を保護しつつ、鈍的な切開でフラップの伸展を行う。

ゾーンⅢは小臼歯領域で、筋は低位で付着し、下顎骨舌側への軟組織の骨膜付着は強固である。この領域は、小臼歯も欠損している場合にきわめて重要な領域である。フラップの伸展をミスしやすい部位であるため、メンブレンの露出は一般的にこの部位で生じる。この領域が十分に伸展されていない場合、その埋め合わせのためにオトガイ神経領域である頬側フラップをさらに伸展させる必要があり、神経障害の頻度が高くなりうる（セクション6.5.2参照）。著者は、この三番目のもっとも前歯に近い領域においてフラップを十分に伸展させることを強く推奨している。これら3つのステップの侵襲はきわめて小さく、口底の他部位から完全に分離しているため、数cmにも及ぶ適切な舌側フラップの伸展と柔軟性を安全に確保できる（図6-11-16、6-12-5、6-13-3参照）。このような繊細な配慮が必要な部位において、ここで解説したフラップを形成する

ためには、十分に解剖学を理解しておく必要がある。

著者は、遺体を用いたスプリットマウスデザインによるランダム化比較対照試験で、この改良型舌側フラップ伸展法を、従来推奨されてきたいくつかの方法と比較、検討した[4]。その結果、この改良法において有意に多くのフラップ伸展量が確保できることが明らかとなった[4-6]。この研究では、舌側フラップ全体の伸展を得るために3つのすべての領域の伸展を行う必要があることが明らかになった。一方で、従来の方法はゾーンⅡに主眼をおいたものであることから、ここで得られた結果は理にかなったものと思われる。

6.5　頰側フラップの伸展法

骨膜切開でフラップの十分な柔軟性を得るには、複数部位に対する切開、あるいは、1ヵ所であればより深い位置までの切開を広範囲に行わなければならない。しかし、これらの手技によって、神経損傷や重篤な出血、フラップ内の血管新生を阻害しうる組織の損傷が引き起こされる可能性がある。したがって著者は、以下に要点を述べるように、3つのステップで行うフラップ伸展法として "periosteo-elastic technique" を考案した。この手法の大部分は、メスを使用せずに行われる。

6.5.1　ステップ1：慎重な骨膜切開

2本の縦切開の先端をつなげるように、骨膜のみをきわめて注意深く切離する。この切離は、フラップ部の骨膜を切断するだけで、骨膜の上部にある線維層まで切断しないようにする。この切離は、さらに引き伸ばすことのできる、より柔軟な弾性線維に対する「ドア・オープナー」の役割を果たす。

6.5.2　ステップ2：オトガイ神経の保護

臨床医は、オトガイ神経のいかなる損傷や一時的な異常感覚でさえも最小限にとどめることに務めなければならない。この点で、舌側フラップの取扱いは、たいへん重要である。舌側のゾーンⅢは、頰側ではオトガイ孔の位置に相当し、ゾーンⅢに水平的な「ホッケースティック」切開を用いれば、オトガイ神経周辺のフラップを伸展する必要性はかなり低減できる。

水平的増大に限局した症例では、オトガイ神経周辺の骨膜切開は必要でないことがある。しかし、ほとんどの症例では、この部位のフラップを伸展させる必要がある。

自身の経験では、患者は主に2つのカテゴリーに分類できる。5mm未満の垂直的欠損を有する者と、さらに重度の欠損を有する者である。前者のカテゴリーでは、オトガイ神経から約10mm後方において、神経の分枝よりも上方の歯冠側で骨膜切離を行い、約10mm前方の近心縦切開方向に向けて弧を描いて反転させる。切開深度が深くなりすぎると、偶発的にフラップの穿孔を生じてしまう可能性があるので、この部位における骨膜切離は慎重に行わなければならない（図6-11-17 ～ 20 参照）。垂直的欠損がより重度な後者のカテゴリーでは、この切離線はより根尖側に設定する。神経周辺では偶発的な損傷が起こらないように、メスは背中の部分を用いて、後ろ向きに移動させる動きできわめて慎重に用いる。この切離は表層のみ、すなわち、骨膜のみの切開に限局させ、さらに深く組織内に切開が及ばないよう注意する（図6-6）。

6.5.3　ステップ3：「骨膜下線維束」の切離と弾性線維の分離

ほとんどの患者は「骨膜交叉線維束」を有しており、いったん骨膜切離が完了してもフラップを必要なだけ伸展できるわけではない。これらの高密度な線維を、メスを最初は45度の角度で、次いで90度の角度で用いて、そっと「削ぐ」動きで切開する（図6-11-18）。これ以降、フラップの伸展にメスは決して使用しないことが大切である。

6 下顎臼歯部における垂直的、水平的歯槽堤増大術の原則

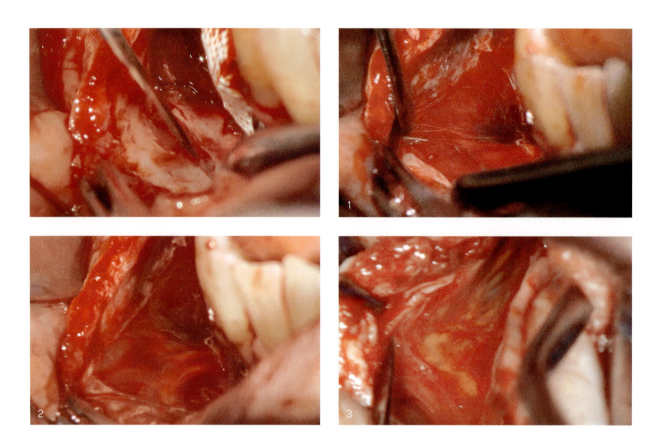

図6-6（左上） 重篤な垂直的欠損が残存している症例。オトガイ神経の分枝を越えて骨膜切開を行う必要があった。刃を後方へ向けて動かして表層切開を行う。骨膜のみが切開されていることに注目。

図6-7（1〜3） （1）骨膜剥離子を、線維を分離するように、歯冠側方向に引き上げる動きで用いる。（2）伸展完了後には、オトガイ神経の複数の枝が組織内に見えることに注目。神経に損傷がないことが明らかである。（3）オトガイ神経後方まで伸展したフラップの咬合面観。この領域では、弾性線維を鈍的に分離することで、30mm以上のフラップの伸展を容易に達成できる。

6.5.4　ステップ4：弾性線維の分離

ここまで完了したら、プリチャードタイプやMini Meのような鈍的な骨膜剥離子を用い、歯冠側に押すような動きで弾性線維を分離する。この操作を行うことで、重要な解剖学的構造を損傷するリスクを抑えながら、確実にフラップを大きく伸展することができる。残存する垂直的欠損が5mm未満の症例を図6-11-20に示す。すべての切離と弾性線維の分離を、神経の分枝よりも歯冠側で行っていることに注目する（図6-7-1〜3）。

以上の手技の代わりに、オトガイ神経周囲ではハサミを「開く」動きを用いて分離を始めてもよい。この手技を選択する場合、最初にオトガイ神経の近心ならびに遠心5mmの位置でハサミを用いた分離を行い、その後、上述したように骨膜剥離子を使用すればよい。

この手順で、頬側フラップにおいても数cmの柔軟性を得ることができる。弾性線維の分離に外科用メスを歯冠側方向へ動かして用いることを推奨している人たちもいる[7]。しかし著者は、効率性と安全性の観点から、弾性線維の分離にはメスを用いない手法が良いと考えている。ここで解説した手法を用いれば、欠損の大きさにかかわらず、テンションフリーの初期閉鎖を確実に行うことができる（図6-11-22、6-12-3）。

6.6　フラップの閉鎖法

メンブレンを完全に固定した後、テンションフ

6.6 フラップの閉鎖法

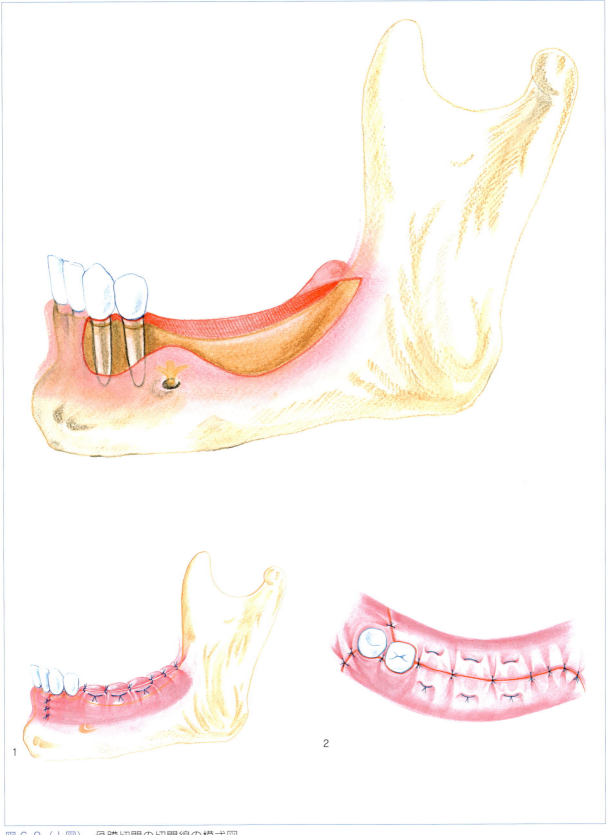

図6-8(上図) 骨膜切開の切開線の模式図。
図6-9(1、2) フラップの二層閉鎖後の頬側面観と咬合面観の模式図。

6 下顎臼歯部における垂直的、水平的歯槽堤増大術の原則

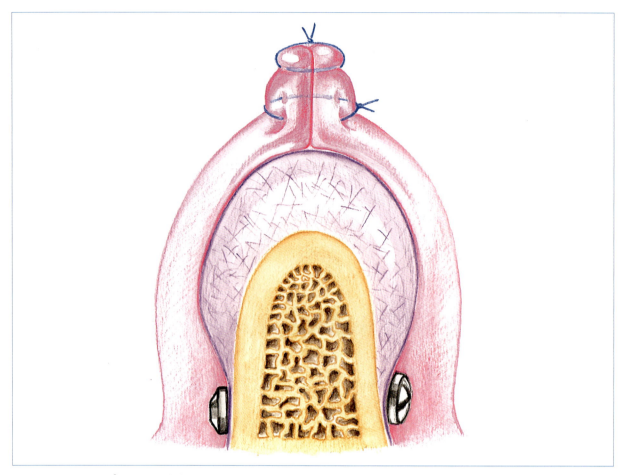

図6-10 フラップの二層閉鎖完了時を示している横断面の模式図。

リーの初期閉鎖を行えるだけのフラップの可動性を確保する。そのために、フラップの十分な柔軟性が得られるまで、2本の縦切開を繋げるように骨膜減張切開を加える。その後、フラップを二層で縫合する。最初は、切開線から5mm離した位置での水平マットレス縫合で閉鎖し、次いで、単純結節縫合でフラップ断端を閉鎖する。この手法であれば、フラップの辺縁は外にめくり上がり、頬舌側フラップ内面の結合組織層を5mmの幅で効率的に接触させることができる。この結合組織間の緊密な接触が、メンブレンの露出を避けるためのバリアとなる（図6-8〜10、6-11-22、6-13-5参照）。

この手法では、可能ならば高密度あるいは延伸ポリテトラフルオロエチレン（d-PTFEかe-PTFE）製の縫合糸を用いる。縦切開は、根尖側から歯槽頂側に向けて順に単純結節縫合で閉鎖する（図6-9）。

最初のマットレス縫合は、歯槽頂中央で行い、次いで近心と遠心にマットレス縫合を追加する。この結び目の間には、約10mmの距離を確保すべきである。結節縫合は、マットレス縫合の間に設置する。

6.6 フラップの閉鎖法

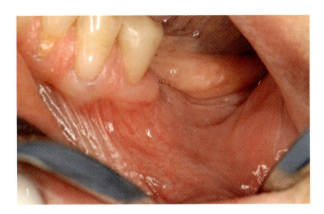
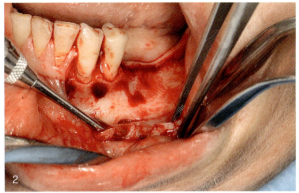
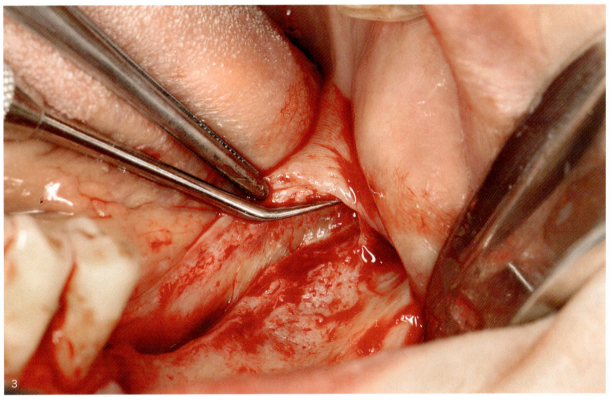

図6-11(1〜24) 下顎臼歯部の外科ステップの代表的な症例。(1)萎縮した下顎臼歯部。(2)"Safety flap"の剥離。
(3) ゾーンⅠ:レトロモラーパッドが慎重にトンネル形成され、挙上されている。

下顎臼歯部における垂直的、水平的歯槽堤増大術の原則

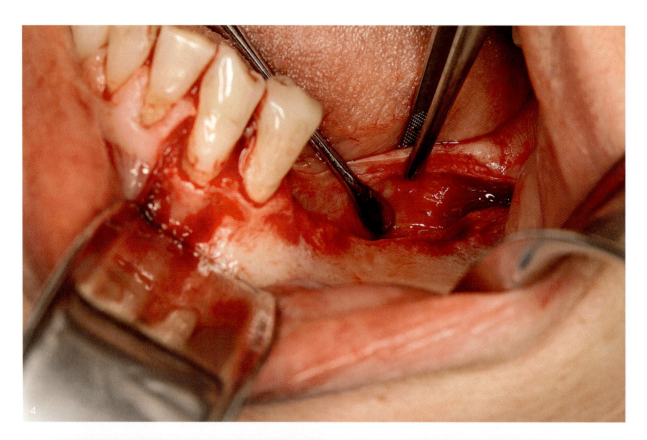

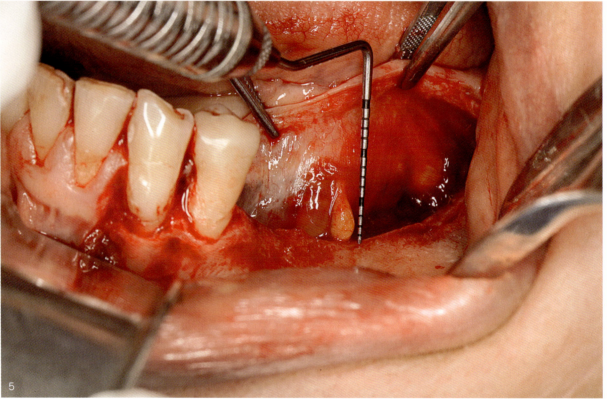

6.6 フラップの閉鎖法

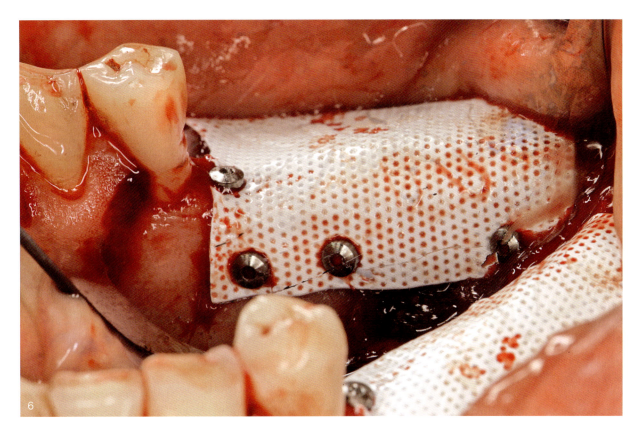

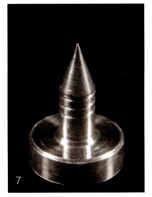
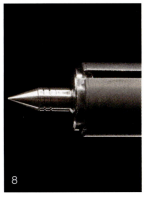
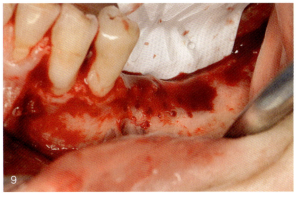

図6-11 続き　(4) ゾーンⅡ：上行してきている線維をまったく損傷することなく顎舌骨筋から舌側フラップが注意深く分離されている。(5) ゾーンⅠとⅡの処置完了後のフラップの可動性を示す。フラップの前方部分はまだ完全には可動化されていないことに注目。(6) 最初に近心にある最遠心歯の後方で「暫間ピン」を用いてメンブレンを固定する。次いで、近遠心のピンと中間のピンが設置される。(7、8) Master Pin (Meisinger, Germany) はこの目的に特化してデザインされた改良型のピン（鋲）である。直径が大きく、たわむことのない強靭なチタン合金でできている。このピンを用いることで手術手順は容易となり、硬い骨の場合でもメンブレンを安定させることができる。(9) 暫間ピンを除去しても、メンブレンは舌側で固定されている。

下顎臼歯部における垂直的、水平的歯槽堤増大術の原則

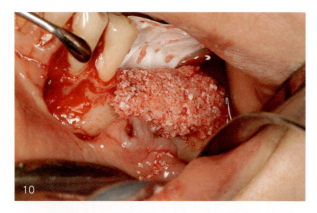
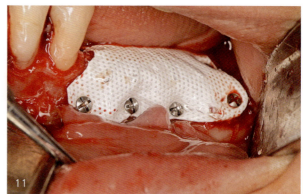
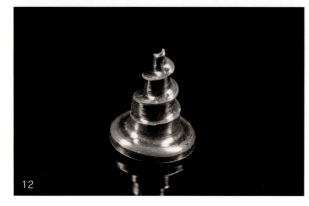
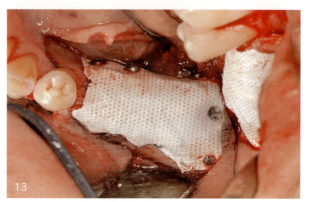
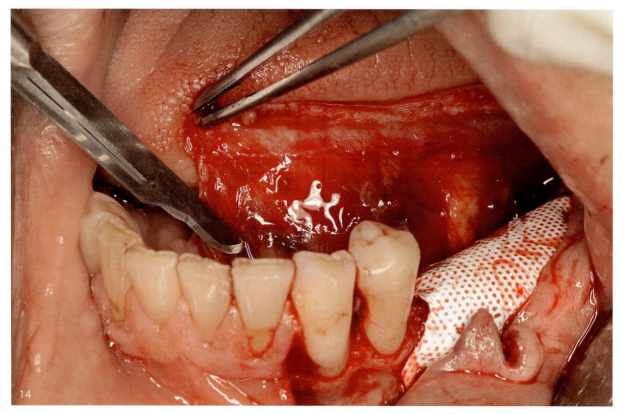

6.6 フラップの閉鎖法

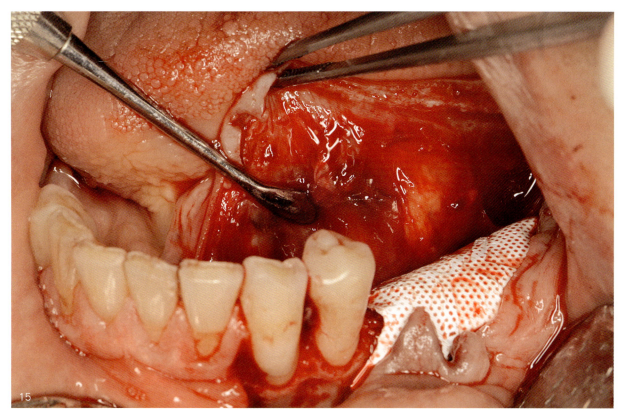

図6-11 続き (10) 自家骨を無機ウシ由来骨ミネラルと1：1の比率で混合した複合移植材料を填入後の頬側面観。(11) 高密度ポリテトラフルオロエチレンメンブレンがチタンスクリューで固定されている。セルフタップのミニスクリュー（Pro-Fix, Osteogenics Biomedical）を用いた。メンブレンは最後方歯のすぐ後方で固定されていることに注目。(12) Pro-Fixミニ固定用スクリューの拡大像。(13) 移植材料が完全に固定されている。(14) 水平的な「ホッケースティック」切開をゾーンⅢで注意深く行う。刃の先端は90度回転させた削ぐ動きで用いる。骨膜だけを削ぐように注意する。(15) 骨膜の表層切開後、ゾーンⅢでの慎重な分離を行う。骨膜の切開が行えたら、骨膜剥離子（例：Mini Me）を歯冠側に押す動きで用いる。

下顎臼歯部における垂直的、水平的歯槽堤増大術の原則

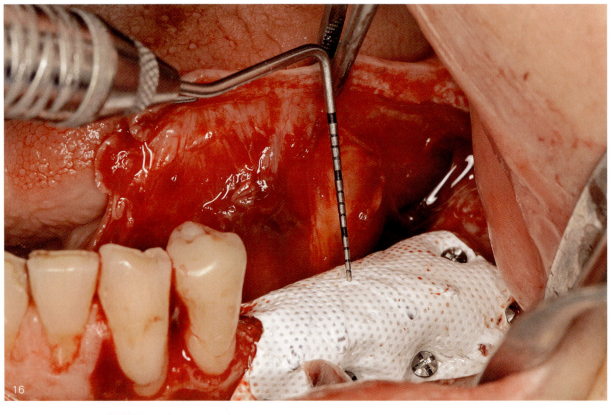
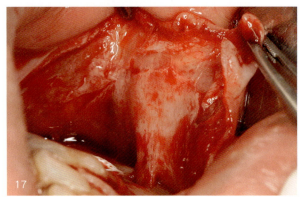
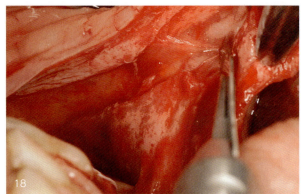
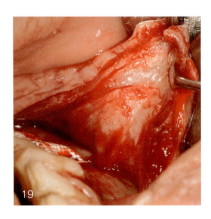
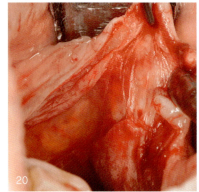
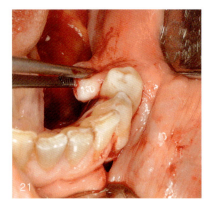

下顎臼歯部における垂直的、水平的歯槽堤増大術の原則

6.6 フラップの閉鎖法

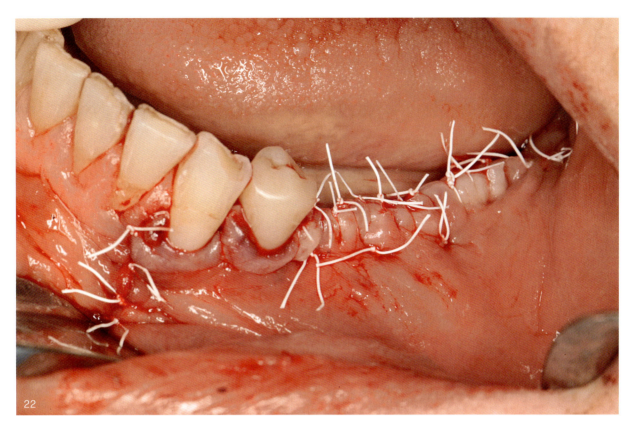

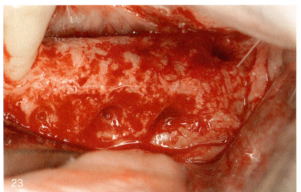
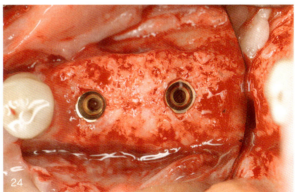

図6-11続き　(16) フラップの可動性を確認している。すべての3つのゾーンの伸展完了後、舌側フラップは完全に弛緩していることに注目。(17～20) 屈曲した骨膜切開を行うことでオトガイ神経が保護されている。骨膜切開後、骨膜下線維束を刃で注意深く「削ぐ」。最終的に弾性線維を鈍的に分離し、フラップの十分な柔軟性を得る。(21) 頬側フラップの柔軟性を確認している。(22) 二層縫合法によるテンションフリーのフラップの閉鎖。(23) 再生された骨の唇側面観。(24) 再生骨に埋入された2本のインプラントの咬合面観。

6 下顎臼歯部における垂直的、水平的歯槽堤増大術の原則

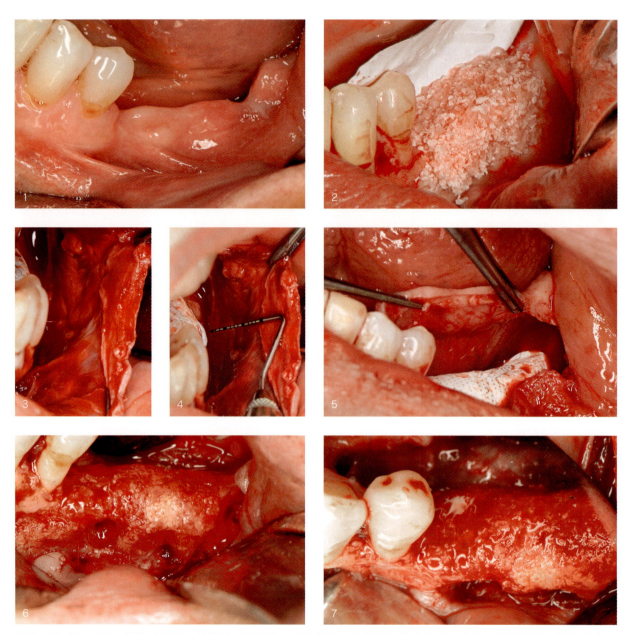

図6-12（1〜9）（1）水平的には重度、垂直的には中程度の歯槽堤欠損を有する患者の唇側面観。（2）自家骨を無機ウシ由来骨ミネラルと1：1の比率で混合した複合移植材料を填入後の頬側面観。（3）広範囲に伸展された頬側フラップの代表的な症例の写真。オトガイ神経は露出しない状態で軟組織に被覆されているにもかかわらず、フラップは十分に伸展されていることに注目。このことは上述した鈍的な表層の処置によって達成されている。（4）頬側フラップに対し、注意深く骨膜減張切開を行った後、鈍的な器具を用いてオトガイ神経遠心部でのフラップの伸展を行うことで、必要に応じて数cmにも及ぶ組織の可動性が得られる。（5）伸展後の舌側フラップの唇側面観。（6、7）再生骨の唇側面観と咬合面観。

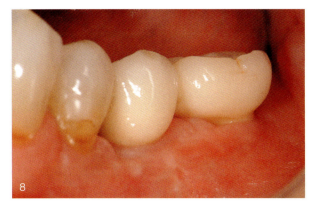
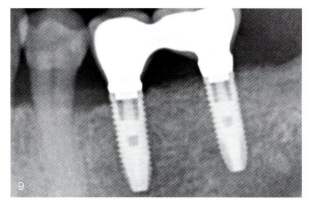

図6-12 続き （8）最終修復物装着後の唇側面観。（9）荷重開始1年後の骨頂部歯槽骨の良好な安定性を示すデンタルX線写真。

6.7 下顎臼歯部の外科手術後に起こりうる治癒の状態

　テンションフリーの閉鎖が得られれば、メンブレンの露出が生じることは考えにくい。手術中の出血と神経障害は、このような高度な外科処置後に考慮しなければならない主要な問題であると以前から考えられている。しかし、われわれは、下顎臼歯の外科手術後のあらゆる不安要素を調査したところ、手術中の出血に関連する合併症はなかった[4]。さらに、舌神経の損傷は自身の症例では一例も起きていない。また、オトガイ神経の一時的な障害の発生割合はたいへん低く、発生したとしてもごく短い期間(すなわち2～3週間)であり、術後の腫脹が原因であった可能性が高い。総じて、ここで解説した外科手術はたいへん成功率が高く、術後に問題を生じることはきわめて稀である（図6-12）。合併症については第21章で考察する。

6.8 さらに重度の欠損の治療

　一般的に、ここで解説したフラップのデザインと伸展法、閉鎖法を用いれば、欠損の大きさにかかわらず、良い結果を得ることができる。舌側フラップ、頬側フラップともに、数cmにも達する伸展を得ることができ、必要な範囲を被覆することができる。図6-13に、フラップの伸展能力を示す。この症例の粘膜歯肉に対する考察と最終的な治療結果は、第8章に続けて記述している。

6 下顎臼歯部における垂直的、水平的歯槽堤増大術の原則

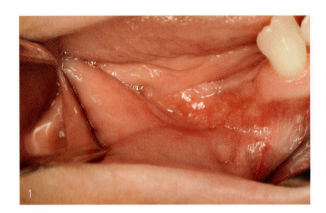
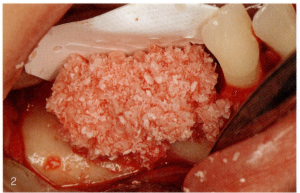
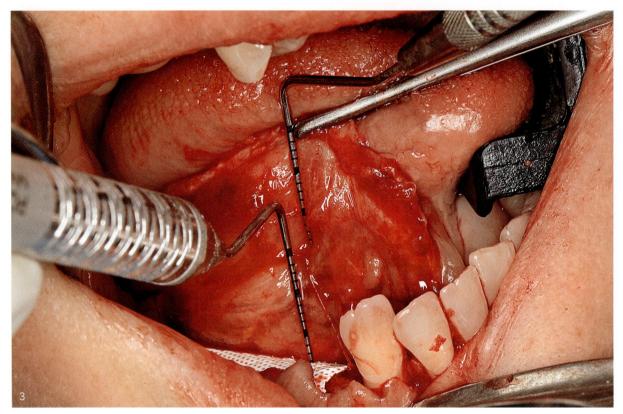

図6-13（1～9） 舌側組織の可動性を示す代表的な症例とその後の治癒段階。(1) 重度に萎縮した下顎歯槽堤の頬側面観。(2) 複合移植材料を填入後の頬側面観。(3) 剥離後の舌側フラップの可動性。

6.8 さらに重度の欠損の治療

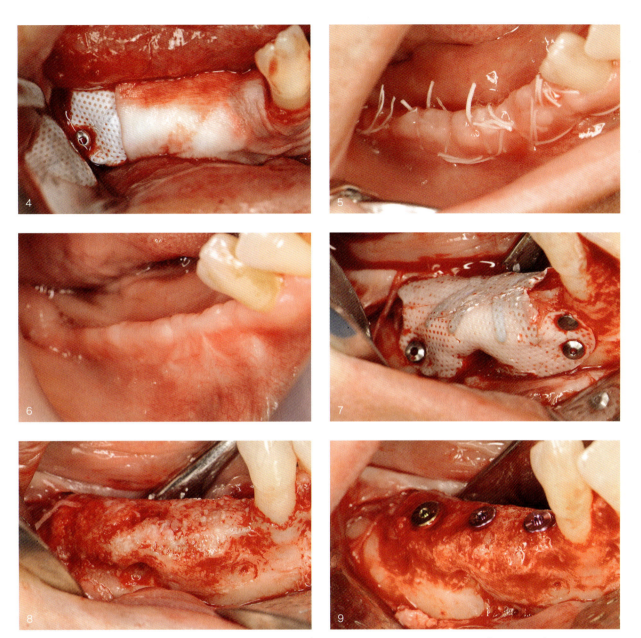

図6-13続き (4)移植材料が動かないように高密度ポリテトラフルオロエチレンメンブレンを固定した。コラーゲンメンブレンを用いて高密度ポリテトラフルオロエチレンメンブレンと移植骨の間にある近心の間隙部分を被覆した。(5)術後2週の臨床像。良好な組織の再適応に注目。(6)問題なく経過した9ヵ月後。(7)定位置にある除去前のメンブレンの頬側面観。(8)インプラント埋入前の再生骨の頬側面観。(9)インプラント埋入後の再生骨の頬側面観。この症例の解説は第8章に続く。

6.9　結論

ここで解説した外科的アプローチを用いることで、移植材料の十分な固定とともに、テンションフリーのフラップの初期閉鎖を安全に確実に行うことができる。

6.10　参考文献

1. Astrand P, Ahlqvist J, Gunne J, Nilson H. Implant treatment of patients with edentulous jaws: a 20-year follow-up. Clin Implant Dent Relat Res 2008;10:207–217.
2. Simion M, Trisi P, Piattelli A. Vertical ridge augmentation using a membrane technique associated with osseointegrated implants. Int J Periodontics Restorative Dent 1994;14:496–511.
3. Tinti C, Parma-Benfenati S. Vertical ridge augmentation: surgical protocol and retrospective evaluation of 48 consecutively inserted implants. Int J Periodontics Restorative Dent 1998;18:435–443.
4. Urban IA, Traxler H, Romero-Bustillos M, Farkasdi S, Bartee B, Baksa B, Avila-Ortiz G. Effectiveness of two different lingual flap advancing techniques for vertical bone augmentation in the posterior mandible: A comparative, split-mouth cadaver study. Int J Periodontics Restorative Dent (in press).
5. Pikos MA. Atrophic posterior maxilla and mandible: alveolar ridge reconstruction with mandibular block autografts. Alpha Omegan 2005;98:34–45.
6. Ronda M, Stacchi C. Management of a coronally advanced lingual flap in regenerative osseous surgery: a case series introducing a novel technique. Int J Periodontics Restorative Dent 2011;31:505–513.
7. Ronda M, Stacchi C. A Novel Approach for the Coronal Advancement of the Buccal Flap. Int J Periodontics Restorative Dent 2015;35:795–801.

垂直的歯槽堤増大術

歯槽頂上、あるいは垂直的な骨増生はインプラント歯科の骨再生において、もっとも過酷な課題のひとつである。その主な理由としては、外科手技が難しく、合併症が生じる可能性があるからである。歯槽頂上骨増生は、骨移植材料の安定をサポートする骨壁が存在しない方向への骨再生の達成を目的とする。骨再生と血管新生は既存骨から離れた部位まで到達しなければならないため、生物学的な要求度は高い。さらに、体積が増加した骨移植部位が閉鎖環境で治癒するために軟組織も伸展されなければならない。仮骨延長術、オンレーグラフト、垂直的骨誘導再生法（以下 GBR）を含むいくつかの治療法が垂直的な骨増大のために開発された。

この章では垂直的骨増大術に使用可能なさまざまなテクニックをレビューし、GBR による垂直的な骨増生のテクニックと患者選択基準について言及し、また新しい垂直的骨増大法による予備的結果に関してディスカッションする。

7.1 仮骨延長術

水平的に十分な幅を持つが垂直的な高さが不十分な患者は仮骨延長術の適応である。Ilizarov は仮骨延長術によって、本来の骨の長軸に直交して骨片を引き離し、この間隙に骨が新生することを示した[1, 2]。仮骨延長術による骨の治癒は、骨折の治癒で観察される過程と同じものである。仮骨延長術に関係して、骨増大・骨吸収・インプラント成功率に関する文献報告は比較的少ない。機能後最長 5 年経過した 28 名の患者での研究は平均 6.5mm の垂直的な増生とわずかな水平的な増生を報告した[3]。18 名の患者は 2 回目の骨移植が必要であり、インプラント生存率は 90.4％、またインプラント周囲の骨レベルは観察期間を通じて常に安定していた。文献のシステマティックレビューは限られた数の研究ではあるが「仮骨延長術はインプラント埋入のために骨を増大させる方法として有効であろう」とまとめている[4]。この方法の主な合併症は舌側／口蓋側への再生骨の傾斜、下顎骨の骨折、不十分な骨再生が報告されている。

7.2 オンレーグラフト

オンレーグラフトを報告している研究の結果はさまざまである。しかしこの研究間での比較は正確とは言えない[4]。オンレーグラフトの研究は60％から100％のインプラントの生存率を示しているが、その多くが90％以上の生存率を報告している[4, 5]。腸骨移植によって再建された部位に埋入されたインプラントの生存率は86.5％、頭頂骨移植での生存率は94.9％、口腔内からの骨移植での生存率は97.1％であった[5]。

口腔内からのオンレーグラフトに関しては詳細な記述と長期の経過観察が不足している。ある研究では7本のインプラントの機能後4年で1.1mmの骨吸収を示した[6]。口腔外の供給部位に関しては、骨吸収に明らかな差が報告された。腸骨移植の吸収率は12％から60％で、頭頂骨移植の吸収率は0％から12％であった[5]。

7.3 異なる移植材料での垂直的GBRに関する科学的検証結果

GBRによる垂直的また水平的増大術はインプラントのオッセオインテグレーションに適切な骨支持をもたらす主要な治療オプションになった。水平的増大術へのGBRの使用は開窓[7, 8]や裂開型欠損[9-14]も含めてよく研究されており、成功率は高く合併症も少ない[9, 15-17]。歯槽頂上へのGBRもその外科手技とともに報告されている[18]。最初の動物およびヒトでの組織学的研究は、垂直的な骨増生が可能であることを示した[19, 20]。垂直的増大術の合併症として、メンブレンの露出やそれに伴う感染が12.5％から17％の頻度で起きたと報告されている[18, 20, 21]。

垂直的GBRの長期結果として、123本のインプラントの機能開始後1年から5年の経過が多施設後ろ向き研究として報告されている[22]。3つの治療法（非吸収性メンブレンと血餅のみの併用、非吸収性メンブレンと脱灰凍結乾燥骨（DFDBA）の併用、非吸収性メンブレンと自家骨片の併用）が研究された。この調査の結果から、4mmを超す垂直的な骨再生は自家骨片を使用したときのみ達成可能であることが明らかになった。著者らは全体の成功率は97.5％であると報告し、そのためGBRによって垂直的に増生された骨は、インプラント埋入に対し既存の増生されていない骨と同様の反応を示すと結論した。これらすべての研究では非吸収性チタン強化型延伸ポリテトラフルオロエチレン（以下e-PTFE）メンブレンが使用されていたが、これらのメンブレンの使用では高い頻度で裂開のような軟組織の問題が発生している[23]。別の著者は、e-PTFEメンブレンに対する軟組織の反応は吸収性メンブレンを使用した場合と比較して同様であったと報告した[13]。チタンプレートを吸収性コラーゲンメンブレンで被覆する方法とe-PTFEメンブレンを比較した垂直的GBRに関するランダム化臨床研究では、合併症の発生において統計学的有意差はなかった[24]。この研究の著者らは、再生された骨は両方法においてインプラントの機能後6年間安定しており、またインプラント周囲の骨レベルに統計学的に有意差はなかったと報告している。またe-PTFEメンブレンを使用した場合にはより多くの部位で完全な再生が得られたとも報告している。したがって、チタン強化型PTFEメンブレンを使用する垂直的GBRは最新の科学的裏付けを持っている処置といえる[25-28]。

7.4　結論

　垂直的 GBR は、形態の安定したチタン強化型の e-PTFE あるいは d-PTFE メンブレンを使用することによって達成できると結論づけられる。チタンプレート、あるいはチタンメッシュと吸収性メンブレンの併用も代替処置として応用可能である。

7.5　参考文献

1. Ilizarov GA. The tension-stress effect on the genesis and growth of tissues. Part I. The influence of stability of fixation and soft-tissue preservation. Clin Orthop Relat Res 1989;238:249–281.

2. Ilizarov GA. The tension-stress effect on the genesis and growth of tissues. Part II. The influence of the rate and frequency of distraction. Clin Orthop Relat Res 1989;239:263–285.

3. Jensen O, Cockrell R, Kuhike L, Reed C. Anterior maxillary alveolar distraction osteogenesis: a prospective 5-year clinical study. Int J Oral Maxillofac Implants 2002;17:52–68.

4. Aghaloo TL, Moy PK. Which hard tissue augmentation techniques are the most successful in furnishing bony support for implant placement? Int J Oral Maxillofac Implants 2007;22(suppl):49–70.

5. Chiapasco M, Zaniboni M, Boisco M. Augmentation procedures for the rehabilitation of deficient edentulous ridges with oral implants. Clin Oral Implants Res 2006;17(suppl 2):136–159.

6. Chiapasco M, Zaniboni M, Rimondini L. Autogenous onlay bone grafts vs. alveolar distraction osteogenesis for the correction of vertically deficient edentulous ridges: a 2-4 year prospective study on humans. Clin Oral Implants Res 2007;18:432–440.

7. Dahlin C, Andersson L, Linde A. Bone augmentation at fenestrated implants by an osteopromotive membrane technique. A controlled clinical study. Clin Oral Implants Res 1991;2:159–165.

8. Dahlin C, Lekholm U, Linde A. Membrane-induced bone augmentation at titanium implants. A report on ten fixtures followed from 1 to 3 years after loading. Int J Periodontics Restorative Dent 1991;11:273–281.

9. Jovanovic SA, Spiekermann H, Richter EJ. Bone regeneration around titanium dental implants in dehisced defect sites: a clinical study. Int J Oral Maxillofac Implants 1992;7:233–245.

10. Mellonig JT, Triplett RG. Guided tissue regeneration and endosseous implants. Int J Periodontics Restorative Dent 1993;13:108–119.

11. Shanaman RH. A retrospective study of 237 sites treated consecutively with guided tissue regeneration. Int J Periodontics Restorative Dent 1994;14:292–301.

12. Dahlin C, Lekholm U, Becker W, et al. Treatment of fenestration and dehiscence bone defects around oral implants using the guided tissue regeneration technique: a prospective multicenter study. Int J Oral Maxillofac Implants 1995;10:312–318.

13. Simion M, Misitano U, Gionso L, Salvato A. Treatment of dehiscences and fenestrations around dental implants using resorbable and nonresorbable membranes associated with bone autografts: a comparative clinical study. Int J Oral Maxillofac Implants 1997;12:159–167.

14. Palmer RM, Smith BJ, Palmer PJ, Floyd PD, Johannson CB, Albrektsson T. Effect of loading on bone regenerated at implant dehiscence sites in humans. Clin Oral Implants Res 1998;9:283–291.

15. Buser D, Brägger U, Lang NP, Nyman S. Regeneration and enlargement of jaw bone using guided tissue regeneration. Clin Oral Implants Res 1990;1:22–32.

16. Buser D, Dula K, Hirt HP, Schenk RK. Lateral ridge augmentation using autografts and barrier membranes: a clinical study with 40 partially edentulous patients. J Oral Maxillofac Surg 1996;54:420–432.

17. Buser D, Ingimarsson S, Dula K, Lussi A, Hirt HP, Belser UC. Long-term stability of osseointegrated implants in augmented bone: a 5-year prospective study in partially edentulous patients. Int J Periodontics Restorative Dent 2002;22:109–117.

18. Tinti C, Parma-Benfenati S. Vertical ridge augmentation: surgical protocol and retrospective evaluation of 48 consecutively inserted implants. Int J Periodontics Restorative Dent 1998;18:434–443.

19. Jovanovic SA, Schenk RK, Orsini M, Kenney EB. Supracrestal bone formation around dental implants: an experimental dog study. Int J Oral Maxillofac Implants 1995;10:23–31.

20. Simion M, Trisi P, Piattelli A. Vertical ridge augmentation using a membrane technique associated with osseointegrated implants. Int J Periodontics Restorative Dent 1994;14:496–511.

21. Simion M, Jovanovic SA, Trisi P, Scarano A, Piattelli A. Vertical ridge augmentation around dental implants using a membrane technique and autogenous bone or allografts in humans. Int J Periodontics Restorative Dent 1998;18:8–23.

22. Simion M, Jovanovic SA, Tinti C, Benfenati SP. Long-term evaluation of osseointegrated implants inserted at the time or after vertical ridge augmentation. A retrospective study on 123 implants with 1-5 year follow-up. Clin Oral Implants Res 2001;12:35–45.

23. Zitzmann NU, Naef R, Schärer P. Resorbable versus nonresorbable membranes in combination with Bio-Oss for guided bone regeneration. Int J Oral Maxillofac Implants 1997;12:844–852.

24. Merli M, Moscatelli M, Mariotti G, Rotundo R, Bernardelli F, Nieri M. Bone level variation after vertical ridge augmentation: resorbable barriers versus titanium-reinforced barriers. A 6-year double-blind randomized clinical trial. Int J Oral Maxillofac Implants 2014;29:905–913.

25. Urban IA, Caplanis N, Lozada JL. Simultaneous vertical guided bone regeneration (GBR) and guided tissue regeneration (GTR) in the posterior maxilla using recombinant human platelet-derived growth factor (rhPDGF): A case report. J Oral Implantol 2009;35:251–256.

垂直的歯槽堤増大術

26. Urban IA, Jovanovic SA, Lozada JL. Vertical ridge augmentation using guided bone regeneration (GBR) in three clinical scenarios prior to implant loading: a retrospective study of 35 patients 12 to 72 months after loading. Int J Oral Maxillofac Implants 2009;24:502–510.

27. Urban IA, Lozada JL, Jovanovic SA, Nagursky H, Nagy K. Vertical ridge augmentation with titanium-reinforced, dense-PTFE membranes and a combination of particulated autogenous bone and anorganic bovine bone-derived mineral: a prospective case series in 19 patients. Int J Oral Maxillofac Implants 2014;29:185–193.

28. Fontana F, Grossi GB, Fimanò M, Maiorana C. Osseointegrated implants in vertical ridge augmentation with a nonresorbable membrane: a retrospective study of 75 implants with 1 to 6 years of follow-up. Int J Periodontics Restorative Dent 2015;35:29–39.

下顎臼歯部の垂直的歯槽堤増大術

下顎臼歯部の垂直的歯槽堤増大術（以下 VRA）は、難易度の高い治療方法だと考えられている。さらに、その手術術式にも考慮すべき点が多い。術者は、長期間インプラントが良好に機能することが、治療の最終的な目標であることを忘れてはならない。著者の診療経験をもとに、治療前、治療中、治療後に評価すべき項目を述べていく。

8.1　考慮すべき重要な臨床的因子

8.1.1　バイオタイプと移植前に利用可能な角化組織について

手術の術式は第6章で説明したように行うべきである。薄いバイオタイプで、角化組織が少ないか、ほとんどない場合、多くの臨床医は骨移植の前に軟組織移植を行うことを勧める。著者は経験則から、これは必要ないと考える。薄い歯肉の患者であっても、慎重にフラップを扱うことで、穿孔させずに剥離翻転させることは可能である。水平マットレス縫合と単純縫合を組み合わせた縫合方法は、骨移植部

上に厚い組織を確保できる。水平マットレス縫合は粘膜に行うため、歯肉の厚みや角化組織の存在は必須事項ではない。

8.1.2　垂直的歯槽堤増大をインプラント埋入と同時に行う方法 vs 段階的に行う方法

一般的に、必要となる垂直的骨増大量が4 mm 未満の場合は、GBR とインプラント埋入を同時に行うことが可能で、骨増生量が4 mm 超の場合は、段階法を採用すべきであると言われている。実際には、よりシビアな骨欠損においても、VRA と同時のインプラント埋入は可能である。しかし、著者は以下に述べる理由から、段階法を好む。

8.1.2.1　安全性

段階法のほうが、合併症が起きた場合の対応が同時埋入より簡便である。メンブレンの露出や軽度の感染が起きた場合でも、表層以外の骨移植部位を感染から守ることができる。インプラントが同時埋入

8 下顎臼歯部の垂直的歯槽堤増大術

されていた場合は、細菌がインプラントに付着し、移植骨やインプラントの喪失を招くかもしれない。

8.1.2.2 インプラント荷重前におけるより長い再生骨の成熟期間

段階法を好む上記の2つめの理由に加えて、前臨床試験において抜歯窩でさえもインプラント埋入によって骨形成が抑制、遅延される可能性が示されている[1]。これは生物学の点で要求の厳しいVRAにおいても重要な要因であろう。

8.1.2.3 角化組織の問題

同時埋入のケースでは、メンブレンを除去するときに、ヒーリングアバットメントを装着する。多くのケースで、角化組織の量は不足している。角化組織が完全に欠落している場合は、インプラントの頬側と舌側に角化組織移植を行う必要があるが、これは非常に困難であり、長期的には好ましい結果が得られない。

8.1.3　辺縁骨の変化

著者の経験から、骨増生を行った下顎臼歯部は、他の部位より将来的な骨喪失のリスクが高いと感じている。考えられる理由を以下にまとめる。

- おそらくもっとも重要な原因は、多くの場合、術後の軟組織が生物学的幅径よりも薄いことで[2]、ゆえに生物学的幅径の回復の代償として骨欠損が起こるものと思われる。
- 遠心のインプラントのプラットフォームは近心のインプラントよりも高位になりやすい。これは下顎臼歯の典型的なミスであり、遠心のインプラントの骨喪失が多くなりやすい。
- インプラントの種類によっては、深めに埋入することが難しいタイプのものがあり、プラットフォームが骨縁上に位置しやすい。この場合、X線ではリモデリング後の正常像であっても骨レベルがより根尖側となり不良に見えてしまう。

8.1 考慮すべき重要な臨床的因子

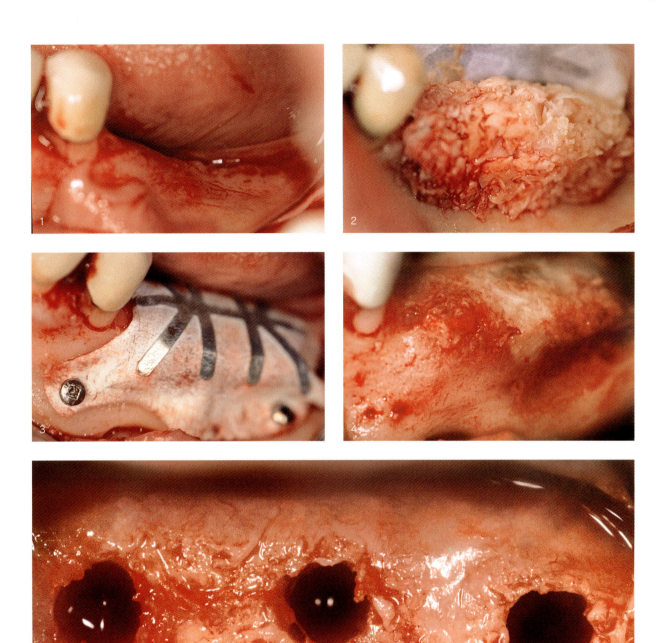

図8-1（1～14） 下顎臼歯に行ったVRAの長期経過の代表的な症例。（1）骨吸収が進行した下顎臼歯部。（2）粉砕したオトガイ部の骨を移植した。皮質骨にはデコルチケーションを行い、骨を填塞する前にチタン強化型延伸ポリテトラフルオロエチレン（以下e-PTFE）メンブレンを舌側に固定した。（3）チタン強化型e-PTFEメンブレンで移植材料を覆い、チタンピンで固定した。（4、5）7ヵ月後、メンブレンを除去しインプラントを埋入した。術後7ヵ月では骨は未成熟であることに注目。

下顎臼歯部の垂直的歯槽堤増大術

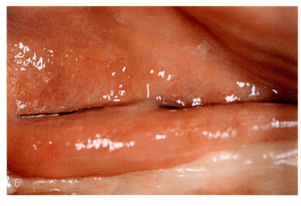
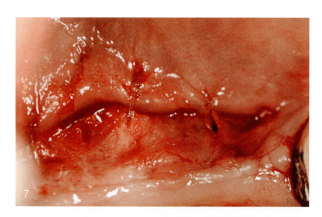
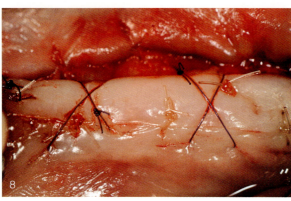
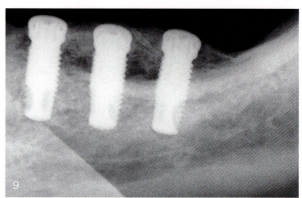

図8-1続き （6～8）歯肉増大術を行う予定部位の咬合面観。約2.5mmの角化組織が存在し、二次手術前に3mmのstrip gingival graftを行った。（図8-1-1～8-1-4、8-1-7は2009年のUrbanらの論文[3]から、図8-1-6は2001年のSimionらの論文[4]から、Quintessence Publishing社とJohn Wiley and Sons社の許可を得て転載。）（9）インプラント埋入後のデンタルX線像。X線上では、骨は未成熟である。（10、11）さらに6ヵ月の治癒期間を待った後、二次手術を行った。インテグレーションは良好で、移植骨は成熟していた。（12）インプラント周囲の健全な粘膜組織を示す臨床写真。（13）アバットメントを接続した状態のデンタルX線像。（14）最終補綴装置装着から12年経過後のデンタルX線像。

8.1 考慮すべき重要な臨床的因子

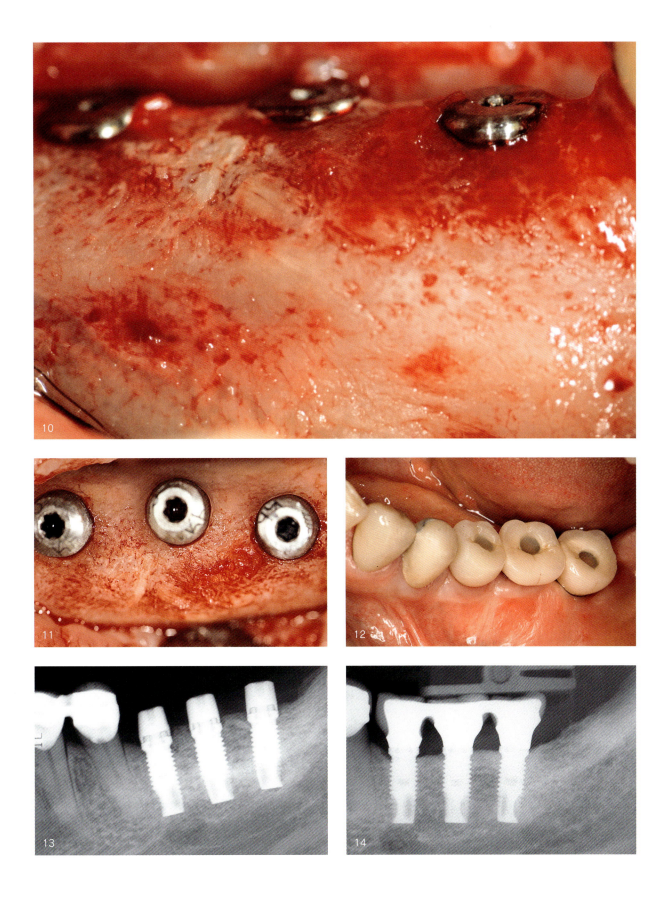

8　下顎臼歯部の垂直的歯槽堤増大術

> **本症例から学んだこと**
> 1．VRA後、約9ヵ月待ってからインプラント
>   埋入を行うとよい。
> 2．骨移植術から14ヵ月までは、荷重を与えな
>   い。
> 3．歯肉移植は、二次手術前に行うほうが簡便で
>   ある。
>
> 4．成熟した十分な幅を持った骨組織と、良質で
>   厚みのある軟組織は、長期的な成功をもたら
>   す[3,4]。

8.1.4　軟組織についての考察

　歯やインプラント周囲における最小限の角化組織の存在が、歯肉と粘膜の健康と安定に寄与するかどうかは、いまだ意見が分かれるところである。最近の研究では、より広い角化組織の存在は、インプラント周囲の硬・軟組織の維持および長期安定により良い結果をもたらすであろうと報告している[5,6]。

　下顎では、角化組織獲得への対応として、3つのシナリオが考えられる。これは角化組織量に基づいて分類され、以下に解説する。

8.1.4.1　角化組織がまったくない場合（図8-3）

　このケースの解決方法は、二次手術前に歯肉移植を行うことである。アバットメント装着時あるいはそれ以降に舌側に歯肉移植を行うことは現実的ではない。この状況では歯肉移植は必須である[7,8]。

8.1.4.2　角化組織が4mm未満の場合（図8-1, 8-2, 8-4～6）

　術者は、角化組織移植が必要かどうかを症例に応じて判断する。二次手術時の切開線を舌側の歯肉粘膜移行部から少なくとも2mm頬側に設定することで、舌側に「十分な」角化組織を確保することができるだろう。また、二次手術時に頬側歯肉の安定性を確認しながら、角化組織移植をするかどうかを検討できる[9]。著者の経験からすると、舌側の角化組織は必要不可欠であり、頬側はあったほうが好ましい。患者の口腔衛生管理が良好であれば、必須ではない（図8-4）。数ヵ月の経過を見たのち、患者の口腔内清掃に不備があれば、角化組織移植を行う。

8.1.4.3　角化組織が4mm以上の場合

　術者は、二次手術時の切開線を角化組織の幅の中央に設定し、頬舌側に同量の角化組織を配分すればよい。

図8-2（1～18）　角化組織が4mm未満の場合の治療例。図6-13の症例の続き。まず角化組織移植を行い、次にLingually Sliding Flap（以下LSF）でインプラント周囲の角化組織を確保した。（1）垂直的歯槽堤増大を行い、インプラントを埋入した。（2,3）VRA後、2mmの角化組織が残っている。角化組織がインプラント埋入位置（矢印）よりも、頬側に位置していることに注目。この場合、どこに角化組織を獲得するかという問題を示している。このケースでは、まず頬側に角化組織移植を行い、その後LSFを行うことで解決した。（4）既存の角化組織の頬側に自家遊離歯肉移植（strip gingival graft）を行った。インプラントの舌側に角化組織が欲しいのだが、まず舌側よりも術式が簡便な頬側に角化組織の量を増し、それを二次手術時に舌側移動させる。（5）術後3週間の状態。軟組織の治癒は良好である。

8.1 考慮すべき重要な臨床的因子

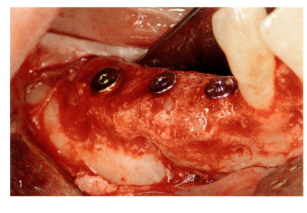
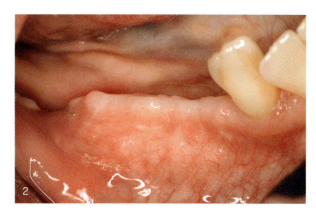
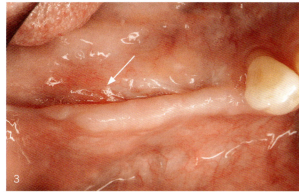
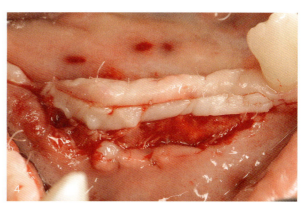
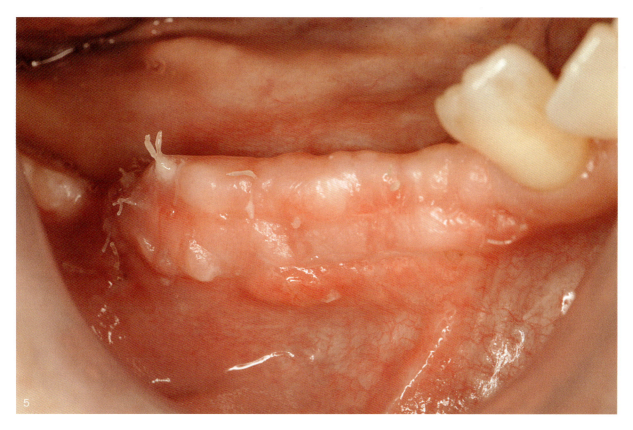

8 下顎臼歯部の垂直的歯槽堤増大術

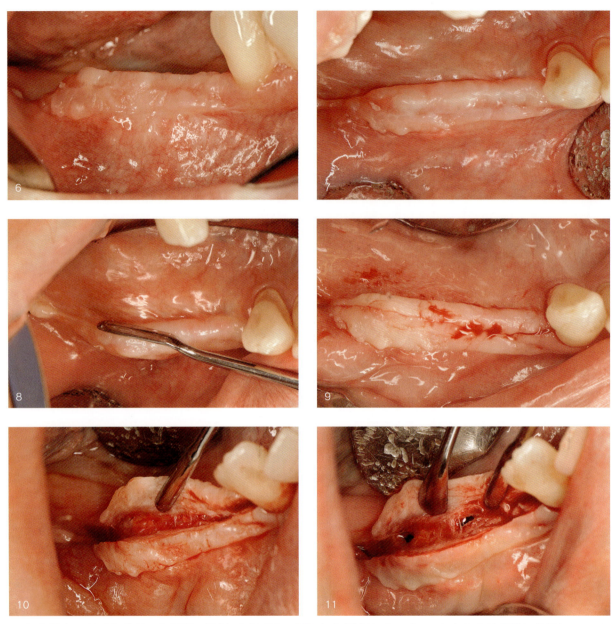

図8-2続き （6、7）術後10週間の頬側、咬合面観。（8）角化組織はインプラント直上より頬側に位置している。以降の写真でLSFに必要なステップを示す。（9）まず、増大された角化組織の中央に切開線を設定する。切開の後縁は、最遠心のインプラントの3mm遠心側とする。最終的に、最遠心のインプラントの遠心側周囲に角化組織を移動させられるようにする。そして、歯槽頂部の切開の近遠心端に2mm程度の小さな縦切開を入れる。
（10、11）部分層弁を形成し、舌側フラップをインプラントを越えて舌側に位置させる。これでカバースクリューの舌側に角化組織が確保される。

8.1 考慮すべき重要な臨床的因子

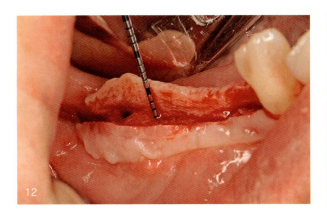
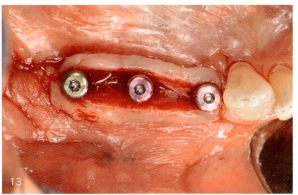
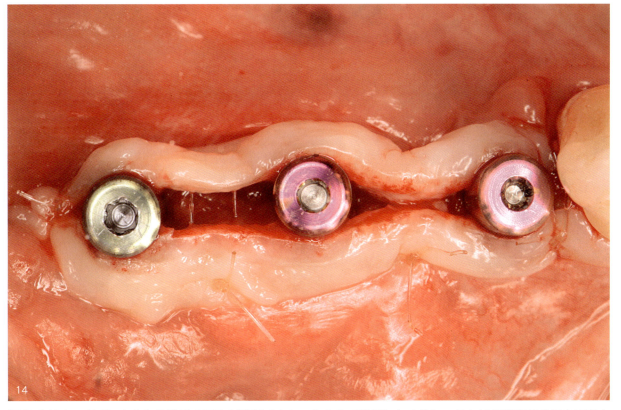

図 8-2 続き （12）十分な軟組織の厚みが獲得できた。8.1.3 で説明したように、これは歯槽頂部の骨を安定させるために重要な要素である。（13）2ヵ所縫合したところ。縫合はフラップの遠心端と近心端から始める。縫合でインプラントの全周を角化組織が取り囲むようにする。5-0 か 6-0 の縫合糸を使用する。この症例では 5-0 Monocryl を使用した。（14）次に、水平マットレス縫合を用いて、頬側と舌側の弁を近接させる。同様のタイプの縫合糸を使った。

下顎臼歯部の垂直的歯槽堤増大術

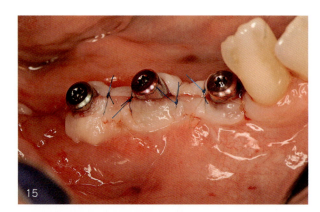
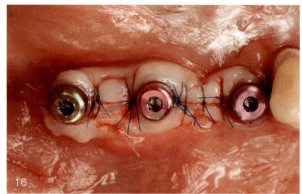
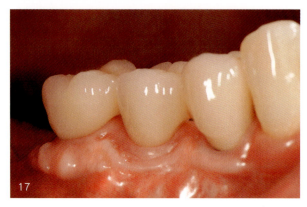
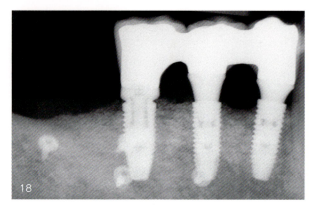

図 8-2 続き　(15、16) 最終の単純結節縫合が行われた際の頬側および咬合面観。ヒーリングアバットメント周囲に緊密な縫合がなされた。少なくとも2mmの角化組織がインプラント全周にあり、通常粘膜しか存在しない遠心インプラントの遠心側にも角化組織があることに注目。(17) 最終補綴装置装着時の頬側面観。(18) 補綴装置装着後のデンタル X 線像。インプラント埋入時に、最遠心のインプラントの頬側に吸収性メンブレンとチタンピンを使用した2回目の骨移植を行った。

本症例から学んだこと

1. VRA 後は、角化組織は足りなくなることが多い。
2. 既存の角化組織は、インプラント直上にないことが多い。
3. 角化組織の増生や、LSF を用いた角化組織の移動など、軟組織の増生が必要な場合は二次手術の前に行うほうが容易である。
4. この症例では、歯槽頂部の骨を維持するうえでの前提条件であるアバットメント周囲の厚い軟組織を確保することができた。
5. 垂直的歯槽堤増大術と同時にインプラント埋入を行う場合、メンブレン除去に全層弁を挙上する必要があるため、この術式はいっそう複雑になる。
6. これは、歯槽頂部の骨を安定させるために欠かせないと考えられる[2]十分な角化組織を正しい位置に確保し、適切な厚みも得るためのもっとも的確な方法であろう。

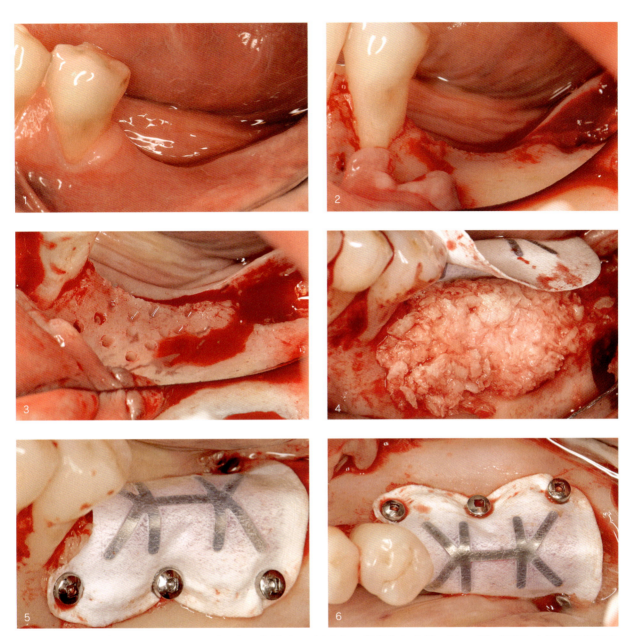

図8-3(1〜17) 陥りやすい、いくつかの失敗を示すVRAの代表的な症例。(1〜3)吸収した下顎臼歯部の頬側面観。下顎左側第二小臼歯の近心側より遠心側の骨吸収が進んでいることに注目。これは垂直的な骨増生量を制限する要因となる。(4)下顎枝から採取した粉砕骨を歯槽堤に置いた。皮質骨にはデコルチケーションを行い、移植材料を設置する前にチタン強化型d-PTFEメンブレンを舌側に固定した。(5、6)移植材料をチタン強化型高密度PTFE(以下d-PTFE)メンブレンで覆い、チタンピンで固定した状態の頬側および咬合面観。

8 下顎臼歯部の垂直的歯槽堤増大術

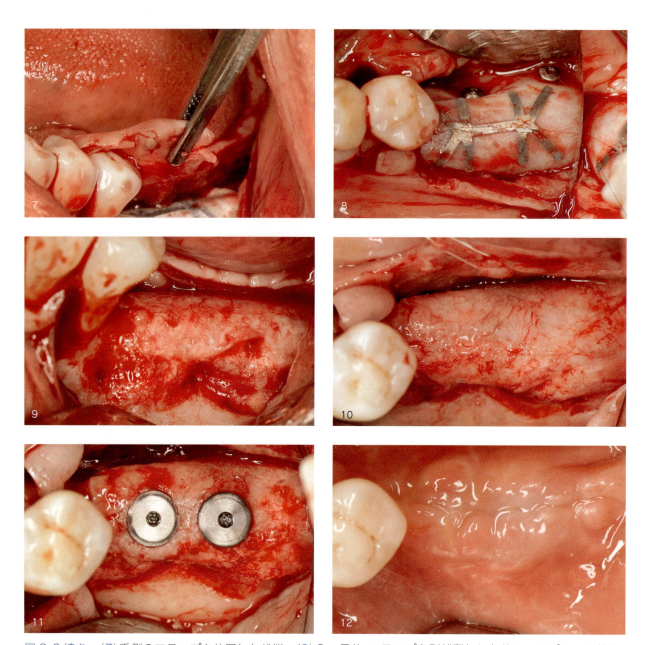

図 8-3 続き （7）舌側のフラップを伸展した状態。（8）9ヵ月後、フラップを剥離翻転した後のメンブレンの状態。（9、10）移植骨が良好に定着した状態の頬側および咬合面観。（11）骨増生部位にインプラントを2本埋入した状態の咬合面観。（12）インプラント埋入後の軟組織の咬合面観。角化組織が欠落していることに注目。

8.1 考慮すべき重要な臨床的因子

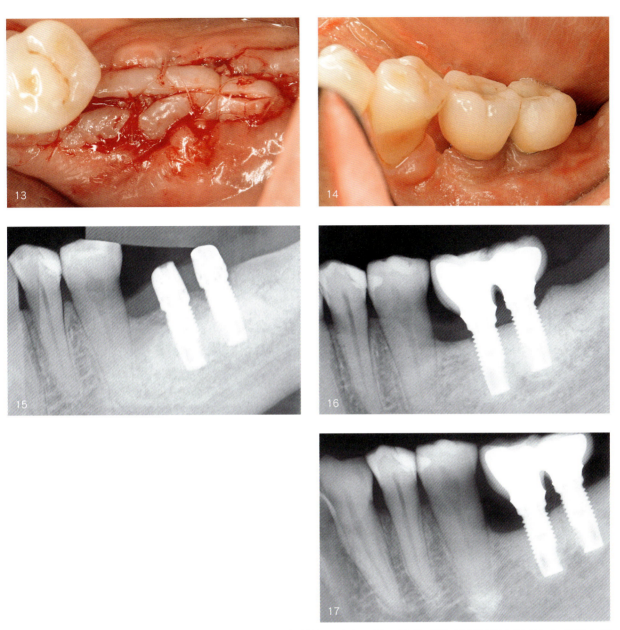

図8-3 続き (13) 自家 strip gingival graft を行った状態の咬合面観。(14) 最終補綴装置を装着した状態の頬側面観。周囲に角化組織が存在する。(15) 二次手術後のデンタルＸ線像。(16) 補綴後1年のデンタルＸ線像。(17) 補綴後7年のデンタルＸ線像。

本症例から学んだこと

1. 下顎左側第二小臼歯遠心の骨が失われており、垂直的な骨増生量を制限していた。このケースでは、この歯の予後は良く、インプラント埋入に必要な骨の高さは得られ、臨床的には許容された。

2. ここで留意すべきは、理想的にはインプラント周囲に1.5mmの骨が必要であるということである。この症例ではやや骨量が不足している。著者の個人的な意見として、もしこのケースを今手掛けるなら、骨レベルを維持するために2回目の骨増生術を行い、もう少し骨幅を増やしただろう。

3. 遠心のインプラントのプラットフォームは近心のインプラントよりも高位にある。浅く埋入されたインプラントは、深く埋入されたインプラントより骨の減少量が多いとされていると報告されている[10]。これは下顎臼歯に骨増生を行った場合に起こりやすい、典型的なミスである。術者は、近心に埋入するインプラントの垂直的な骨レベルに合わせて埋入できるように、遠心には少し短めのインプラントを選択することも考慮すべきである。

4. たとえ、二次手術から補綴後1年の間に、骨の成熟度が増してきたとしても（上記の2と3が複合する場合に高頻度で起こる）、その後のフォローアップではそれ以上の骨レベルの変化は起きなかった。ラフサーフェスが露出したにもかかわらず、インプラント周囲に炎症は起きなかった。患者はすばらしい口腔内清掃状態を維持し、インプラントの頬側、舌側ともに十分な角化組織が存在していた。

8.1 考慮すべき重要な臨床的因子

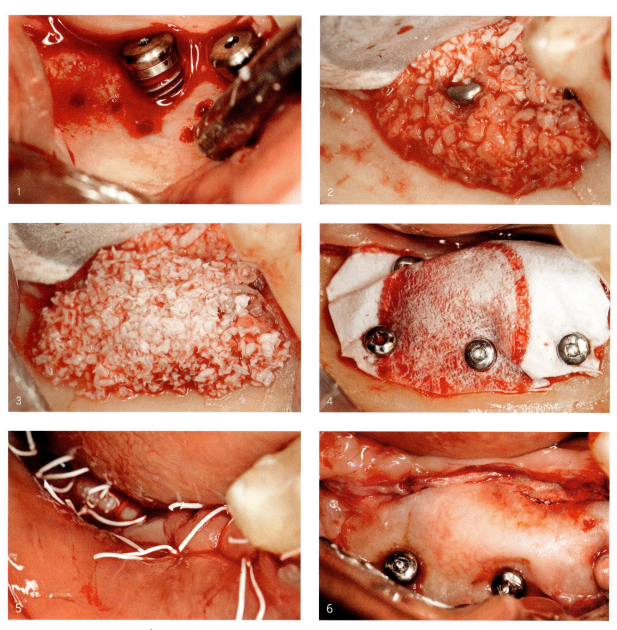

図8-4（1〜10） インプラント埋入と、"mini" VRAを同時に行った。これは、図8-3の症例の反対側である。(1) 小さな3mmの垂直的な骨欠損が見られる頬側面観。(2、3) インプラントを自家骨と、無機ウシ由来骨ミネラル（以下ABBM）の層で覆った状態の頬側面観。(4) e-PTFEメンブレンで移植材料を覆い、完全な固定が得られた。(5) テンションフリーで縫合した状態の頬側面観。(6) 術後9ヵ月、良好に治癒した状態の頬側面観。

8 下顎臼歯部の垂直的歯槽堤増大術

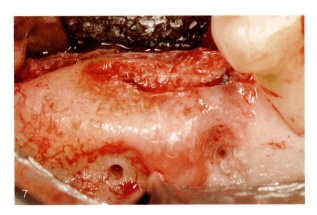
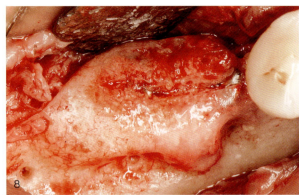
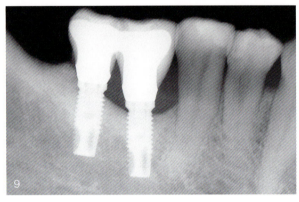
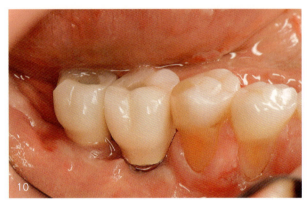

図8-4 続き （7、8）骨増生部の頬側、および咬合面観。インプラントは増生骨で覆われている。（9）最終補綴後10年のデンタルX線像。骨は安定している。（10）補綴装置装着時。頬側には角化組織がないことに注目。2mmあった角化組織は、二次手術時に舌側に移動させた。患者の口腔内清掃状態はきわめて良く、歯肉移植は必要なかった。

本症例から学んだこと

1. 強化フレームのないメンブレンを使用した。内側から骨移植材料に支えられ、e-PTFEメンブレンは十分に安定していた。良好な固定が得られていたので、インプラントを覆い隠すほどの垂直的な骨増生が達成された。

2. 骨レベルはきわめて安定している。しかし、骨欠損量に注目すると（インプラント直上も含めて）、前述の図8-3の症例と似た状況となる。

3. 骨増生と同時にインプラントを埋入するケースでは、メンブレン除去後に骨吸収が起こることを予測して、インプラントの直上にも骨移植を行うことによって歯槽骨頂の安定を達成できる。

4. インプラント周囲に角化組織が欠如していても、患者の口腔清掃状態が良好であれば、良い結果が得られる。著者は、インプラントの舌側には必ず角化組織が必要であると考える。なぜなら、口腔底が清掃に障害となる場合があるからである。その場合問題を解決するのは非常に難しい。

8.1 考慮すべき重要な臨床的因子

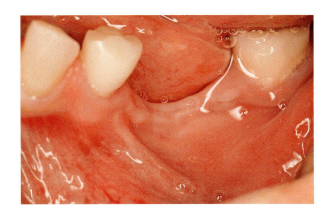
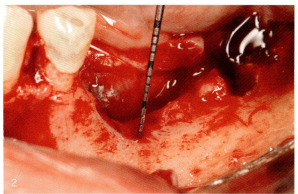
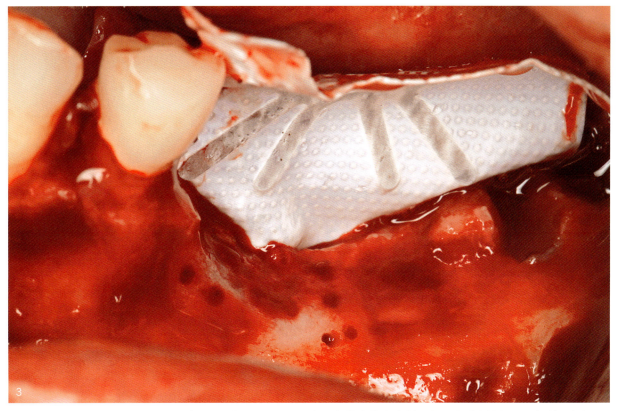

図8-5(1〜17) d-PTFEメンブレンを使用し、VRAを行った代表的な症例。(1、2)垂直的な骨吸収が見られる。(3) d-PTFEメンブレンを舌側に固定した。

下顎臼歯部の垂直的歯槽堤増大術

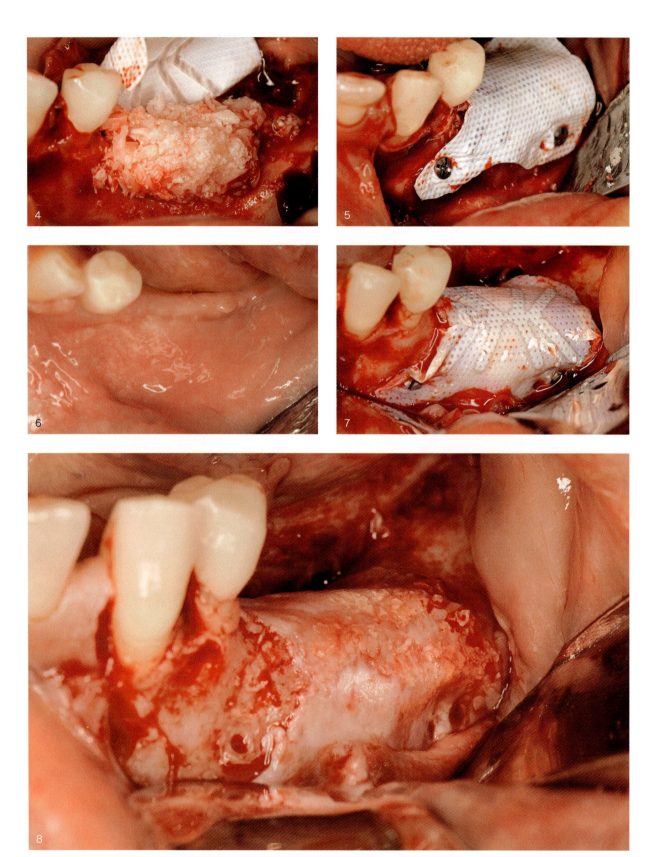

8.1 考慮すべき重要な臨床的因子

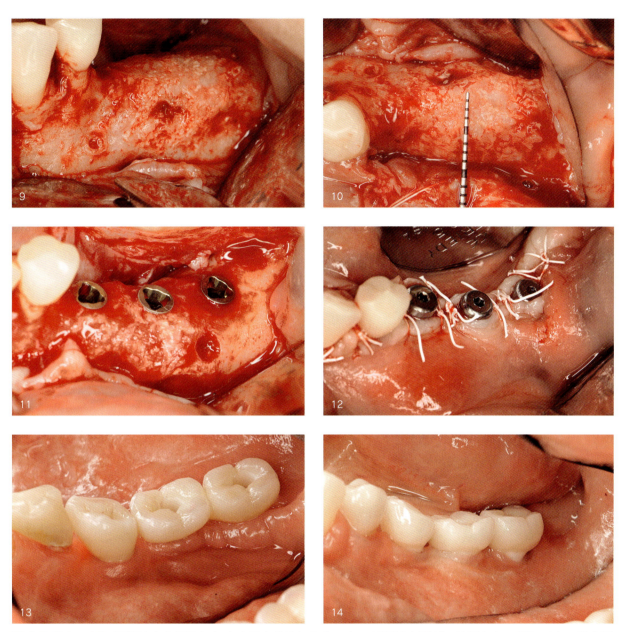

図8-5 続き （4）下顎枝から採取した自家骨を粉砕したものと、ABBMを混ぜて使用した。（5）チタン強化型d-PTFEメンブレンで移植材料を覆い、チタンピンで固定した。メンブレンは安定していたが、辺縁部との適合が完璧ではなかった。（6）9ヵ月後。治癒は問題なかった。（7）メンブレンを除去する前。（8）新生骨の上に厚さ1mmの軟組織が介在していた。（9、10）骨上の軟組織を除去した状態。メンブレンの適合が完全ではなかったため、メンブレンの直下に軟組織が入り込んだ。（11）3本のインプラントを埋入した。インプラントは骨縁下に埋入せず、骨レベルに合わせられていることに注目。遠心のインプラントは十分の数mm骨縁上埋入となった。（12）二次手術時。角化組織の量は前述の二番目の分類（角化組織が4mm未満）にあてはまった。角化組織の大部分をインプラントの舌側に位置させた。（13）最終補綴装置装着後の舌側面観。インプラント周囲に良好な角化組織が見られる。（14）補綴装置装着後、4ヵ月の頬側面観。患者は、頬側の清掃に問題を抱えていた。

8 下顎臼歯部の垂直的歯槽堤増大術

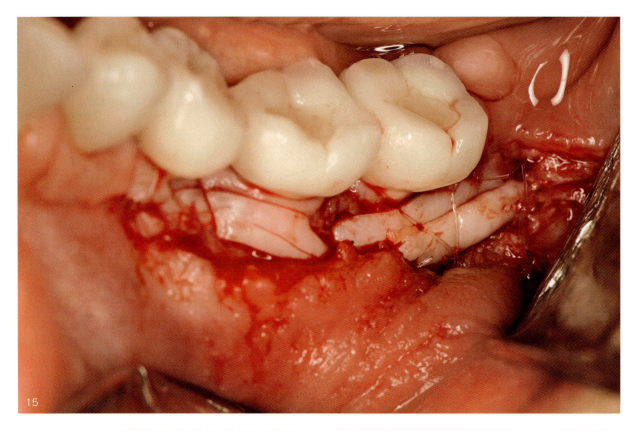

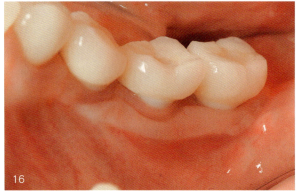
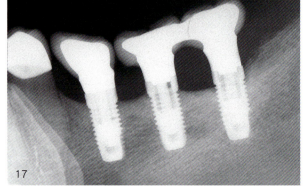

図8-5 続き　(15) 頬側の角化組織の幅を増やすために、2片のstrip gingival graftを行った。(16) 4年後の補綴装置と角化組織の状態。最遠心のインプラントの遠心側まで角化組織が獲得されていることに注目されたい。(17) 最小限度のリモデリング後、歯槽頂部の骨が安定している状態を示すデンタルX線像。骨は術後1年から4年にかけて安定していた。

本症例から学んだこと

1. このケースでは、メンブレンの適合が完全ではなかったために、メンブレンと骨移植材料との間に軟組織が増生したと思われる。
2. 移植片が動かない環境が得られれば、骨形成は阻害されない。
3. 頬側の角化組織が欠如する場合は、二次手術前、中、後に対応できる。
4. 二次手術時に角化組織をインプラントの舌側に獲得することが必須である。

8.1 考慮すべき重要な臨床的因子

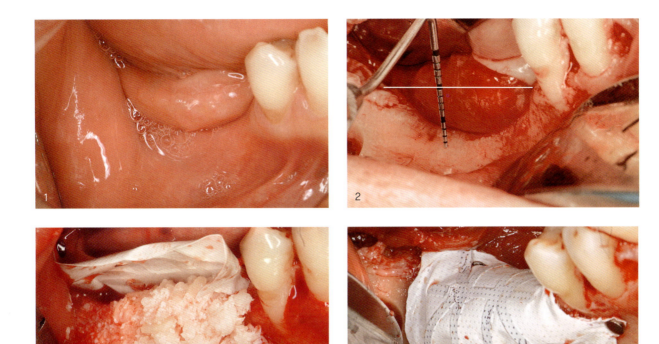

図 8-6（1～17） 著しい垂直的骨欠損に対しての治療と、増生骨へのインプラント埋入のステップを示す代表的な症例。(1、2) 下顎臼歯部の垂直的骨欠損の頰側面観。口腔底が既存歯槽堤よりも高位にあることに注目。重度の垂直的骨欠損であり、図 8-6-2 にあるように、歯槽頂はナイフエッジ形態をしている。(3) 粉砕した自家骨と ABBM を混合し、歯槽堤上に移植した。(4) 移植材料の上にチタン強化型 e-PTFE メンブレンをチタンタックで固定した状態の頰側面観。メンブレンは、隣在歯に接しないように設置していることに注目。

8 下顎臼歯部の垂直的歯槽堤増大術

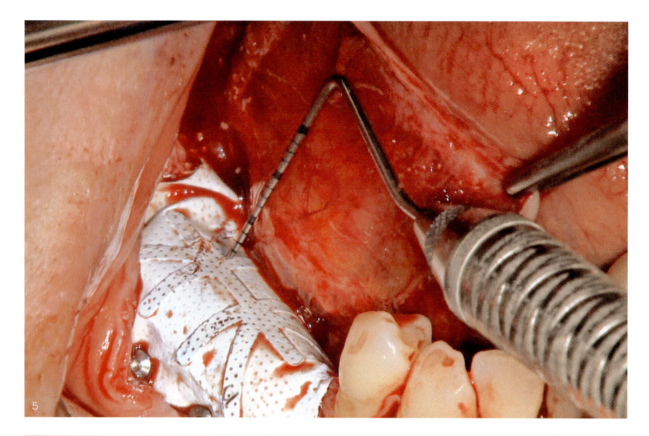

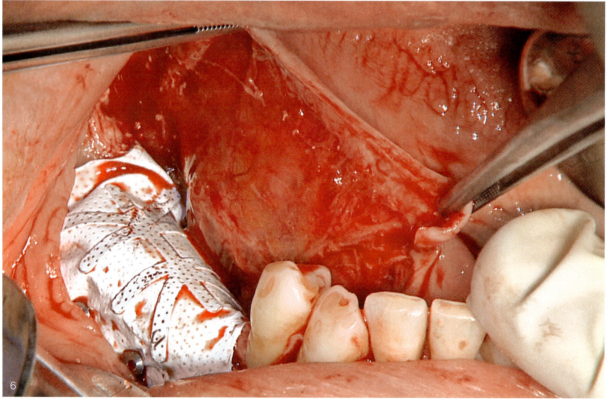

図8-6続き　(5、6)減張された舌側フラップの頬側面観。舌側フラップが十分に伸展していることに注目。

8.1 考慮すべき重要な臨床的因子

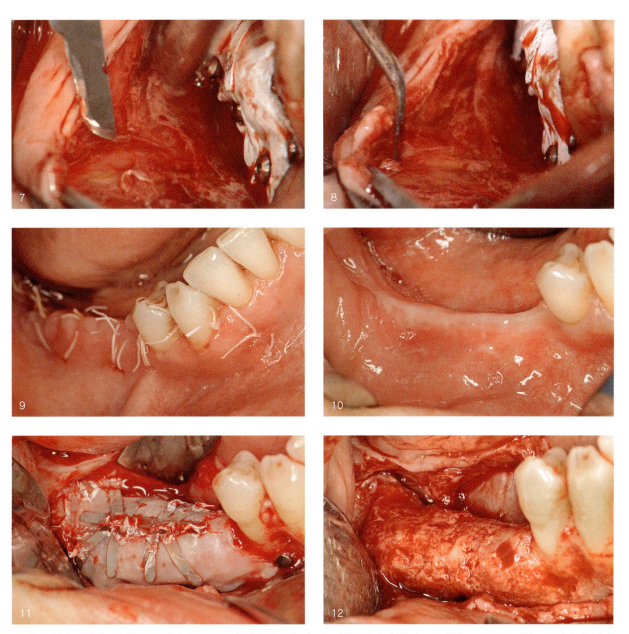

図8-6続き （7）骨膜下線維束を、メスを90度回転させ、削ぐような動きで切開している。（8）骨膜を分離するために、Mini Meという器具を使用している。（9）問題なく治癒した術後2週間での頬側面観。（10）同、術後9ヵ月の頬側面観。（11）メンブレンを除去する前の頬側面観。（12）再生された歯槽堤の頬側面観。理想的な垂直的骨増生に注目。

8 下顎臼歯部の垂直的歯槽堤増大術

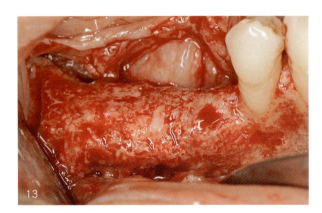
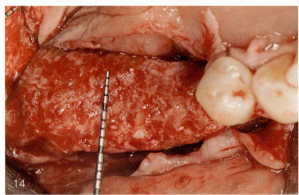
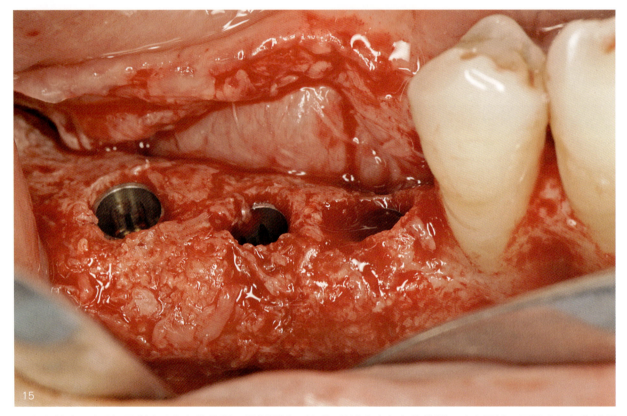

図 8-6 続き （13）骨増生された歯槽堤の頬側面観。（14）骨増生された歯槽堤の咬合面観。再建された歯槽堤の生活性に注目。（15）コニカルコネクション、パラレルウォールタイプでプラットフォームスイッチング機構を持つインプラントを、やや骨縁下に埋入する。これによってリモデリング後に理想的な骨とインプラントのコンタクトを得ることができる。

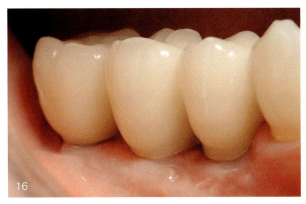
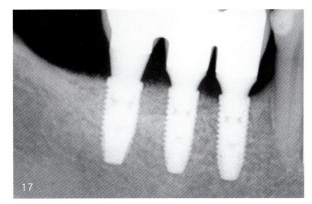

図8-6 続き （16）最終補綴装置装着時の頬側面観。（17）デンタルX線像は、荷重後の骨の良好な状態を示している。

本症例から学んだこと

1. この症例では、下顎臼歯部における最新のVRAを詳細に示している。著者は、読者が下顎臼歯部の垂直的な欠損を治療する前には常にこのケースを参照することを勧める。
2. この症例では、十分な垂直的骨増生が容易に達成された。
3. 慎重に頬・舌側のフラップを扱うことで、良好なフラップの閉鎖が得られた。著者は、垂直的な欠損が10mm超のVRAであっても、浅い欠損の場合と同じように治療できると考える。術者は、重度に進行した垂直的な骨欠損に対し臆するべきではない。
4. 近年のインプラントデザインは、増生骨の安定にとって有利にはたらくかもしれない。

8.2　結論

下顎臼歯部のVRAは、安全で予知性の高い方法である。制約の多い部位だけに、このテクニックの実践には、解剖学的な知識や卓越した手術手技が必要である。長期的な臨床結果から、GBRと粉砕骨を用いたVRAの有効性が示されている。しかし、バイオマテリアルの選択、治癒期間、軟組織への対応などが、長期的な臨床結果に影響する。

8.3　参考文献

1. Vignoletti F, Discepoli N, Müller A, de Sanctis M, Muñoz F, Sanz M. Bone modelling at fresh extraction sockets: immediate implant placement versus spontaneous healing: an experimental study in the beagle dog. J Clin Periodontol 2012;39:91–97.
2. Linkevicius T, Apse P, Grybauskas S, Puisys A. The influence of soft tissue thickness on crestal bone changes around implants: a 1-year prospective controlled clinical trial. Int J Oral Maxillofac Implants 2009;24:712–719.
3. Urban IA, Jovanovic SA, Lozada JL. Vertical ridge augmentation using guided bone regeneration (GBR) in three clinical scenarios prior to implant placement: a retrospective study of 35 patients 12 to 72 months after loading. Int J Oral Maxillofac Implants 2009;24:502–510.
4. Simion M, Jovanovic SA, Tinti C, Benfenati SP. Long-term evaluation of osseointegrated implants inserted at the time or after vertical ridge augmentation. A retrospective study on 123 implants with 1-5 year follow-up. Clin Oral Implants Res 2001;12:35–45.

5. Kim BS, Kim YK, Yun PY, et al. Evaluation of peri-implant tissue response according to the presence of keratinized mucosa. Oral Surg Oral Med Oral Pathol Oral Radiol Endod 2009;107:e24–e28.

6. Schrott AR, Jimenez M, Hwang JW, Fiorellini J, Weber HP. Five-year evaluation of the influence of keratinized mucosa on peri-implant soft-tissue health and stability around implants supporting full-arch mandibular fixed prostheses. Clin Oral Implants Res 2009;20:1170–1177.

7. Chung DM, Oh TJ, Shotwell JL, Misch CE, Wang HL. Significance of keratinized mucosa in maintenance of dental implants with different surfaces. J Periodontol 2006;77:1410–1420.

8. Zigdon H, Machtei EE. The dimensions of keratinized mucosa around implants affect clinical and immunological parameters. Clin Oral Implants Res 2008;19:387–392.

9. Wennström JL, Bengazi F, Lekholm U. The influence of the masticatory mucosa on the peri-implant soft tissue condition. Clin Oral Implants Res 1994;5:1–8.

10. Cardaropoli G, Wennström JL, Lekholm U. Peri-implant bone alterations in relation to inter-unit distances. A 3-year retrospective study. Clin Oral Implants Res 2003;14:430–436.

下顎前歯部の歯槽堤増大術

　下顎前歯部の再建を行うとき、唇側、舌側両方のフラップを減張しなくてはならない。唇側のフラップのみでは、不十分な結果を招く。唇側のフラップにおける牽引力は、多くが創の裂開と早期のメンブレンの露出を招く。それゆえに、熟練した安全かつ効果的な舌側のフラップマネージメントが不可欠である。解剖学的な知識が重要で、また繊細なフラップ操作も出血の合併症を確実に防ぐためにきわめて重要である。

　下顎の前歯部と臼歯部の外科術式には、共通点と相違点が存在する。この章では、唇側と舌側のフラップ、受給部位の形成、メンブレンの適合と固定、唇側フラップの伸展、舌側フラップの可動化、フラップの閉鎖について論じる。さらには、これらのテクニックを用いた代表的な症例を提示したい。

図9-1　下顎前歯部の歯槽堤増大術におけるフラップデザインの咬合面観。頬側に縦切開を入れるときは、オトガイ孔の位置を考慮しなければならない。

9.1　唇側フラップ

　軟組織の取扱いは、下顎前歯部の外科においてきわめて重要である。フラップデザインは欠損部を補填材料で増大した後にテンションフリーで縫合することを想定しなければならない。第6章で示した

9 下顎前歯部の歯槽堤増大術

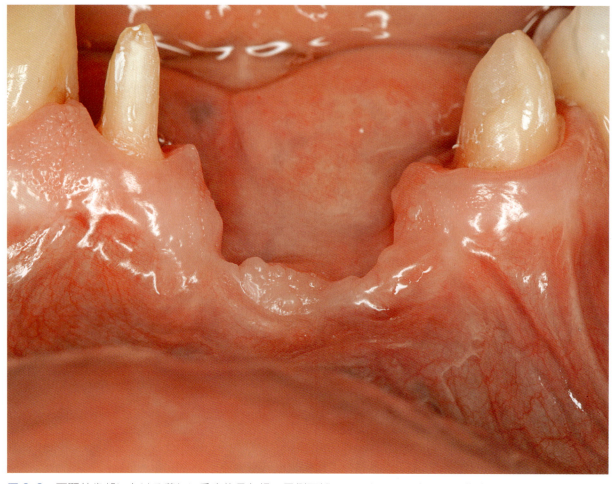

図9-2 下顎前歯部における著しい垂直的骨欠損の唇側面観。このケースにおいて、代表的な下顎前歯部の歯槽堤増大術の各ステップを紹介したい。

"safety flap"がこの処置においても応用される（図9-1、9-4-1）。このフラップデザインの背景には、増大され大型化した移植部位に対応できる十分な軟組織を獲得することがある（図9-1）。角化歯肉内への全層の歯槽頂中央切開にサージカルメスを用いる。

2本の垂直減張切開は、少なくとも術部から1歯、できれば2歯離した部位の遠心頬側に入れる。偶発的な事故を防ぐために、縦切開前に、オトガイ神経の認知が必要となる。オトガイ神経の位置が縦切開の位置に影響する。症例の重症度に応じて、縦切開の位置はより近心、もしくは遠心に変更されうる。

最初の切開の後、骨膜剥離子にて歯肉歯槽粘膜境を越えて、そして、少なくとも骨欠損から5mm以上越えて全層弁を剥離する。

9.2　舌側フラップ

遠心舌側において、欠損に隣接する歯の遠心舌側の隅角に2つの3～4mmの短い舌側の縦切開を行う（図9-1）。あるいはこれらの切開は、フラップのアクセスやマネージメントを容易にするために、2歯分離して行うこともある。

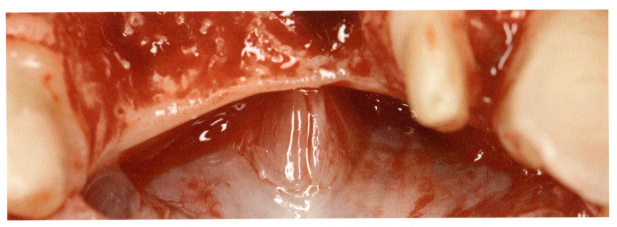

図9-3 下顎前歯の舌側フラップの咬合面観。明示できたオトガイ舌筋の付着位置に注目。

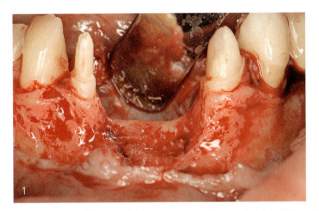
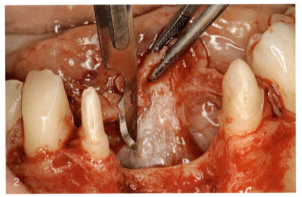

図9-4（1、2） 両端がホッケースティック状の骨膜切開が応用されている舌側フラップの唇側面観。下顎前歯部の慎重な骨膜切開に注目。メスの刃先を使って削ぐ動きによって骨膜切開は行われる。切開はとても浅く、骨膜を優しく削り取るように行う。この切開は両端がホッケースティック状の骨膜切開を作り出すために、2ヵ所の小さな舌側縦切開を繋ぐように行う。

　フラップの剥離は慎重にゆっくり、鈍的に注意深く剥がしていくべきである。舌側孔や舌下動脈、オトガイ下動脈の最終枝が術野に存在しているか確認することが重要である。舌側のフラップは、（前述の）孔の一部でも確認できるまで、そしてオトガイ舌筋の付着位置を剥離しないように注意深く挙上される（図9-3）。このように舌側フラップの剥離を行えば、脈管損傷のリスクを減らすことができる。第5章「口底部の外科解剖」を参照のこと。

9.3　受容部位の形成

　露出した骨からはチゼル（バックアクションチゼル）を用いて、すべての残留軟組織を取り除く。供給側の骨には、小さなラウンドバーを用いて多数のデコルチケーションスクリューホール形成が行われる。第6章で述べられた原則を遵守すべくテンティングスクリューを使用することができる。しかし著者は、テンティングスクリューを使用して処置を複雑にすることを好まない。移植材料を密に填入することと、チタン強化型メンブレンを使用することによってその必要がなくなるためである。

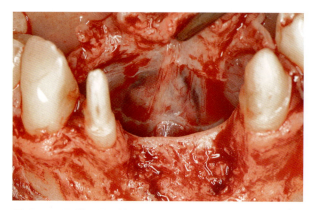

図9-5　骨膜切開（削ぐ動き）の後の舌側フラップの唇側面観。裏打ちする結合組織の内部に脈管が見えることに注意。

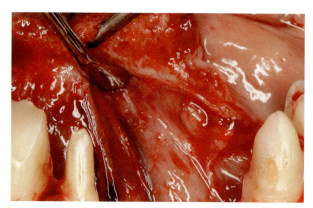

図9-6　骨膜切開後は、剥離子（この写真に見られるMini Me）を歯冠側に押すような動きで用いる。これにより舌側フラップの伸展性が得られる。

9.4　メンブレンの適合と固定

第6章に書かれた原則はここにも適用される。どのようなメンブレンを使えばよいかについて、垂直的骨増大は第8章、水平的骨増大は第11章で検討している（図9-9と9-10）。

特に難しいのは、舌側でのメンブレンの固定である。非吸収性のメンブレンを舌側で固定するには、ハンドピースアダプターで設置可能な固定用スクリューの使用は良い選択肢である。しかしながら、角度をつけても安全に使用することができる大きい直径のチタン製のピンが著者のファーストチョイスである。

9.5　唇側フラップの伸展

広範囲に何本もの切開を行うか1本の切開をかなり深く行わないかぎり、骨膜の切開だけではフラップの十分な伸展性は得られない。しかしながら、それらのテクニックは神経の障害、多量の出血や、フラップの脈管組織へのダメージにつながる可能性がある。下顎前歯の唇側フラップにおいては、第6章に示されている減張切開の3つのステップの原則 "periosteo-elastic technique" を精密に適用するべきである。

9.6　舌側フラップの伸展

下顎前歯部舌側のフラップは下顎臼歯部外科のゾーンⅢ（第6章参照）に相当し、唯一着目すべき部位である。同じ原則が用いられなければならない。下顎前歯部舌側においては、フラップ伸展のために両端がホッケースティック状の水平な骨膜切開が応用される。これは以下の段落で述べる。

2つの小さい舌側縦切開から、No. 15のメスを切開ラインに対して90度回転させ、削ぐような動きによって半鈍的な骨膜切開を行う（図9-4-2）。この方法を用いることで、舌側フラップの伸展性を向上し、その部位で起こる典型的な縫合部の裂開とメンブレンの露出を防ぐことができる。2ヵ所の小さな舌側縦切開と骨膜切開の組み合わせは、両端がホッケースティックの形に似ている（図9-5, 9-8）。

9.6 舌側フラップの伸展

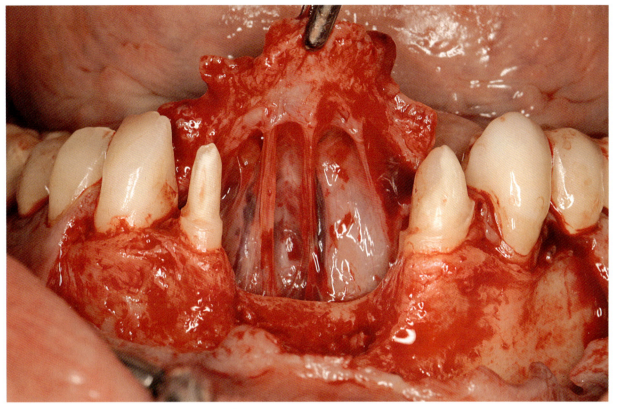

図9-7 最終的に伸展された舌側フラップの唇側面観。このテクニックは、重要な解剖学的な構造を損傷する機会を減らすとともに、フラップの十分な伸展性を確実にする。

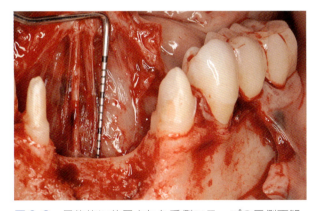

図9-8 最終的に伸展された舌側フラップの唇側面観。安全かつ比較的小さな侵襲によるテクニックを用いて数cmの伸展が達成された。

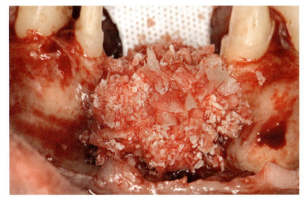

図9-9 2本のチタン製のピンを用いて舌側にメンブレンを固定した後、骨補填材料を填入した状態の唇側面観。

9 下顎前歯部の歯槽堤増大術

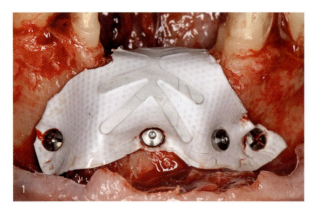

図9-10（1、2） d-PTFEメンブレンを固定した状態の唇側面観および咬合面観。

9.7 フラップの閉鎖

フラップは二層に分けて縫合する。一層目は切開線から5mm離した位置に水平マットレス縫合にて閉鎖、そして単純結節縫合にて、フラップの断端を閉鎖する。d-PTFE、もしくはe-PTFEの縫合糸が好んで用いられる（図9-11）。縦切開は根尖側から歯冠側方向へ、単純結節縫合にて閉鎖する。このケースの垂直的な獲得は、図9-12で確認できる。図9-13と9-14に他の下顎前歯症例を供覧する。

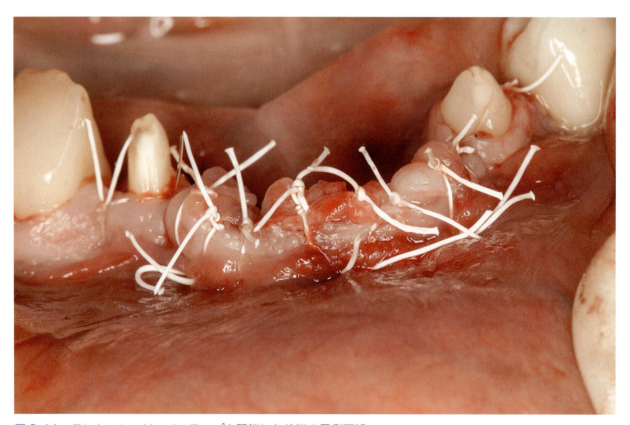

図9-11 テンションフリーでフラップを閉鎖した状態の唇側面観。

9.7 フラップの閉鎖

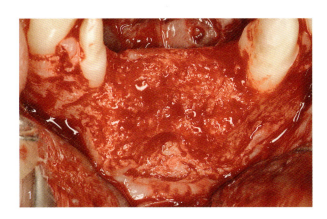
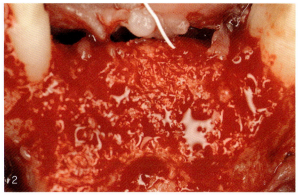
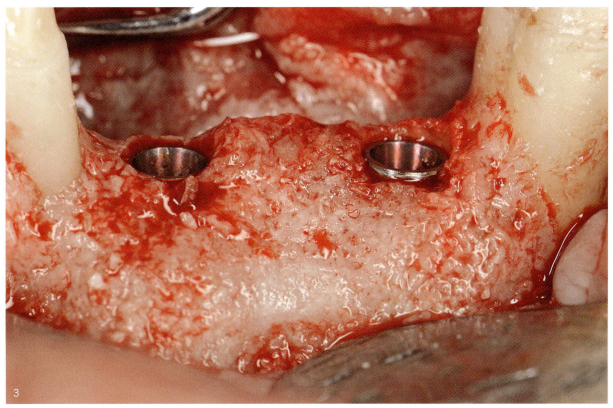

図9-12（1〜3） 増生された骨の唇側面観と咬合面観。

下顎前歯部の歯槽堤増大術

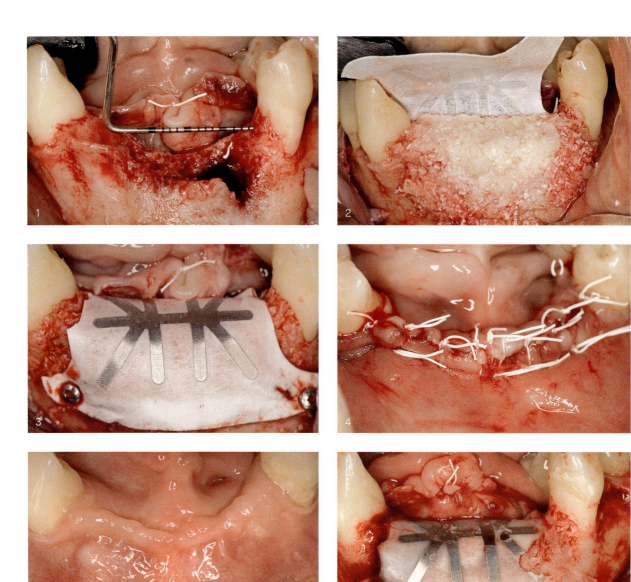

図9-13（1〜16） 下顎前歯部の垂直的歯槽堤増大の代表的な症例。患者には、自家骨とABBMを1：1で混ぜた移植材料を用いて垂直的歯槽堤増大の治療を施した。(1) 下顎前歯部の垂直的骨欠損。(2) ABBMと混合された自家骨移植材料の唇側面観。(3) チタン製のピンによって固定したチタン強化型e-PTFEメンブレン。(4) テンションフリーで縫合した状態の唇側面観。(5) 9ヵ月後の問題のない治癒。角化組織が少なくなっていることに注目。(6) 治癒期間中、e-PTFEメンブレンは、その位置を維持している。(7、8) メンブレン除去時、完全な垂直的骨増生が認められる。2種の移植材料がきわめて良好に結合していることに注目。(9)使用したサージカルガイドの唇側面観。(10) 3本のレギュラーサイズのインプラントが理想的なポジションに埋入された。(11) 角化歯肉移植（strip gingival graft）を行った唇側面観。

9.7 フラップの閉鎖

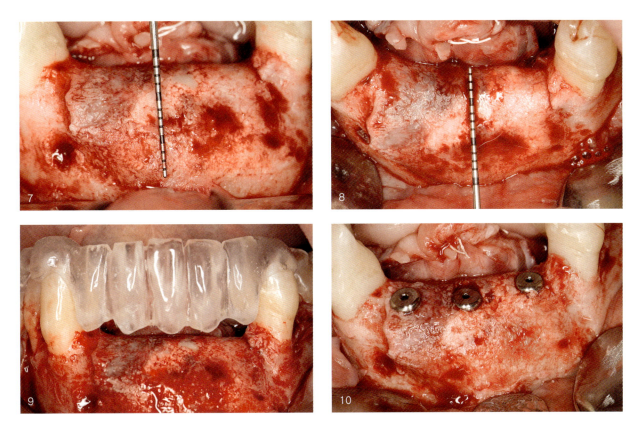

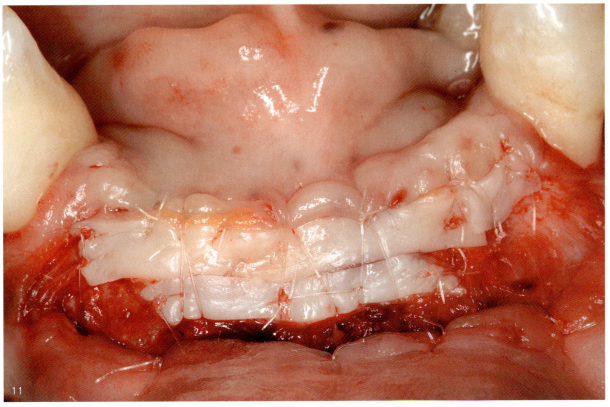

9 下顎前歯部の歯槽堤増大術

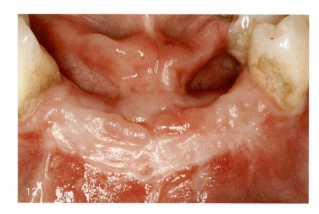
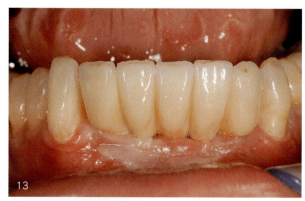
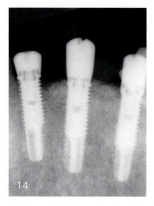
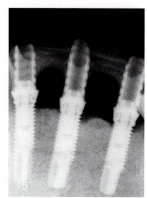
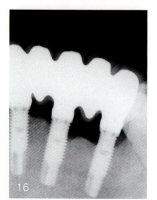

図9-13続き （12）軟組織移植が治癒した状態の唇側面観。（13）最終補綴装置装着時の唇側面観。（14）二次手術時のデンタルX線像。（15）荷重後1年のデンタルX線像。（16）荷重後4年のデンタルX線像。患者は、インプラント周囲炎に罹患し、切除療法とインプラントプラスティによって治療された。

本症例から学んだこと

1. この章で検討した原則を用いれば、下顎前歯の骨増生は予知性の高いものとなる。
2. このケースにおいて、やや深くインプラントを埋入し、ピンクポーセレンによる補綴を行うこともひとつのオプションであった。しかし、もしこのオプションを用いるなら、垂直的な段差がとても大きくなるため、隣在歯の横に深く埋入することはできず、1歯離した位置に埋入することになる。それゆえに、垂直的骨増生（GBR）はこの患者にとって、生理学的にもベストな選択肢であった。臨床家にとって個々のケースについて評価することが大切である。深いインプラント埋入が隣在歯に問題を生じる可能性を示す適例が第17章に提示してある。
3. この患者は中間のインプラントに周囲炎を引き起こしている。不幸なことに、2～3回のメインテナンスの機会を逃してしまい、診断が遅くなった。この主な理由（不良な清掃状態と患者のアポイント不履行は別として）は、角化歯肉の増生を行ったにもかかわらず、中間のインプラント部において獲得した角化組織を舌側に移動させることができなかったことである。これにより清掃が非常に困難になってしまった。これらすべての要因が重なりインプラント周囲炎が発生した。この問題を取り上げ、歯槽堤増大後インプラントの舌側に常に角化組織を存在させるためのlingually sliding flap（LSF）について記した第8章（図8-2）を参照して欲しい。

9.7 フラップの閉鎖

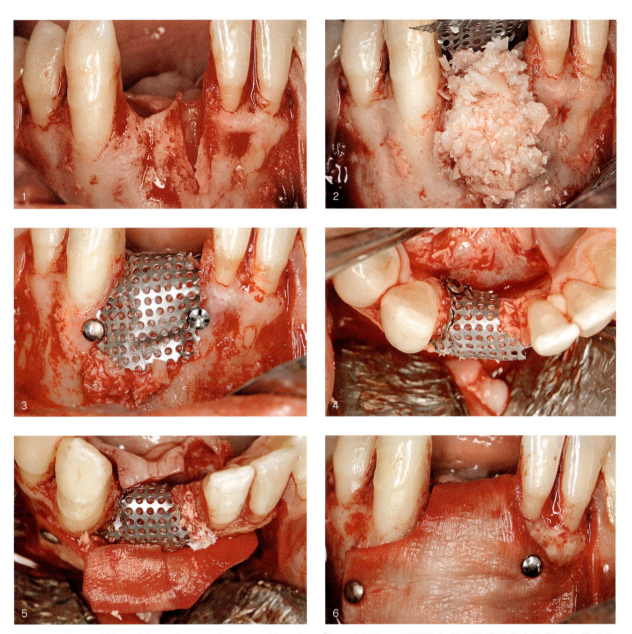

図9-14（1〜20） チタンメッシュとコラーゲンメンブレンを用いて下顎前歯部の歯槽堤増大を行った代表的な症例。(1) 下顎前歯部の唇側面観。患者は外傷の既往歴を持っている。(2) ABBMと混合された自家粉砕骨移植後の唇側面観。(3、4) 骨移植材料を固定したチタンメッシュの唇側面観および咬合面観。マテリアルの不十分な適合に注目、根尖部の移植材料の一部が覆われていない。(5) より良い適合が得られた装置の咬合面観。(6) 天然コラーゲンメンブレンを、チタンのピンにより固定。

9 下顎前歯部の歯槽堤増大術

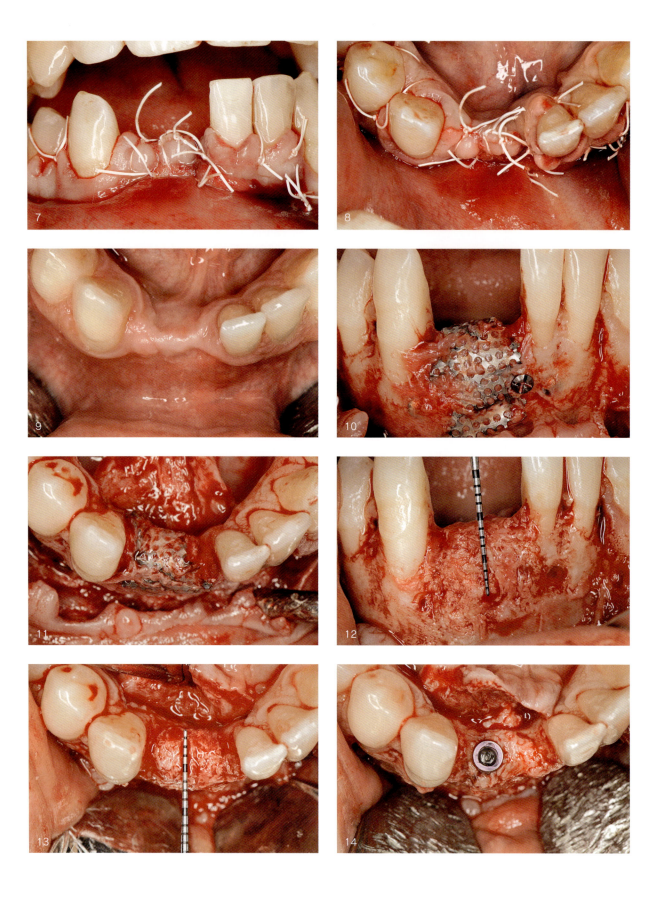

9.7 フラップの閉鎖

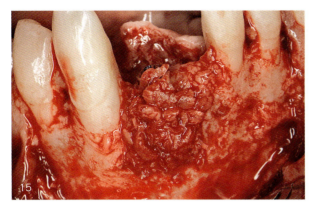
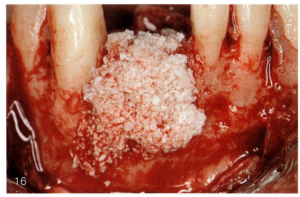
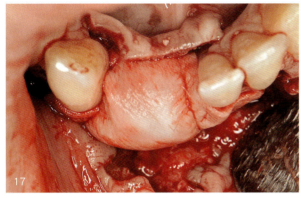
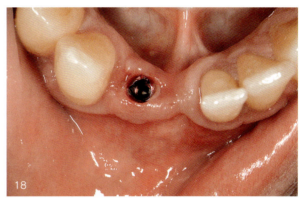
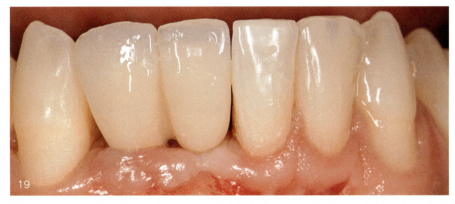
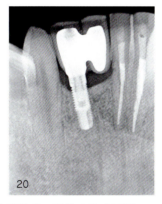

図9-14 続き （7、8）一次閉鎖が達成された後の唇側面観および咬合面観。（9）治癒後9ヵ月後の咬合面観。（10、11）チタンメッシュが設置された状態の唇側面観と咬合面観。チタンメッシュの内部に軟組織が入り込んでいることに注目。また、コラーゲンメンブレンのみで覆われた左中切歯の唇側面にも骨増生がなされていることに注目。（12、13）チタンメッシュの下にあった軟組織を除去した後の増生骨の唇側面観と咬合面観。（14）インプラントが埋入された状態の咬合面観。インプラントの唇側にある幼弱な骨に注目。（15、16）追加の骨移植（自家骨とABBM）によるcontour augmentationが必要であった。（17）縫合固定したコラーゲンメンブレンの咬合面観。（18）二次手術後の咬合面観。インプラント周囲に角化組織があることに注目。（19）最終補綴装置装着時の唇側面観。（20）5年後のデンタルX線像。歯槽骨頂の安定が見られる。

本症例から学んだこと

1. チタンメッシュは形態安定性があるため、垂直的増大におけるひとつの選択肢である。コラーゲンメンブレンによってチタンメッシュを覆うべきである。それでも、軟組織がチタンメッシュの下や内部に大量に入り込んでしまう。

2. チタンメッシュは取扱いが難しい。チタンメッシュは適合させるのが難しく、そして、もし天然歯に近づいてしまった場合、カットバックすることが困難である。デジタルプランニングを用いてあらかじめ整形された症例でさえ、外科医が計画どおりにメッシュを位置付けできる保証はない。0.2～0.3mm計画よりずれていた場合、チタンメッシュの位置が天然歯に近づきすぎてしまうかもしれない。もし、このようなことが起こると、チタンメッシュのカットバックはPTFEメンブレンよりも難しい。

3. 垂直的骨欠損の部位の大部分はチタンメッシュが使われた。残りの部位については、コラーゲンメンブレンのみで根尖側や近心側が再生された。

4. チタン強化型PTFEメンブレンは、使い勝手や適合性が得られやすく、良い状態の骨を誘導しやすい。これはコラーゲンメンブレンで覆われたチタンプレートとe-PTFEとを比較したランダム化比較対照試験（RCT）により実証されている。2つのグループにおいて、合併症と骨の増生量において差はなかった。しかし、e-PTFEのほうに「より骨に似た」新生骨が見られた[1]。最後の2症例の結果の比較からも、なぜ著者が、チタンメッシュよりもメンブレンを使うのかが示されている。

5. この症例において再生された骨は、本書の他の症例よりも少ないことに注目されたい。これはチタンメッシュによる骨増生の限界のためである。チタンメッシュをより精密に調整すると軟組織の合併症を減らすことができるであろう。しかしながら、メンブレンを用いた場合には、この問題は起こらない。第11章で、良好に固定された一層のコラーゲンメンブレンを用いた水平的増生を参照されたい。

9.8　結論

この章では、下顎前歯部に関する外科の原則について検討された。下顎の前歯部は原則を守れば難しくない部位である。しかし、舌側のフラップが十分伸展されない場合その限りではない。すべての症例において術前の十分な手術計画の検討が重要である。

9.9　参考文献

1. Merli M, Migani M, Bernardelli F, Esposito M. Vertical bone augmentation with dental implant placement: efficacy and complications associated with 2 different techniques. A retrospective cohort study. Int J Oral Maxillofac Implants 2006;21:600–606.

部分欠損患者に対する
上顎洞底挙上術と
歯槽堤増大術の併用

上顎洞の近接によって骨高径の不足が生じるため、上顎臼歯部にインプラントを埋入するにはしばしば上顎洞底挙上術が必要となる。傾斜埋入、ショートインプラントの使用など、この問題を解決するためにいくつかの方法が開発されてきた[1, 2]。上顎洞底挙上術は上顎臼歯部の再建の際にこの問題を解決するために行われるもっとも一般的なテクニックである。

上顎洞底挙上術での側方アプローチは Boyne と James によって初めて示され[3]、その後、上顎洞底挙上術について論文発表がなされた[4, 5]。上顎洞底挙上術は多くの研究に基づいて多用され、予知性が高く確立された方法であり、合併症も少ない[6-8]。しかし、症例の約30％で[9, 10]歯槽堤欠損と上顎洞の近接の複合が認められる。そのような複合型欠損の大半は水平的な欠損である。しかし、重度歯周疾患の既往がある患者では垂直的な歯槽堤欠損も存在する。そのような症例では、上顎と歯槽堤を同時に増生することが必要である。

著者は後ろ向き研究によって上顎洞底挙上術と垂直的骨誘導再生法（以下 GBR）を同時に行った場合と口腔内の他の部位で垂直的 GBR を行った場合とを比較して、歯槽骨のリモデリングやインプラントの成功率に統計学的な有意差はないことを示した[11]。2件の前向き研究が上顎洞底挙上術と水平的歯槽堤増大を同時に行ったものと、他の部位に水平的歯槽堤増大のみ行ったものを比較したが、同様の結果が観察された[9, 10]。これらの結果は良好であり、著者は上顎洞底挙上術と歯槽堤増大を同時に行うことを強く推奨する。これらの処置を段階的に行うと、治療期間が延び、さらに重要なこととして、軟組織が瘢痕化し可動性が悪くなり、フラップのテンションフリーでの初期閉鎖を得ることが困難になる。

10.1　フラップデザイン

フラップのデザインと取扱いの原則は第6章に記述した内容を少し改良して行う。

欠損から1～2歯近心での縦切開を伴う "safety flap" を設計する。遠心部では縦切開は行わず、その代わりに歯槽頂切開を粘膜部まで延長する。欠損に面した最遠心歯の近心舌側隅角部で口蓋側の縦切

10 部分欠損患者に対する上顎洞底挙上術と歯槽堤増大術の併用

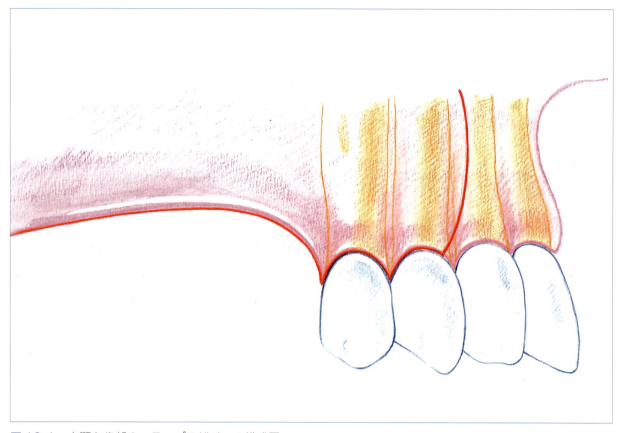

図 10-1　上顎臼歯部のフラップデザインの模式図。

開を行う（図 10-1 参照）。

　フラップ剥離、デコルチケーション、メンブレンの設置、フラップの伸展、縫合を前述の方法で行う。歯肉歯槽粘膜境を越えて歯槽頂切開を行うことによって減張切開と同様の効果をもたらし、フラップに可動性が得られるということが重要である。メスによる深部への侵襲的な切開は翼突筋静脈叢を損傷し、出血、血腫形成を引き起こし、過剰な腫脹と内出血斑の原因となるため、骨膜減張と弾性線維の鈍的分離は慎重に行わなければならない。

10.2　上顎洞底挙上術

　2つの移植材料（自家骨と無機ウシ由来骨ミネラル（以下 ABBM））は同様のインプラント生存率を示す。組織検査を行うと、自家骨では6ヵ月後で生きた骨の高い新生率を示し、ABBM は9ヵ月後に自家骨と類似した新生率に達する[13, 14]。自家骨の使用は特に残存歯槽堤が最小限であるような場合、有利であろう。しかし、自家骨のみを使用する場合には口腔外から多量の骨採取が必要になるであろう。さらに、上顎洞への自家骨単独の使用は荷重後の高度な移植骨吸収と関係している[15]。

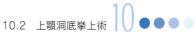

10.2 上顎洞底挙上術

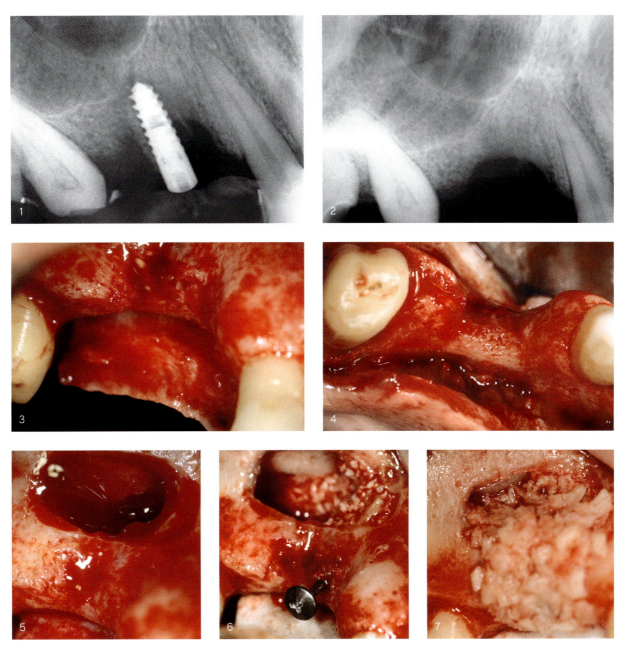

図10-2（1～15） 上顎臼歯部の垂直的な増生と上顎洞底挙上術が必要な代表的な症例。(1) 上顎右側小臼歯部に保存不可能なインプラントとその周囲に重度の骨欠損を認める。(2) インプラント除去後3カ月のX線像。垂直的な骨量の不足と上顎洞の近接を認める。(3、4) 全層弁のremote flapを剥離し、上顎臼歯部の骨表面を露出させている。頬側面観、咬合面観ともに審美的・機能的に問題のある垂直的な欠損を認める。(5) 上顎洞の開窓部の外形と開窓後。適切な垂直的な高さに達するまで上顎洞粘膜を注意深く剥離した。(6、7) 上顎洞粘膜が挙上された上顎洞のスペースにABBMと自家骨を填入した。チタン強化型延伸ポリテトラフルオロエチレン（以下e-PTFE）メンブレンを口蓋骨に固定し、チタン製のテンティングスクリューを必要な垂直的位置まで突出させて設置した。自家骨顆粒を垂直的欠損に使用した。

10 部分欠損患者に対する上顎洞底挙上術と歯槽堤増大術の併用

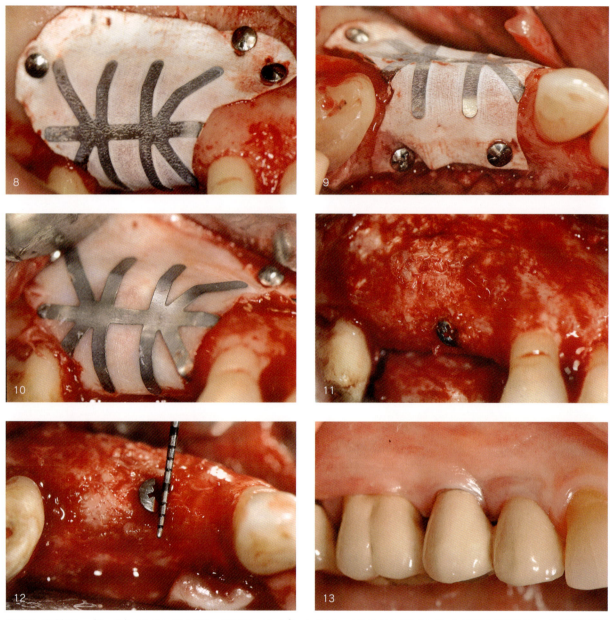

図10-2続き (8、9) チタン強化型e-PTFEメンブレンによってチタン製のピンと補填材料を覆った頬側面観および咬合面観。(10) 問題なく9ヵ月が経過し、メンブレンは安定していた。(11、12) 再生された歯槽骨頂の頬側面観および咬合面観。(13) 機能性、審美性を示す最終補綴装置セット後12年の状態。

　移植材料を矢状面に沿って積層するなどさまざまなサンドイッチテクニックと移植材料が上顎洞底挙上術に使用されてきた[16]。自家骨を将来インプラントを埋入する部位に設置し、ABBMのような骨伝導能が高く置換率の低い移植材料によって内、外側の壁から保護した場合には、将来的にインプラントが埋入される領域により早く生きた新生骨の形成が起こることが推測される。さらに、この新しく形成された骨はABBMの内外側の層によって吸収から保護される[10, 17]。このテクニックはより少ない自家骨採取量で実施できるであろう（図10-2から10-5）。

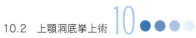

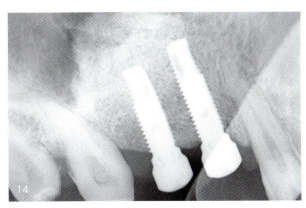
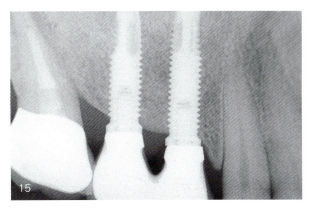

図10-2 続き （14）二次手術時のデンタルX線像。（15）機能後12年。インプラント周囲の歯槽骨頂は安定している。

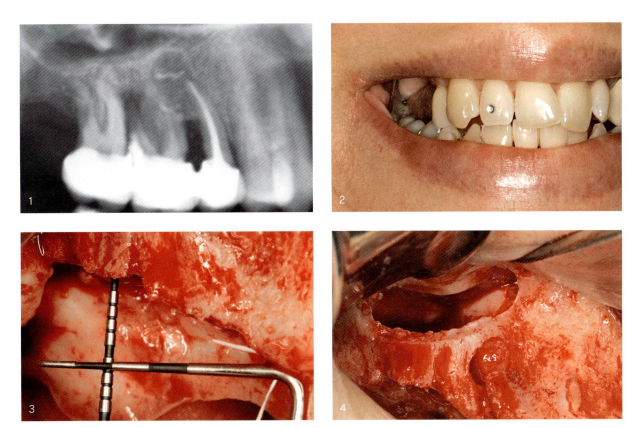

図10-3（1～13） 上顎臼歯部骨縁上GBRとrhPDGFを使用した組織誘導再生法（GTR）の代表的な症例。（1）30歳女性。上顎右側臼歯部に保存不可能な歯を認める。（2）審美的・機能的にも大きな問題がある垂直的な欠損を認める。（3）全層弁によるremote flap剥離後の欠損部歯槽堤。（4）上顎洞の近接を複合型上顎洞底挙上術にて治療した。

部分欠損患者に対する上顎洞底挙上術と歯槽堤増大術の併用

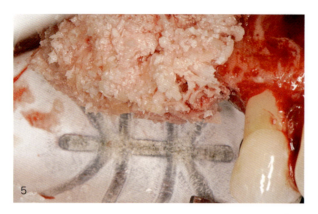
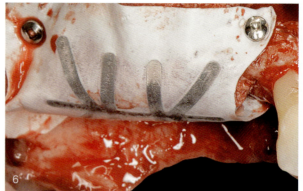
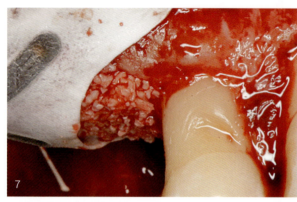
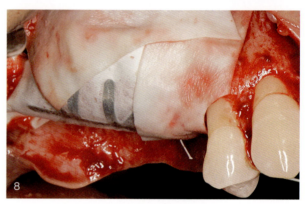
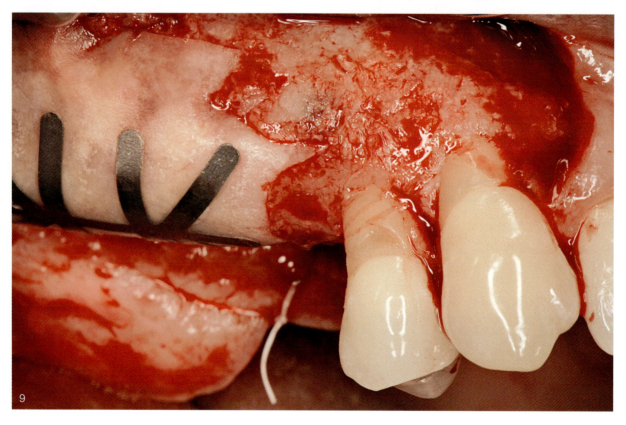

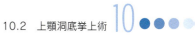

10.2 上顎洞底挙上術

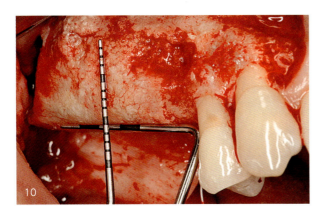
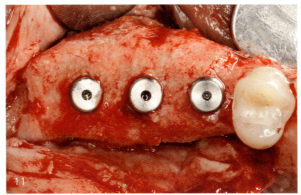
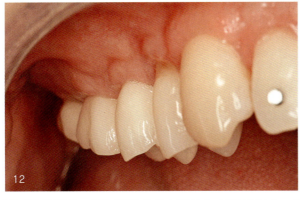
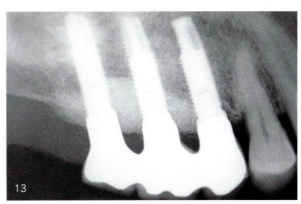

図 10-3 続き (5) 顆粒状の自家骨と ABBM を 1：1 で混和し、rhPDGF に浸漬し欠損部に使用した。(6) チタン強化型 e-PTFE メンブレンをチタン製のピンで固定した。(7) 4|とチタン強化型 e-PTFE メンブレンの間のスペースは骨補填材料で充填した。(8) 治療部位と開窓部は吸収性コラーゲンメンブレンで保護した。(9) 問題なく 9 ヵ月が経過した後の口腔内写真。メンブレンの位置は安定しており、吸収性メンブレンを使用した部位ではメンブレンの上部にも骨が増生されていた。露出していた 4|遠心面とチタン強化型 e-PTFE メンブレンの間の良好な骨再生に注目。(10) 新たに形成された骨頂。(11) 3 本のインプラント埋入後の咬合面観。(12) 良好な審美性を示す最終補綴装置。(13) 最終補綴装置セット後の X 線写真は安定したインプラント周囲の骨頂と、さらにかつて露出していた 4|の歯根と緊密に接触する新生骨を示す。[このケースは以下の論文から許可を得て転載：Urban I, Caplanis N, Lozada JL. Simultaneous vertical guided bone regeneration and guided tissue regeneration in the posterior maxilla using recombinant human platelet-derived growth factor: A case report. J Oral Implantol 2009;35(5):251-256.]

10 部分欠損患者に対する上顎洞底挙上術と歯槽堤増大術の併用

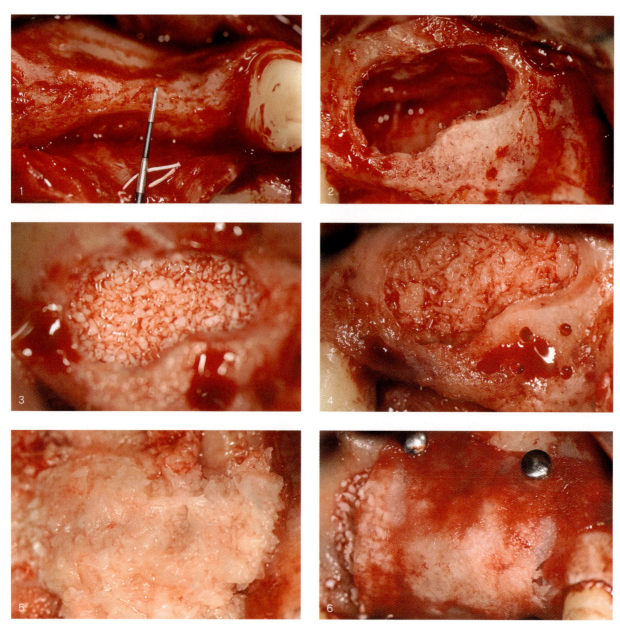

図10-4（1～11） 上顎洞底挙上術と同時に行った水平的歯槽堤増大術の代表的な症例。(1) 上顎臼歯部の咬合面観。薄い骨頂が認められる。(2) 上顎洞粘膜挙上後の欠損部頬側面観。(3) 受容部位はデコルチケーションによって多数の孔をあける。ABBMを上顎洞の内側壁に沿って填入した。(4) その後、インプラント埋入を予定する歯槽堤の直上に正確に自家骨を填入した。(5) 口蓋側のメンブレンを固定後、自家骨顆粒を歯槽堤の外側へ設置した。(6) 固定されたメンブレンの頬側面観。

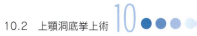

10.2 上顎洞底挙上術

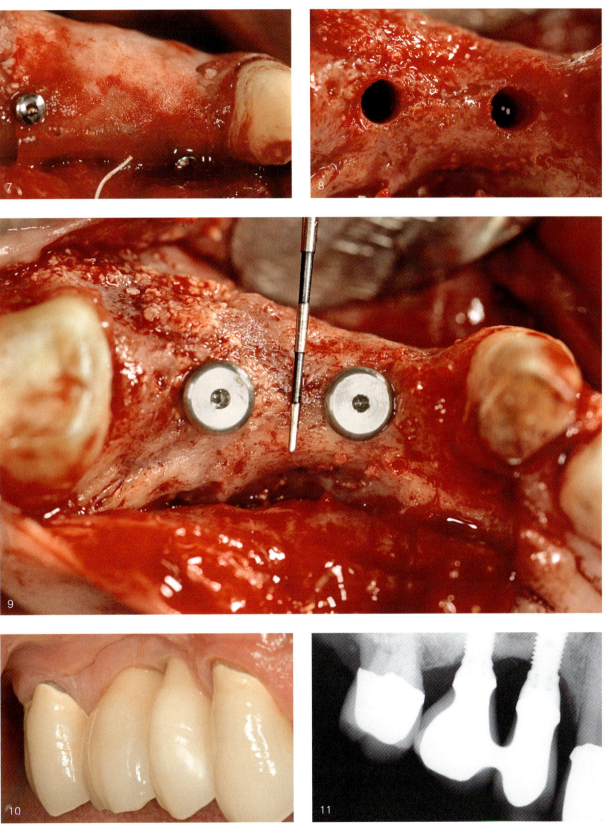

図10-4 続き （7）固定されたメンブレンの咬合面観。（8、9）問題なく治癒した6ヵ月後の増生された骨頂の咬合面観。2本のインプラントを埋入した。（10）最終補綴装置。（11）機能後11年のデンタルX線写真。

部分欠損患者に対する上顎洞底挙上術と歯槽堤増大術の併用

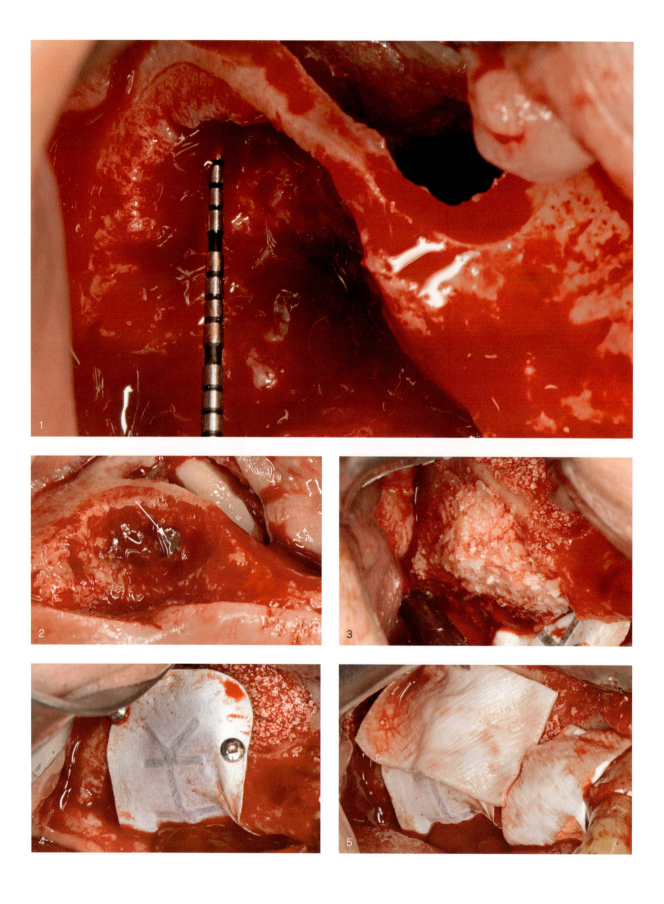

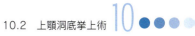

10.2 上顎洞底挙上術

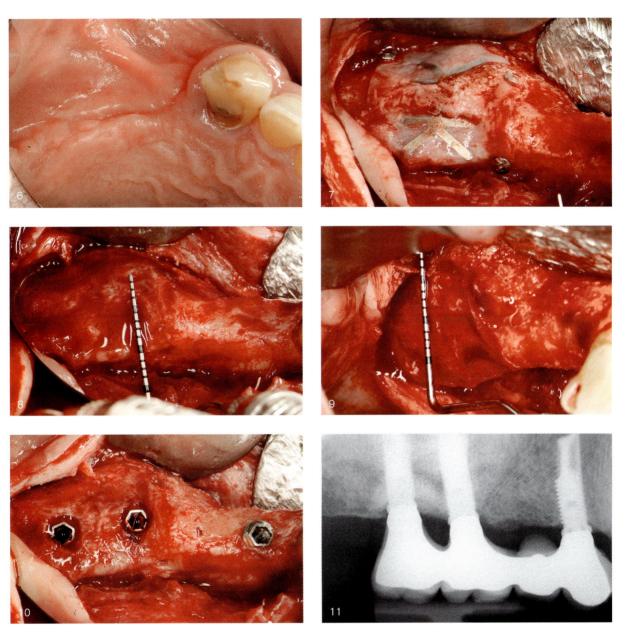

図10-5(1〜11) 重度垂直的欠損の代表的な症例。(1、2) 14mmの垂直的な骨の不足を認める症例の頬側面観および咬合面観。直径3mmの範囲で骨膜と上顎洞粘膜との間に骨がないことに注目。(3) 挙上された上顎洞と歯槽堤欠損の両方に移植材料を設置した際の頬側面観。(4) e-PTFEメンブレンを設置した際の頬側面観。(5) 追加のコラーゲンメンブレンを開窓部と水平的に増生された小臼歯部歯槽堤に設置した。(6) 問題なく治癒した9ヵ月後の状態。(7) 安定していたメンブレンの咬合面観。コラーゲンメンブレンで覆われていたため骨が非吸収性メンブレン上にも形成されていることに注目。(8、9) 再生された歯槽堤の頬側および咬合面観。(10) 3本のインプラント埋入後の咬合面観。(11) 機能後7年。骨頂は安定している。

10.3　参考文献

1. Renouard F, Nisand D. Short implants in the severely resorbed maxilla: a 2-year retrospective clinical study. Clin Implant Dent Relat Res 2005;7(suppl 1):S104–S110.

2. Ridell A, Gröndahl K, Sennerby L. Placement of Brånemark implants in the maxillary tuber region: anatomical considerations, surgical technique and long-term results. Clin Oral Implants Res 2009;20:94–98.

3. Boyne PJ, James RA. Grafting of the maxillary sinus floor with autogenous marrow and bone. J Oral Surg 1980;38:613–616.

4. Tatum H Jr. Maxillary and sinus implant reconstructions. Dent Clin North Am 1986;30:207–229.

5. Smiler DG, Johnson PW, Lozada JL, et al. Sinus lift grafts and endosseous implants. Treatment of the atrophic posterior maxilla. Dent Clin North Am 1992;36:151–186.

6. Jensen OT, Shulman LB, Block MS, Iacono VJ. Report of the Sinus Consensus Conference of 1996. Int J Oral Maxillofac Implants 1998;13(suppl):11–45.

7. Wallace SS, Froum SJ. Effect of maxillary sinus augmentation on the survival of endosseous dental implants. A systematic review. Ann Periodontol 2003;8:328–343.

8. Aghaloo TL, Moy PK. Which hard tissue augmentation techniques are the most successful in furnishing bony support for implant placement? Int J Oral Maxillofac Implants 2007;22(suppl):49–70.

9. Urban IA, Nagursky H, Lozada JL. Horizontal ridge augmentation with a resorbable membrane and particulated autogenous bone with or without anorganic bovine bone-derived mineral: a prospective case series in 22 patients. Int J Oral Maxillofac Implants 2011;26:404–414.

10. Urban IA, Nagursky H, Lozada JL, Nagy K. Horizontal ridge augmentation with a collagen membrane and a combination of particulated autogenous bone and anorganic bovine bone-derived mineral: a prospective case series in 25 patients. Int J Periodontics Restorative Dent 2013;33:299–307.

11. Urban IA, Jovanovic SA, Lozada JL. Vertical ridge augmentation using guided bone regeneration (GBR) in three clinical scenarios prior to implant placement: a retrospective study of 35 patients 12 to 72 months after loading. Int J Oral Maxillofac Implants 2009;24:502–510.

12. Urban IA. Simultaneous sinus and horizontal augmentation utilizing a resorbable membrane and particulated bone graft: a technical note and 7-year follow-up of a case. Eur J Oral Surg 2011;2;19–24.

13. Froum SJ, Tarnow DP, Wallace SS, Rohrer MD, Cho SC. Sinus floor elevation using anorganic bovine bone matrix (Osteo-Graf/N) with and without autogenous bone: a clinical, histologic, radiographic, and histomorphometric analysis – Part 2 of an ongoing prospective study. Int J Periodontics Restorative Dent 1998;18:528–543.

14. Hallman M, Sennerby L, Lundgren S. A clinical and histological evaluation of implant integration in the posterior maxilla after sinus floor augmentation with autogenous bone, bovine hydroxyapatite, or a 20:80 mixture. Int J Oral Maxillofac Implants 2002;17:635–643.

15. Kahnberg KE, Ekestubbe A, Gröndahl K, Nilsson P, Hirsch JM. Sinus lifting procedure. I. One-stage surgery with bone transplant and implants. Clin Oral Implants Res 2001;12:479–487.

16. Misch CEE. The maxillary sinus lift and sinus graft surgery. In: Misch CEE (ed). Contemporary Implant Dentistry, ed 2. St. Louis: Mosby, 1998:469–496.

17. Piattelli M, Favero GA, Scarano A, Orsini G, Piattelli A. Bone reactions to anorganic bovine bone (Bio-Oss) used in sinus augmentation procedures: a histologic long-term report of 20 cases in humans. Int J Oral Maxillofac Implants 1999;14:835–840.

水平的歯槽堤増大術：
ソーセージテクニック

ナイフエッジ歯槽堤と呼ばれる Cawood と Howell の分類 Class IV無歯顎堤[1] には、水平的増大術に特有の問題が存在する。舌側または口蓋側の歯槽堤はインプラント埋入に必要な高さを満たしているが、幅は不十分なため、通常、前処置なしには埋入は不可能である[2]。しかしながら、残存する歯槽堤を骨移植材料の安定に利用することができるため、失敗へとつながる因子のひとつである骨移植材料の動揺がより少なくなり、水平的骨増大術の予知性は高い。骨移植材料の動揺を避けるために、通常自家骨ブロックは歯槽堤にスクリューでしっかり固定し、安定性とその後に続く新生骨の生成を確実なものとする[3-6]。ブロック骨（オンレーグラフトとも呼ばれる）を残存歯槽堤に固定させることで、増生部位に追加の骨芽細胞を供給し、場合によっては非吸収性のチタン強化メンブレンを使用しなくてもよくなる[7]。オンレーグラフトを用いたインプラント生存率は 60％〜 100％と報告されており、それらの報告のうち多くが90％を超えている[8, 9]。しかしながらオンレーグラフトでは採取部位における合併症や早期の吸収があり[10-12]、不良な臨床結果とな

ることもある[3, 13]。それゆえ、歯槽堤の吸収が進行した部分欠損患者に対しては、移植術の代替法として骨誘導再生法（以下 GBR）が推奨されてきた[9]。

ナイフエッジ歯槽堤の治療として GBR を行った臨床研究では、非吸収性メンブレンと吸収性メンブレンのいずれも使用している[14, 15]。計画した歯槽堤の幅を獲得するためには、増生部位が崩れないように自家骨または骨代替材料をバリアメンブレン直下に設置する[16]。

吸収性メンブレンは、非吸収性メンブレンと比較して、軟組織との親和性が良いことが示されている[17-19]。臨床研究や臨床前動物実験によると、ナイフエッジ歯槽堤の治療には、吸収性メンブレンと粉砕骨あるいは骨代替材料を用いることができることが示されている。Friedmann らは水平的に吸収した歯槽堤の増生に、無機ウシ由来骨ミネラル（以下 ABBM）と吸収速度の遅いコラーゲンメンブレンを併用した臨床研究を報告している[19]。

Hämmerle らは、ABBM とコラーゲンメンブレンの併用は、水平的歯槽堤増大に効果的であると結論を出した[15]。しかしながら、吸収性メンブレンを

用いた GBR の研究では、非吸収性メンブレンを用いた場合と比べ、水平的骨増大量は少なかったと報告されている[15, 19]。

チタン強化型メンブレンを使用しない場合、GBRで顆粒状移植材料の安定を得ることは、非常に困難であった。ほとんどの症例で必要な骨増大量は得られず、そのほとんどが歯槽頂より根尖側に増生されたのである。ソーセージテクニック * はこれらの困難を克服できるよう工夫されてきた。ネーミングは医学用語ではないが、外科手技と骨移植材料が動かない様子を参考にした。商標登録されているが、著者としては、読者に実践をしていただきたい。ただし、メンブレンとピンを用いる手技が、本章で述べるソーセージテクニックと同じというわけではないということを強調しておく。同じような手技を用いても、移植材料とメンブレンの安定性を適切にハンドリングできなければ、不良な臨床結果となる。

2000 年代初めまで、チタン強化型 e-PTFE メンブレンが垂直的および水平的骨増大の両方に用いられていた。本章では、代表的な症例に加え、ソーセージテクニックの説明と、異なった吸収性メンブレンを用いた 2 つのケースシリーズを紹介する。

11.1　ポリグリコール酸 - 炭酸トリメチレンメンブレンを用いたケースシリーズと代表的な症例

ポリ乳酸のような従来のポリマーを使用した旧来の人工メンブレンは、分解に伴う炎症や、異物反応による治癒上の問題が指摘されてきた[20]。近年の研究では、新たに開発されたポリグリコール酸（以下 PGA）と炭酸トリメチレン（以下 TMC）から成る人工吸収性メンブレンを用いることで、良好な結果が報告されている。このメンブレンを使った近年の

動物実験でも、組織の拒絶反応や炎症反応がまったくみられなかったと報告されている[21]。

基礎研究で良好な結果が報告されたため、著者はナイフエッジ歯槽堤の水平的増大に、ABBM と自家骨細片を混ぜたものと吸収性メンブレンを併用した、臨床的、組織学的評価を行うための前向き臨床研究を開始した[22]。

本ケースシリーズでは、増生部位に軟組織が入り込む前に、新生骨が成熟できる十分な期間を確保するために、バリア機能を 4 ～ 6 ヵ月と吸収期間を延長した人工吸収性メンブレンを使用した。最初の 7 名の患者は、術式と新規開発されたメンブレンを評価するため自家骨のみを使用した。次の患者は、新たな骨伝導材料がこの術式に適しているのかを確認するためと、必要な自家骨の採取量を減らすために、自家骨と ABBM を混合したものが用いられた。図 10-4 はこのメンブレンを使った症例を示している。

一般的に、特に水平的な骨幅が 4 mm 以下の患者に複数本のインプラント治療を計画している場合は、インプラントを埋入する前に水平的骨増大を行っておくほうが、より安全で予知性が高い。

11.1.1　外科手技

手術前処置：第 2 章ですでに述べた、すべての投薬と術前診査を済ませておくべきである。

外科手技：フラップデザイン、手術順序、フラップの閉鎖については、口腔内の他部位に行う垂直的歯槽堤増大術で述べたものと基本的に同様である。

メンブレンの設置と骨移植のステップは、チタン強化型メンブレンを用いた場合の手技と少し異なっている。これらの違いは、後述する本テクニックを用いた症例の中で示す。

---

* ソーセージテクニックは Dr. Istvan Urban により EU とアメリカ合衆国で商標登録されている。

11.1 ポリグリコール酸 – 炭酸トリメチレンメンブレンを用いたケースシリーズと代表的な症例

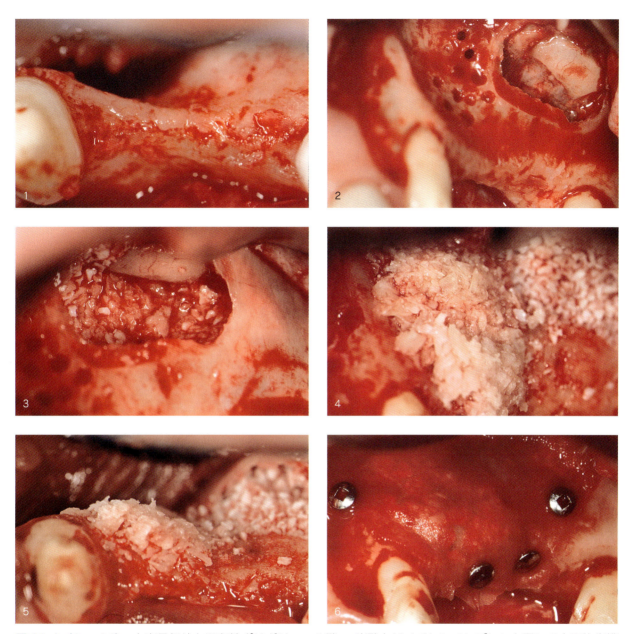

図11-1（1〜14） 自家骨細片と吸収性ポリグリコール酸 – 炭酸トリメチレンメンブレンを用いて水平的歯槽堤増大を行った代表的な症例。(1) 上顎小臼歯部の薄い歯槽堤の咬合面観。患者は健康な中年女性。(2) 欠損部頰側面観。上顎洞挙上術も同時に行う必要があった。(3) 挙上された上顎洞粘膜下に詰められた垂直的サンドイッチ骨移植材料（垂直的サンドイッチ上顎洞底挙上術については第10章参照）。(4、5) 水平的増大術および上顎洞挙上術を併用した、頰側面観および咬合面観。歯槽堤部には100%自家骨を使用した。(6) 人工ポリグリコール酸 – 炭酸トリメチレンメンブレンを、動かないように複数のチタンピンで留めた状態の頰側面観。本ケースシリーズではこのタイプのメンブレンを使用した。

11 水平的歯槽堤増大術：ソーセージテクニック

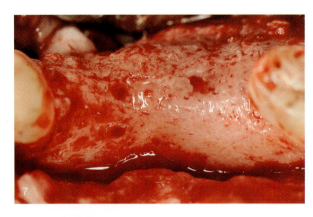
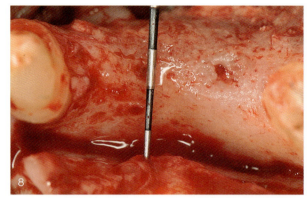
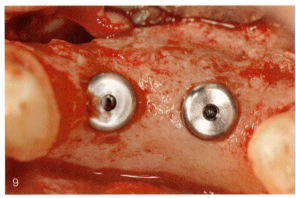
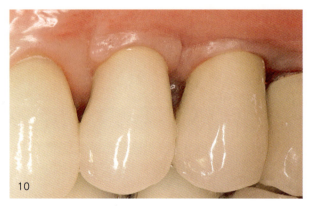

図 11-1 続き　(7、8) 再生した歯槽堤の咬合面観。(9) 新生歯槽堤へのインプラント埋入。(10) 最終補綴装置装着時の頬側面観。

　このメンブレンを用いたケースシリーズ[22]では、22名の患者の25ヵ所のナイフエッジ歯槽堤に対し、58本のインプラントを埋入した。この治療において合併症は生じなかった。臨床測定結果は、平均で8.12ヵ月（標準偏差＝2.32ヵ月）の移植治癒期間の後、平均5.56mm（標準偏差＝1.45mm）の水平的な歯槽堤増大を得た。
　結果の詳細は表 11-1 に示す[22]。

11.2　天然コラーゲンメンブレンの使用

　前述したケースシリーズ[22]での水平的骨増大量は、以前に報告されたケースシリーズよりも多い[15]。しかしながら、これらの結果の違いが、より吸収スピードの速いメンブレンを使用しているからなのか、あるいは、HämmerleらはABBMのみを使用していることから、移植材料に自家骨を含んでいないことに起因するものなのかは明らかではない。非吸収性と吸収性のメンブレンを比較した基礎研究の結果[20, 23]と、天然コラーゲンメンブレンを用いたケースシリーズ[15]は、吸収スピードの遅いメンブレンが水平的増大に必ずしも必要でないことを示唆している。近年のランダム化比較対照試験（以下RCT）[24]では、ABBMと混ぜる自家骨量が少ないと、組織学的な差は認めないが、骨増生量は有意に少なかったと報告されている。このRCTでは、より早期に吸収する天然コラーゲンメンブレンも使用されている[24]。
　著者は、水平的骨増大に天然コラーゲンメンブレンを使用することは、論理的な流れであると考えた。この種の天然コラーゲンメンブレンは、これまで使われてきた長期滞留するクロスリンクコラーゲンの人工吸収性メンブレンよりも、さまざまな利点がある。

1．これまでの人工メンブレンで見られた異物反応や炎症反応が起こらない。

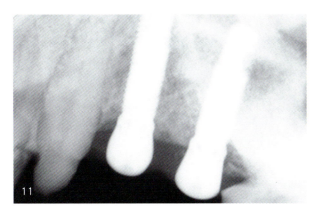
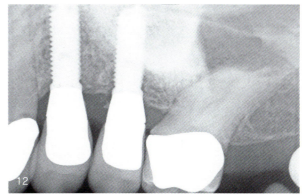
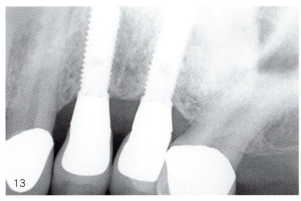
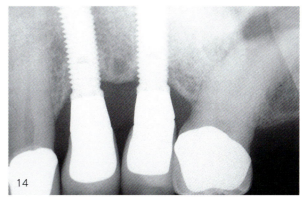

図11-1 続き （11、12）インプラント二次手術時および荷重時のデンタルX線写真。（13、14）インプラント荷重後2年および10年のデンタルX線写真。

本症例から学んだこと

1. 残存骨壁をメンブレンの固定ツールとして利用できるため、水平的骨欠損に対して吸収性メンブレンを用いた治療が可能である。垂直的骨欠損ではこの残存骨壁は利用できない。それゆえ、垂直的な歯槽堤欠損に対してはチタン強化型メンブレンが必要となる。メンブレンと移植材料が非常に良く固定されている様子を図11-1-6に示す。
2. 自家骨細片が有効に作用している。10年のフォローアップ中に歯槽頂に変化は見られたが、これらは天然骨で見られる変化と同じである。これは成功している症例である。
3. インプラントの口蓋側のみならず頬側にも十分な骨の厚みを認める。このことは良好な長期経過を得るうえで必要である。
4. 仮にチタン強化型 d-PTFE または e-PTFE メンブレンを使用していたとしても、この結果は満足のいくものであったであろう。

2. 生体親和性があり、1週間以内に骨膜から血管新生が生じる[25]。血管新生は骨形成の必要条件である。毛細血管はクロスリンクメンブレンを通過できないことが示されている[25]。
3. もしメンブレンが露出した場合、露出した部分のメンブレンは吸収し、速やかに創面の再上皮化が生じる。これが天然コラーゲンメンブレンとクロスリンクメンブレンの大きな違いである。クロスリンクメンブレンが露出した場合、移植材料の約48.5％が失われると、あるRCT

11 水平的歯槽堤増大術：ソーセージテクニック

表 11-1　増大術前後の歯槽堤幅

術野（no.）	ベースライン	リエントリー時の歯槽堤幅（mm）	増大量	埋入インプラント本数	観察期間（月）
1	2	8	6	2	66
2	4	8	6	2	66
3	1	8	7	3	64
4	4	8	4	2	59
5	2	8	6	2	62
6	2	7	5	1	34
7	3	9	6	3	62
8	2	6	4	1	59
9	3	9	6	1	46
10	2	6	4	1	50
11	4	10	6	1	50
12	3	9	6	3	49
13	3	8	5	3	48
14	3	7	4	3	47
15	1	9	8	4	40
16	1	5	4	4	40
17	1	7	6	1	37
18	2	8	6	2	37
19	2	8	6	3	40
20	1	8	7	3	37
21	3	7	4	2	32
22	2	5	3	2	32
23	1	10	9	3	34
24	1	8	7	3	30
25	2	6	4	3	26
サンプル数	25	25	25	25	25
平均値（SD）	2.20 (1.00)	7.68 (1.35)	5.56 (1.45)	2.32 (0.95)	45.88 (12.43)
中央値	2.00	8.00	6.00	2.00	46.00
四分位範囲	(1.0, 3.0)	(7.0, 8.0)	(4.0, 6.0)	(2.0, 3.0)	(37.00, 59.0)
範囲	(1, 4)	(5, 10)	(3, 9)	(1, 4)	(26, 66)

SD ＝標準偏差

研究で報告されている[26]。これはクロスリンクメンブレンがより吸収しにくいため、露出部の創傷治癒が遅延し、移植材料が脱落する時間を与えてしまうからである[19, 26]。

4．材質的特性も、天然コラーゲンメンブレンのほうがクロスリンク構造の人工メンブレンに比べ、より弾性があるためソーセージテクニックで使いやすい。メンブレンをピンで留める際に引き伸ばすことができるため、骨移植材料の固定をより容易かつ確実に行うことができる。

11.3 天然コラーゲンメンブレンを使用したケースシリーズと代表的な症例

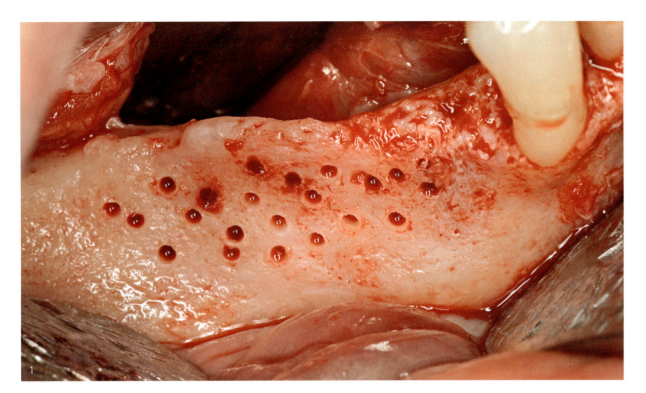

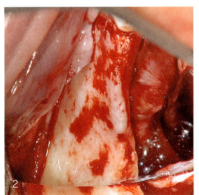 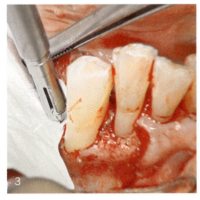 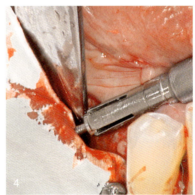

図 11-2（1〜20） 下顎臼歯部に天然コラーゲンメンブレンを用いて水平的増大を行った代表的な症例の治療概要。(1、2) 75 歳の健康な女性の、薄い下顎臼歯部歯槽堤の頬側および咬合面観。残存最後方歯遠心部の骨が、三角形になっていることに注目してほしい。われわれがピンを留めるために「デザイン」したものである。
(3) 骨の三角形部分にピンを留めた際の頬側面観。(4) 遠心舌側へ 2 本目のピンを留める際の頬側面観。

11.3 天然コラーゲンメンブレンを使用したケースシリーズと代表的な症例

　水平的歯槽堤増大術において、より吸収の早い天然コラーゲンメンブレンと、移植材料として自家骨細片と ABBM を 1：1 で混合したものを併用した研究が報告されつつある。そこで、本セクションでのケースシリーズでは、ナイフエッジ歯槽堤の水平的増大に、より吸収の早い天然コラーゲンメンブレンと、ABBM と自家骨細片の混合物を併用し、臨床的かつ組織学的に評価することを目的とした[27]。本ケースシリーズでは、すべての患者の水平的増大術に、天然コラーゲン由来の二層構造の吸収性メンブレンを用いた。ケースシリーズの結果とともに、代表的な症例もいくつか紹介する。

11 水平的歯槽堤増大術：ソーセージテクニック

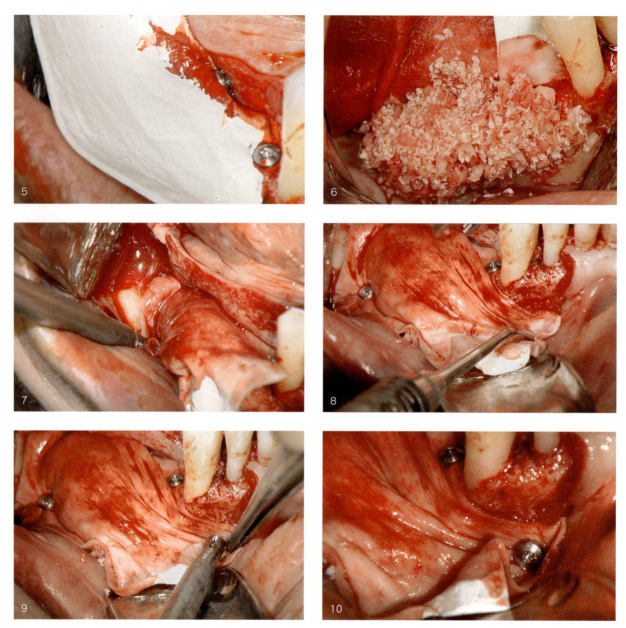

図 11-2 続き　(5) 2本のピンが留められた際の頬側面観。これで天然コラーゲンメンブレンは固定されている。(6) 混合した複合移植材料（自家骨：ABBM＝1：1）を設置した際の頬側面観。(7) 遠心頬側にピンを留めた際の頬側面観。(8) メンブレンの弾性が示されている頬側面観。(9、10) 近心頬側にピンを留める際の頬側面観。メンブレンが伸展していることに注目されたい。(11) 次のステップである、移植材料を「押し上げている」際の頬側面観。移植材料が歯槽頂に位置付けられている。メンブレンが膨らんだら、2本のチタンピンを追加して移植材料を固定する。(12、13) 伸展して固定されたメンブレンの頬側面観。移植材料はまったく動かない状態であることを強調しておく。これは指やインスツルメントで圧を加えて確認する。(14) オトガイ神経を保護している際の咬合面観。(15) 二層縫合（マットレス縫合と単純縫合）時の頬側面観。

11.3 天然コラーゲンメンブレンを使用したケースシリーズと代表的な症例

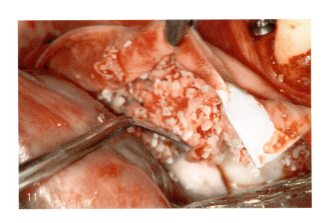
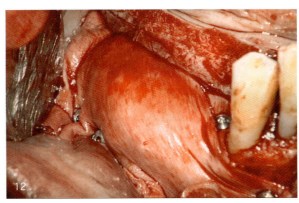
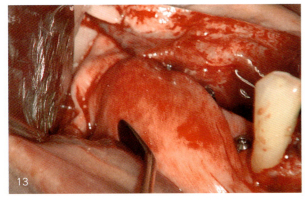
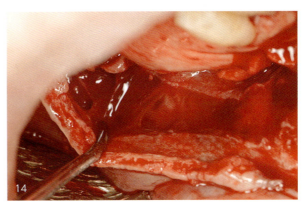
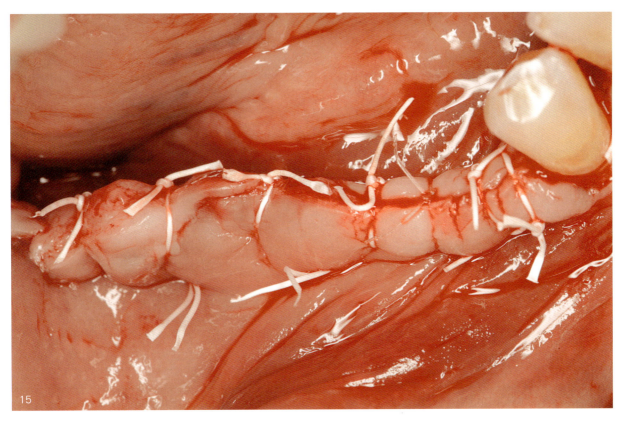

11 水平的歯槽堤増大術：ソーセージテクニック

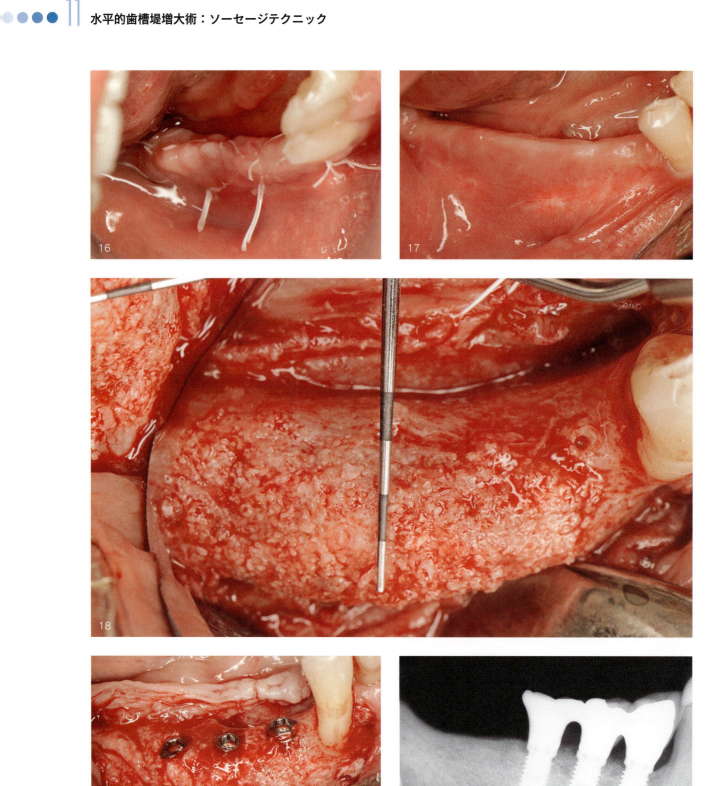

図11-2 続き　（16）抜糸時の頰側面観。（17）8ヵ月後の問題なく治癒している頰側面観。ピンが1本、完全な固定がなされず、軟組織内を動いている。（18）再生骨の頰側面観。美しく、幅のある歯槽堤となっていることに注目されたい。（19）3本のインプラントを埋入した時の咬合面観。（20）荷重後1年経過時のデンタルX線写真。骨は安定している。

本症例から学んだこと

1. 本症例はソーセージテクニックの外科手技の手順を示している。この種の外科手術を行う前に、これらの手順を今一度見直してもらいたい。
2. メンブレンの弾性を利用して移植材料が歯槽頂で動かないようにする。われわれはこれをクレスタルスタビライゼーションと呼んでいる。
3. 図11-2-12において、メンブレンは移植材料を固定するツールとして使用され、それは血管新生を促し、2、3週間後に吸収される。このメンブレンと移植材料がソーセージに似ている。
4. 高齢で閉経後の患者には、わずか1cm程度の骨の再生でさえ困難だと考えられている。しかし著者の経験では、この手技を用いれば、高齢の患者も若い患者と同様に予知性をもって治療が可能である。これは混合移植材料の生物学的な能力と、骨移植に天然のメンブレンを用いることで、良好で早期の血管新生が生じることによる。

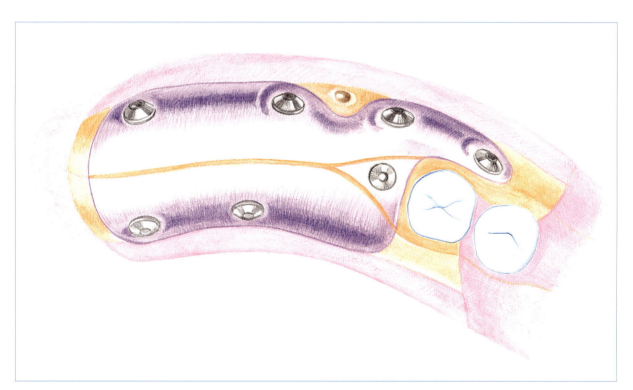

図11-3　下顎臼歯部のソーセージテクニックの模式図。最初のピンは、最後臼歯遠心の歯槽頂部に通常存在する、三角形の骨の部分に留めることが重要である。舌側は2本のピンを使用する。その後、遠心および近心頬側をピンで留め、移植材料を詰めて膨らませた後、1本あるいは2本のピンを使って移植材料を歯槽頂寄りに固定する。

11 水平的歯槽堤増大術：ソーセージテクニック

表11-2　増大術前後の歯槽堤幅

患者 （術野の数）	ベースライン	リエントリー時の 歯槽堤幅（mm）	増大量	埋入 インプラント本数	観察期間 （月）
1（1）	3.5	11.0	7.5	2	28.25
2（1）	2.0	8.0	6.0	3	23.50
2（2）	2.0	7.5	5.5	2	27.25
3（1）	1.5	7.0	5.5	3	23.75
4（1）	2.0	7.0	5.0	1	14.25
5（1）	2.0	7.0	5.0	3	29.50
5（2）	2.0	8.0	6.0	3	29.50
6（1）	2.0	10.5	8.5	3	22.00
7（1）	2.0	6.0	4.0	3	14.25
8（1）	1.0	5.0	4.0	3	3.00
9（1）	2.0	12.0	10.0	4	24.00
9（2）	2.0	10.0	8.0	3	24.00
10（1）	3.5	8.0	4.5	2	7.00
11（1）	2.0	7.5	5.5	3	9.25
12（1）	2.0	8.0	6.0	2	31.00
13（1）	1.5	7.0	5.5	2	16.00
14（1）	2.0	7.0	5.0	3	34.00
15（1）	3.0	8.0	5.0	1	11.75
16（1）	2.0	7.0	5.0	2	29.25
16（2）	2.5	8.0	5.5	2	29.25
17（1）	3.0	9.0	6.0	3	16.25
17（2）	1.5	6.5	5.0	3	2.25
18（1）	2.0	8.0	6.0	2	13.25
19（1）	1.5	7.5	6.0	1	30.75
20（1）	4.0	10.0	6.0	2	27.75
21（1）	2.5	8.0	5.5	4	12.75
21（2）	2.5	8.0	5.5	4	12.75
22（1）	2.0	8.0	6.0	1	16.50
23（1）	2.5	7.5	5.0	2	23.75
24（1）	2.0	8.0	6.0	4	39.50
25（1）	2.0	4.0	2.0	0*	NR*
サンプル数	31	31	31	30	30
平均値（SD）	2.19 (0.64)	7.87 (1.61)	5.68 (1.42)	2.53(0.90)	20.88 (9.49)
中央値	2.00	8.00	5.50	3.00	23.63
四分位範囲	(2.00, 2.50)	(7.00, 8.00)	(5.00, 6.00)	(2.00, 3.00)	(13.25, 29.25)
範囲	(1.0, 4.0)	(4.0, 12.0)	(2.0, 10.0)	(1.0, 4.0)	(2.25, 39.50)

SD ＝標準偏差
NR* ＝記録せず。症例25では、骨移植の合併症があった。増大量は2mmであり、追加の移植が必要であった。2回目の移植で成功したが、報告には含めなかった。最初の手順でインプラントを埋入しなかったため、この表ではインプラント埋入は0としている。この患者については
インプラントのコホートから除外した。

128

11.3.1 ケースシリーズの結果[27]

患者25名のナイフエッジ歯槽堤31ヵ所に76本のインプラントを埋入した（15名の女性と10名の男性、平均年齢52.7歳）。上顎の場合、上顎洞が近接しているようであれば、上顎洞底挙上術を同時に行った（上顎18ケースのうち16ケース）。術中の測定では、平均残存骨幅は2.19mmであった（標準偏差＝0.64；範囲＝1～4mm）（表11-2）。インプラント埋入には通常、歯槽堤の幅が少なくとも6mm必要であるが[28]、すべての歯槽堤が不十分な幅であった。上顎（58.1％）と下顎（41.9％）のベースライン時の歯槽堤幅を比較すると、平均残存歯槽堤は上顎が2.42mmで、下顎が1.88mmであった。水平的増大術と平均8.9ヵ月の移植治癒期間（標準偏差＝2.1ヵ月；範囲＝6～14ヵ月）の後、平均歯槽堤幅は7.87mm（標準偏差＝1.61mm）となり、歯槽堤幅は5.68mm（標準偏差＝1.42mm）の増加があった。上顎と下顎で獲得された骨幅の増大量に、統計学的有意差は認められなかった（$P = .1399$）。

移植の治癒期間後、陽極酸化処理表面のインプラント（TiUnite, Nobel Biocare）76本を埋入した。インプラントの直径は、3.5mm、3.75mm、4.0mm、4.3mmのいずれかで、長さは7～13mmの範囲で、ほとんどのインプラントは長さ13mmであった。1本のインプラントを除き、その他はすべて、移植とインプラントの治癒期間中に問題はなかった。1名の患者は移植部位に膿瘍を形成した（3.2％；95％信頼区間：0.1％、16.7％）。同部を剥離、洗浄し、患者に抗菌薬を投与した。感染に対する治療は効果的であったが、骨移植材料の大部分は喪失し、獲得量は2mmとわずかであった。その後、同患者に移植の再治療とインプラント埋入を問題なく行った。

埋入手術時には、メンブレンは完全に吸収していた。本増大術において天然コラーゲンメンブレンを使用することによる不利益は認められなかった。

治癒は上下顎とも同じような経過であった。インプラント埋入時に手術部位を再度露出させたところ、組織は健康に見え、軟組織と骨の間には健康な骨膜層が存在し、非吸収性メンブレンやコラーゲンメンブレンについての以前の報告[6, 13]と同様の結果であった。平均7.18ヵ月（標準偏差＝3.51ヵ月；範囲＝3.50～20.25ヵ月）のインプラント治癒期間後、30ヵ所の手術部位にヒーリングアバットメントを装着した。うち7ヵ所においては、インプラント埋入時にヒーリングアバットメントを装着できるほど十分な初期固定が得られた。リエントリー時に、すべてのインプラントは臨床的に安定しており、プロビジョナルレストレーションおよび最終補綴装置が装着された。76本すべてのインプラントが、平均フォローアップ期間の20.88ヵ月（標準偏差＝9.49ヵ月）生存していた（100％、生命表分析）。上下顎のインプラント生存率に差はなかった（図11-4～11-7）。

本ケースシリーズの患者は、継続して長期にわたるインプラント生存率および成功率の追跡調査を行っている。

11.4 異なる範囲にソーセージテクニックを用いた代表的な長期予後症例

著者は、ピンを使用する一連の流れをさまざまな手順で行った。パウチを形成するために、メンブレンを根尖側から固定し、それから移植材料を設置し、最後に歯槽頂部または舌側にピンで固定する方法は、一見論理的に思われる。この手法は首尾よく実践することができよう（図11-5参照）。しかしながら、この手法では骨が予定していた部位よりも根尖側に増生されてしまう傾向にある。これは、歯槽頂部の安定（クレスタルスタビライゼーション）を得ることが困難であるため、移植材料を盛り上げる作業が図11-2で示されているように正確にはできないからである。このため、著者は図11-2に示されている手順を推奨する。

11 水平的歯槽堤増大術：ソーセージテクニック

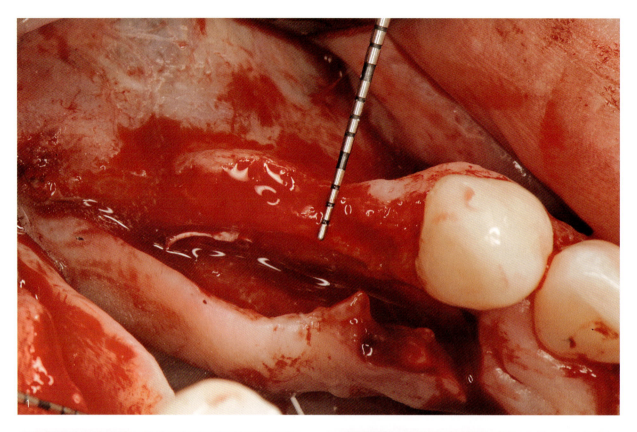

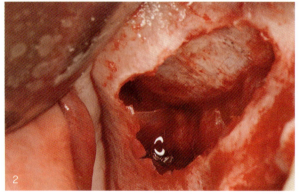
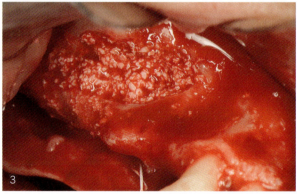

図11-4（1〜15）　上顎臼歯部における水平的骨増大の代表的な症例。（1）薄い上顎臼歯部歯槽堤の咬合面観。（2）上顎洞底挙上術と水平的骨増大術を同時に行った。上顎洞内に水平的な部分隔壁が認められる。（3）移植材料が填塞された状態の頬側面観。

11.4 異なる範囲にソーセージテクニックを用いた代表的な長期予後症例

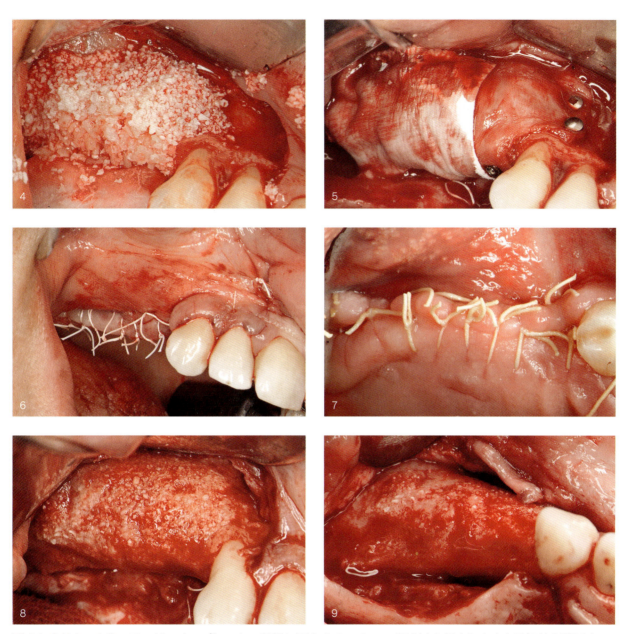

図11-4 続き （4）コラーゲンメンブレンを口蓋側に固定する。そこへABBMと混合した自家骨細片を設置する。（5）天然コラーゲンメンブレンを設置した状態の頬側面観。1枚目のメンブレンが小さすぎてすべての移植材料を覆うことができなかったため、2枚のメンブレンを使用しなければならなかった。（6）二層縫合（マットレス縫合と単純結節縫合）した状態の頬側面観。（7）抜糸時の咬合面観。（8、9）再生した歯槽骨頂の頬側および咬合面観。

11 水平的歯槽堤増大術：ソーセージテクニック

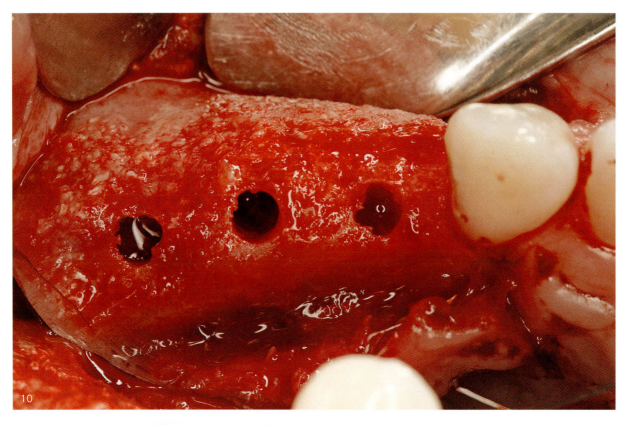

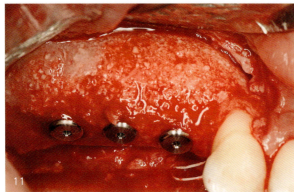
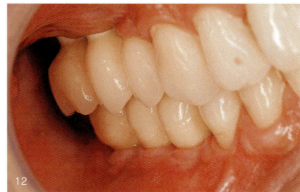

図11-4続き　(10) インプラント埋入前の咬合面観。(11) インプラント埋入時の頬側面観。(12) 最終補綴装置を装着し、機能させた際の頬側面観。

11.4 異なる範囲にソーセージテクニックを用いた代表的な長期予後症例

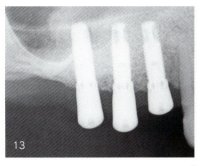
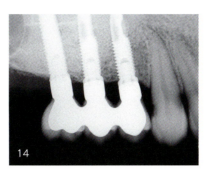
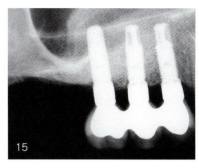

図11-4 続き （13～15）インプラントの二次手術時と荷重後1年および5年後のデンタルX線写真。いずれも歯槽骨頂部は安定している。

本症例から学んだこと

1. メンブレンを2枚使用しているが、これは1枚目が小さすぎたという理由だけであって、2枚用いることで予後が良くなるわけではないことを理解しておいていただきたい。
2. 荷重後の歯槽骨頂がきわめて安定していることに注目されたい。下顎臼歯部と上顎臼歯部における歯槽骨頂の変化についての記載を参照のこと（第8章8・1・3）。上顎臼歯部は軟組織が厚い傾向にあり、歯槽骨頂の安定に有利である。
3. 患者は治療の最後に予定していた歯肉歯槽粘膜処置を希望しなかった。インプラント頰側は可動粘膜であり、このことが、機能時に見えないものの、頰側歯肉の退縮をある程度引き起こした。このことを患者は気にしなかった。他の臨床研究でも示されているように、口腔衛生を厳密に管理すれば、可動粘膜であってもインプラント周囲組織の健康は維持される[29]。

11 水平的歯槽堤増大術：ソーセージテクニック

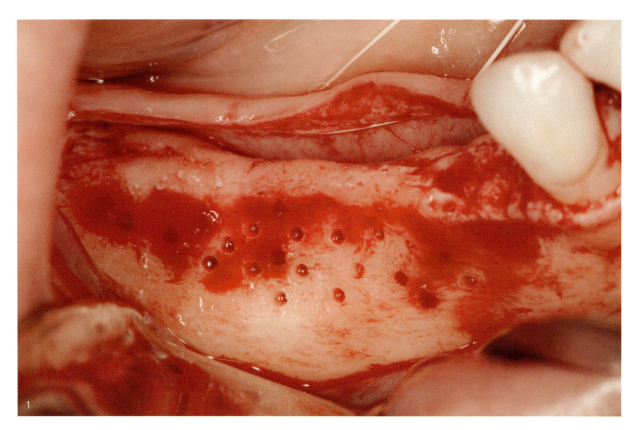

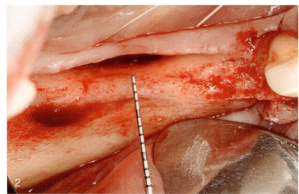
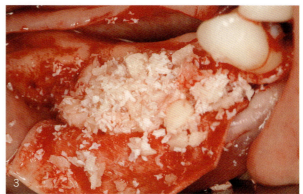

図11-5（1〜14） 下顎臼歯部の水平的骨増大に根尖側パウチテクニックを用いた代表的な症例。（1、2）下顎臼歯部の水平的に萎縮した歯槽堤の頬側および咬合面観。母床骨には複数のデコルチケーションのための孔をあける。（3）メンブレンを根尖側で固定し、そこに自家骨細片とABBM顆粒を混合した移植材料を設置した状態の頬側面観。

11.4 異なる範囲にソーセージテクニックを用いた代表的な長期予後症例

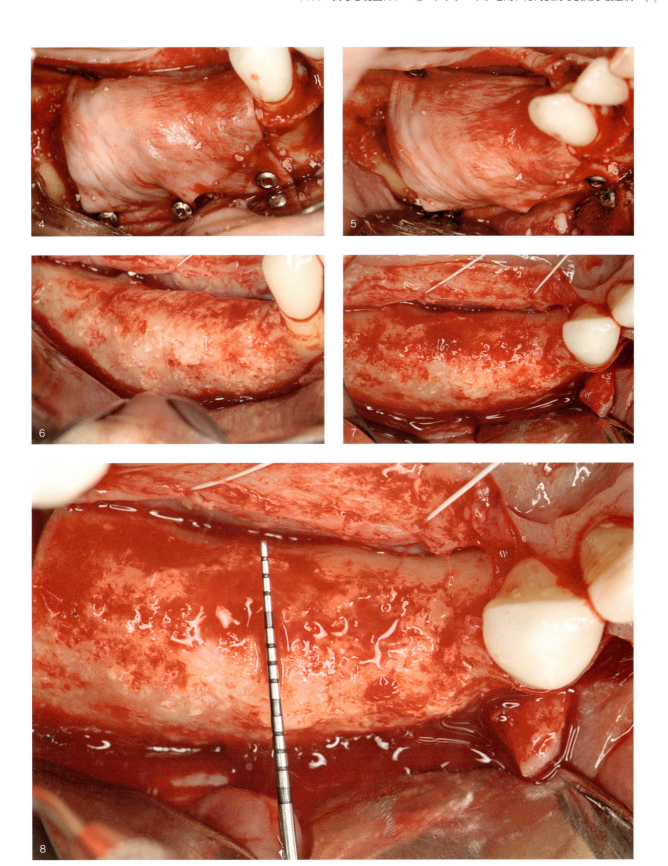

図 11-5 続き　(4、5) 舌側のピンでさらにメンブレンを固定した状態の頬側および咬合面観。(6〜8) 再生した歯槽堤の頬側および咬合面観。新生骨に ABBM が良好に生着していることがわかる。

11 水平的歯槽堤増大術：ソーセージテクニック

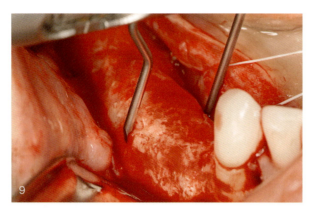
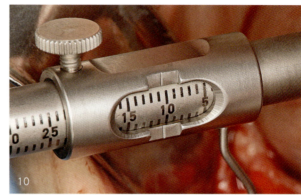
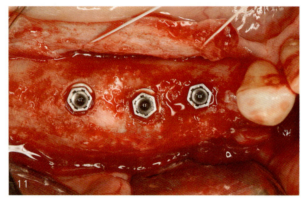
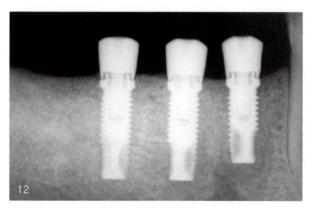
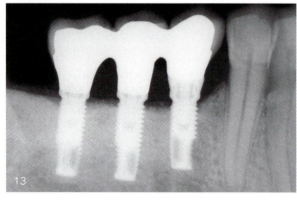
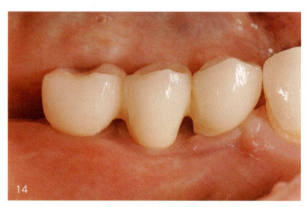

図11-5続き　（9、10）再生骨の骨幅を示した頰側面観。（11）再生骨に3本のインプラントを埋入した際の咬合面観。（12）インプラント二次手術の際のデンタルX線写真。（13）荷重後5年のデンタルX線写真。骨頂部は非常に安定している。（14）最終補綴装置装着時。

本症例から学んだこと

1. 根尖側で固定するパウチテクニックは成功裡に行うことができるけれども、われわれはこの手技をもう用いない。図11-3で示す手技のほうが、歯槽頂部での移植材料の安定性（クレスタルスタビライゼーション）を獲得する点で、予知性がより高い。

2. 本症例では約8mmの骨増大を得た。この増大量は、チタン強化型メンブレンを使用した場合であっても、素晴らしい結果である。この手技は非常に予知性が高く、メンブレンの吸収期間は問題ではない。

3. 5年後のリモデリングした歯槽頂部の骨は、天然骨と変わらないようである。

11.4 異なる範囲にソーセージテクニックを用いた代表的な長期予後症例

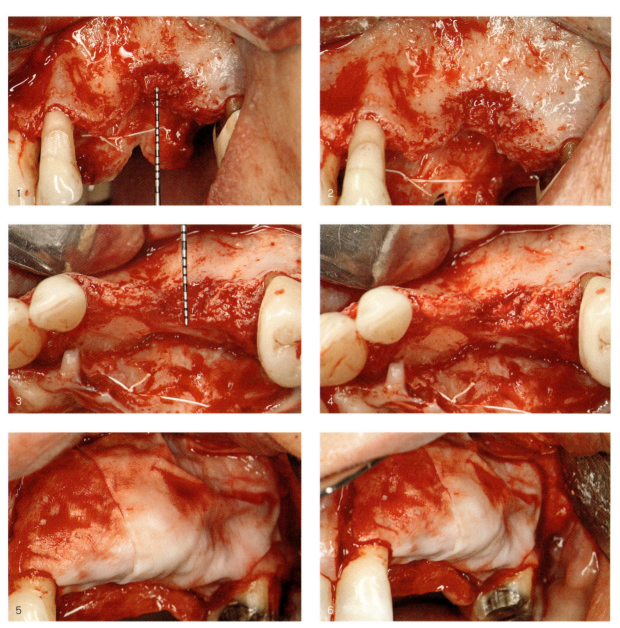

図11-6（1〜15） 上顎前歯部の代表的な症例。（1〜4）上顎前歯部における重度の水平的骨欠損および軽度の垂直的骨欠損を示す、唇側および咬合面観。（5、6）天然コラーゲンメンブレンで移植材料を固定させた状態の唇側および咬合面観。垂直的増大も試みていることに注目されたい。

11 水平的歯槽堤増大術：ソーセージテクニック

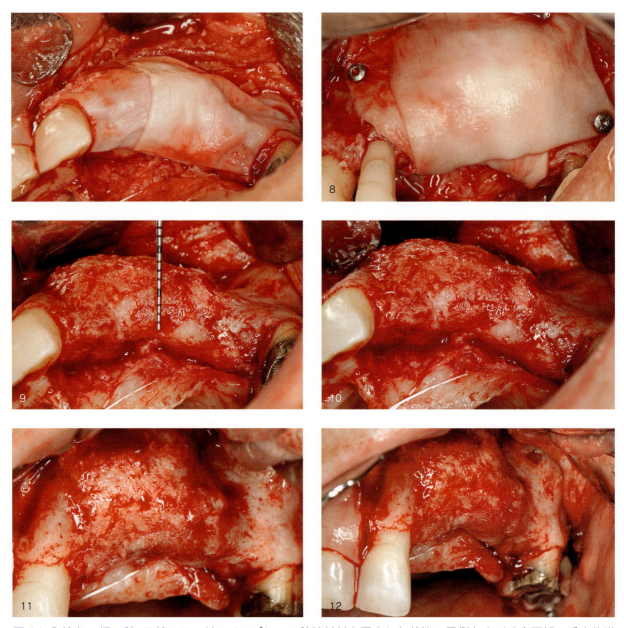

図11-6続き　(7、8) 天然コラーゲンメンブレンで移植材料を固定した状態の唇側および咬合面観。垂直的増大も試みていることに注目されたい。(9～12) 8ヵ月後の再生骨の咬合面および唇側面観。十分な水平的骨増大と不完全な垂直的骨増大が得られていることに注目。

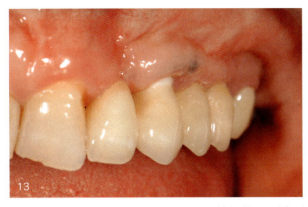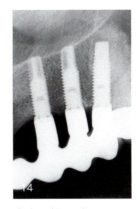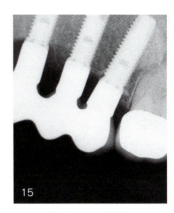

図11-6続き　(13)荷重後5年の最終補綴装置唇側面観。歯肉辺縁のジルコニアフレームが露出した状態である。(14、15)荷重後5年のデンタルX線写真。歯槽骨頂部は非常に安定している。

本症例から学んだこと

1. 上顎前歯部には本症例のように、通常ある程度、垂直的な骨欠損が存在するため、チタン強化型メンブレンを用いた治療を行うのが通例である。この患者はハイスマイルラインではなかったため、われわれは「簡易な」骨移植を行うことにした。
2. 本症例では、水平的にだけではなく垂直的にも骨増大が得られた。ただ、この垂直的な骨増大量は、チタン強化型メンブレンを使用した場合と比べれば不十分であることはご理解いただきたい。これは、より高いレベルが求められる症例では、本手技で得られる垂直的骨増大量をあてにはできないことを示している。なぜなら、垂直的な骨再生に対しては予知性がないからである。
3. メンブレンを2枚使用したのは、すべての移植材料を覆うのに必要だったためで、二層にする必要はない。
4. 本手技を用いることで、素晴らしくかつ予知性の高い水平的骨増大を達成できる。
5. ジルコニアは最終補綴装置装着時から露出しており、補綴設計上の問題であった。しかし、スマイル時に見えないため、修正の必要はなかった。
6. 荷重5年後も非常に安定した骨レベルを認める。

11.5　学習曲線 対 発展型ソーセージテクニック 2.0

どの外科手技にもあるように、ソーセージテクニックも学習曲線があり、まさにその初めの2症例をこの書籍に掲載している（図11-1、10-4）。インプラントの埋入は可能であったが、さらに歯槽堤を増生させるためにcontour augmentationを行った症例もある（図11-7）。図11-2に示す各ステップを発展させていけば、通常この処置は必要ない。図11-8の症例でその違いを示す。

11 水平的歯槽堤増大術：ソーセージテクニック

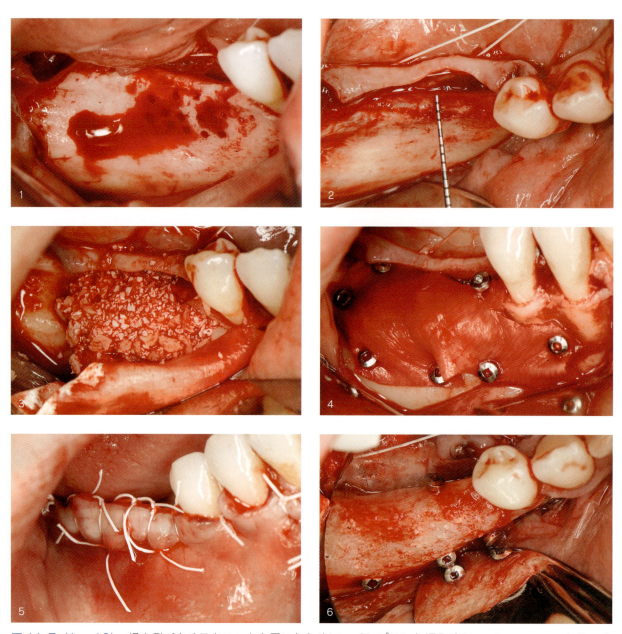

図11-7（1〜13） 根尖側パウチテクニックを用いたために、インプラント埋入時にcontour augmentationを行わなければならなかった、下顎臼歯部の代表的な症例。（1、2）薄い下顎臼歯部の頬側および咬合面観。
（3）複合移植材料を設置した際の頬側面観。コラーゲンメンブレンは根尖側で固定されていることに注目。
（4）複数のチタンピンでメンブレンを固定した状態の頬側面観。（5）二層縫合（マットレス縫合と単純結節縫合）時の頬側面観。（6）再生された歯槽堤の咬合面観。

11.5　学習曲線 対 発展型ソーセージテクニック 2.0

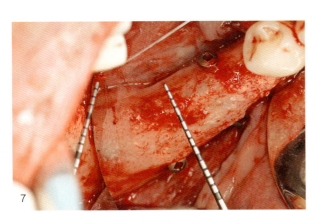
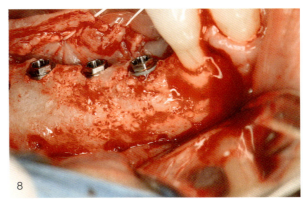
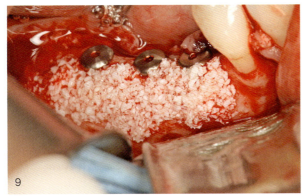
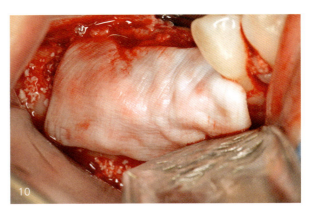
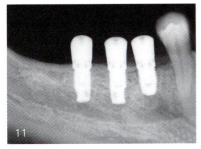
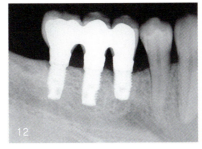
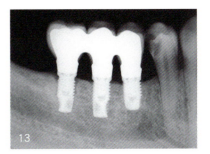

図 11-7 続き　(7) 再生された歯槽堤の咬合面観。(8) 再生された歯槽堤に 3 本のインプラントを埋入した際の頬側面観。インプラント頬側の骨が薄いことに注目。(9) 歯槽堤へ層状に移植材料を設置した際の頬側面観。内層は自家骨、外層は ABBM。(10) 天然コラーゲンメンブレンを設置した際の頬側面観。(11 ～ 13) インプラントの二次手術時と荷重後 1 年および 5 年のデンタル X 線写真。いずれも歯槽頂部の骨は安定している。

本症例から学んだこと

1. 本症例では 2 つの理由から、水平的増大が十分得られなかった可能性がある。1 つめは、パウチテクニックを用いて初めにメンブレンを根尖側に固定したが、歯槽頂部の安定（クレスタルスタビライゼーション）を十分得られなかったこと。2 つめは、十分な量の移植材料を使用しなかったことである。より多くの移植材料を用いて、まず、歯槽頂でメンブレンを固定してから移植材料を歯槽頂方向に詰め込んでいれば、より多くの骨増大を得られていたであろう。

2. 移植材料は同化し、完全に生着している。治癒期間 8 ヵ月後の移植材料の生着ぶりに注目されたい。これは、複合骨移植材料を使用しているためである。

11 水平的歯槽堤増大術：ソーセージテクニック

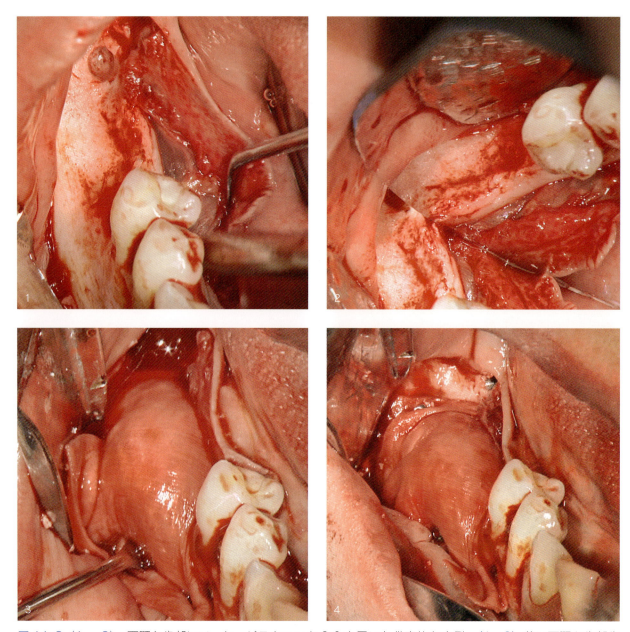

図11-8（1〜8） 下顎臼歯部にソーセージテクニック2.0を用いた代表的な症例。(1、2) 薄い下顎臼歯部歯槽堤の頬側および咬合面観。患者は健康な35歳の女性。(3) 移植材料を押し上げ、コラーゲンメンブレンを伸展させた際の斜方面観。(4) 根尖側をピンで留めた後の斜方面観。バルーン効果により、移植材料をしっかり固定していることに注目。

11.5 学習曲線 対 発展型ソーセージテクニック 2.0

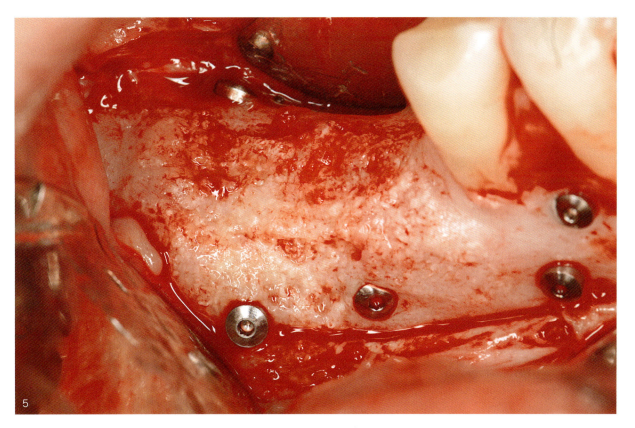

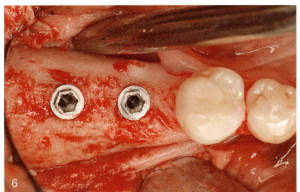

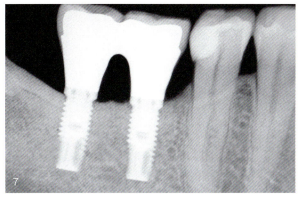

図 11-8 続き　(5、6) 再生された歯槽堤の頬側および咬合面観。幅広く増生された骨に移植材料が生着し、きわめて良好に同化している状態を認める。(7) デンタルX線写真。骨頂部は非常に安定している。

11 水平的歯槽堤増大術：ソーセージテクニック

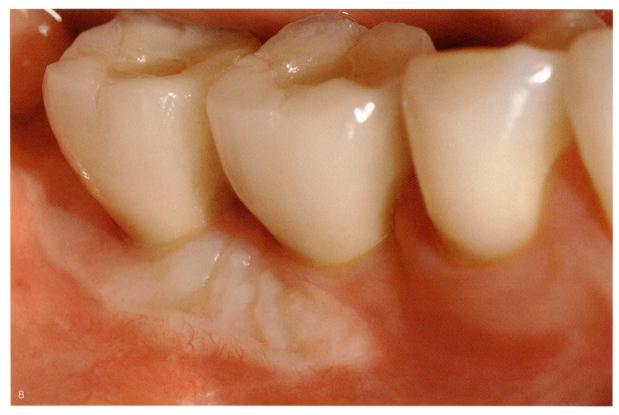

図 11-8 続き　（8）最終補綴装置装着時の頰側面観。

本症例から学んだこと

1. 移植材料は素晴らしい同化を示し、豊富な骨が形成されている。この患者は、われわれが近年ソーセージテクニックを用いたなかで、もっとも良好な結果を得た症例である。ソーセージテクニックを少し改善したことで、より予知性が向上した。われわれはこれをソーセージテクニック 2.0 と呼んでいる。

11.6　結論

　本章では、ABBM を混合した自家骨細片と吸収性メンブレンを併用することで、上下顎臼歯部におけるナイフエッジ状の歯槽堤に対して、安全かつ効果的に水平的骨増大を行えることを述べた。非吸収性 e-PTFE メンブレンは依然 GBR のゴールドスタンダードであると考えられるが、メンブレンを除去する必要性があるだけでなく、軟組織の問題がたびたび報告されていることから、吸収性メンブレンの開発と使用が促進されてきた。吸収性メンブレンの安定性は、メンブレンを舌／口蓋側と口腔前庭側の両側でしっかり固定することで改善できる。この方法により移植材料は固定され、必要な骨量が形成されるのである。

１．ソーセージテクニックとは、メンブレンを固定して移植材料を動かないようにし、治癒の初めの数週間、動かない「上皮」のような役割をさせることである。

２．メンブレンの吸収期間は、水平的歯槽堤増大術において重要ではないようである。

３．メンブレンを貫通した血管新生は、骨がより成熟するうえで有利である。それゆえ、クロスリンクコラーゲンメンブレンより天然コラーゲンメンブレンの使用が推奨される。

４．移植材料に自家骨を混ぜるほうが、生体材料のみを使用する場合に比べ、骨の増生量が多い。

５．ソーセージテクニックは水平的歯槽堤増大に対して予知性があるが、垂直的歯槽堤増大に対しての予知性はない。

６．一般的に、チタン強化型メンブレンは水平的および垂直的歯槽堤増大の両方に用いることができる。しかしながら、簡便に治療を行える欠損の場合は、非強化型メンブレンを使用するほうが予知性は高く、合併症もほとんど生じない。

11.7　参考文献

1. Cawood JI, Howell RA. A classification of the edentulous jaws. Int J Oral Maxillofac Surg 1988;17:232–236.

2. Proussaefs P, Lozada J. The use of resorbable collagen membrane in conjunction with autogenous bone graft and inorganic bovine mineral for buccal/labial alveolar ridge augmentation: a pilot study. J Prosthetic Dent 2003;90:530–538.

3. von Arx T, Buser D. Horizontal ridge augmentation using autogenous block grafts and the guided bone regeneration technique with collagen membranes: a clinical study with 42 patients. Clin Oral Implants Res 2006;17:359–366.

4. Cordaro L, Amadé DS, Cordaro M. Clinical results of alveolar ridge augmentation with mandibular block bone grafts in partially edentulous patients prior to implant placement. Clin Oral Implants Res 2002;13:103–111.

5. Schenk RK, Buser D, Hardwick WR, Dahlin C. Healing pattern of bone regeneration in membrane-protected defects: a histologic study in the canine mandible. Int J Oral Maxillofac Implants 1994;9:13–29.

6. Buser D, Dula K, Hirt HP, Schenk RK. Lateral ridge augmentation using autografts and barrier membranes: a clinical study with 40 partially edentulous patients. J Oral Maxillofac Surg 1996;54:420–432; discussion 432–433.

7. Chiapasco M, Abati S, Romeo E, Vogel G. Clinical outcome of autogenous bone blocks or guided bone regeneration with e-PTFE membranes for the reconstruction of narrow edentulous ridges. Clin Oral Implants Res 1999;10:278–288.

8. Aghaloo TL, Moy PK. Which hard tissue augmentation techniques are the most successful in furnishing bony support for implant placement? Int J Oral Maxillofac Implants 2007;22(suppl):49–70.

9. Chiapasco M, Zaniboni M, Boisco M. Augmentation procedures for the rehabilitation of deficient edentulous ridges with oral implants. Clin Oral Implants Res 2006;17:136–159.

10. Nkenke E, Schultze-Mosgau S, Radespiel-Tröger M, Kloss F, Neukam FW. Morbidity of harvesting of chin grafts: a prospective study. Clin Oral Implants Res 2001;12:495–502.

11. Nkenke E, Weisbach V, Winckler E, et al. Morbidity of harvesting of bone grafts from the iliac crest for preprosthetic augmentation procedures: a prospective study. Int J Oral Maxillofac Surg 2004;33:157–163.

12. Raghoebar GM, Louwerse C, Kalk WW, Vissink A. Morbidity of chin bone harvesting. Clin Oral Implants Res 2001;12:503–507.

13. Maiorana C, Beretta M, Salina S, Santoro F. Reduction of autogenous bone graft resorption by means of bio-oss coverage: a prospective study. Int J Periodontics Restorative Dent 2005;25:19–25.

14. Buser D, Ingimarsson S, Dula K, Lussi A, Hirt HP, Belser UC. Long-term stability of osseointegrated implants in augmented bone: a 5-year prospective study in partially edentulous patients. Int J Periodontics Restorative Dent 2002;22:109–117.

15. Hämmerle CH, Jung RE, Yaman D, Lang NP. Ridge augmentation by applying bioresorbable membranes and deproteinized bovine bone mineral: a report of twelve consecutive cases. Clin Oral Implants Res 2008;19:19–25.

水平的歯槽堤増大術：ソーセージテクニック

16. Lindhe J, Karring T, Lang NP. Clinical Periodontology and Implant Dentistry. Oxford, UK; Malden, MA: Blackwell, 2003.

17. Zitzmann NU, Schärer P, Marinello CP. Long-term results of implants treated with guided bone regeneration: a 5-year prospective study. Int J Oral Maxillofac Implants 2001;16:355–366.

18. Zitzmann NU, Naef R, Schärer P. Resorbable versus nonresorbable membranes in combination with Bio-Oss for guided bone regeneration. Int J Oral Maxillofac Implants 1997;12:844–852.

19. Friedmann A, Strietzel FP, Maretzki B, Pitaru S, Bernimoulin JP. Histological assessment of augmented jaw bone utilizing a new collagen barrier membrane compared to a standard barrier membrane to protect a granular bone substitute material. Clin Oral Implants Res 2002;13:587–594.

20. Schwarz F, Rothamel D, Herten M, et al. Immunohistochemical characterization of guided bone regeneration at a dehiscence-type defect using different barrier membranes: an experimental study in dogs. Clin Oral Implants Res 2008;19:402–415.

21. Stavropoulos F, Dahlin C, Ruskin JD, Johansson C. A comparative study of barrier membranes as graft protectors in the treatment of localized bone defects. An experimental study in a canine model. Clin Oral Implants Res 2004;15:435–442.

22. Urban IA, Nagursky H, Lozada JL. Horizontal ridge augmentation with a resorbable membrane and particulated autogenous bone with or without anorganic bovine bone-derived mineral: a prospective case series in 22 patients. Int J Oral Maxillofac Implants 2011;26:404–414.

23. Rothamel D, Schwarz F, Sculean A, Herten M, Scherbaum W, Becker J. Biocompatibility of various collagen membranes in cultures of human PDL fibroblasts and human osteoblast-like cells. Clin Oral Implants Res 2004;15:443–449.

24. Mordenfeld A, Johansson CB, Albrektsson T, Hallman M. A randomized and controlled clinical trial of two different compositions of deproteinized bovine bone and autogenous bone used for lateral ridge augmentation. Clin Oral Implants Res 2014;25:310–320.

25. Rothamel D, Schwarz F, Sager M, Herten M, Sculean A, Becker J. Biodegradation of differently cross-linked collagen membranes: an experimental study in the rat. Clin Oral Implants Res 2005;16:369–378.

26. Park SH, Lee KW, Oh TJ, Misch CE, Shotwell J, Wang HL. Effect of absorbable membranes on sandwich bone augmentation. Clin Oral Implants Res 2008;19:32–41.

27. Urban IA, Nagursky H, Lozada JL, Nagy K. Horizontal ridge augmentation with a collagen membrane and a combination of particulated autogenous bone and anorganic bovine bone-derived mineral: a prospective case series in 25 patients. Int J Periodontics Restorative Dent 2013;33:299–307.

28. Esposito M, Grusovin MG, Coulthard P, Worthington HV. The efficacy of various bone augmentation procedures for dental implants: a Cochrane systematic review of randomized controlled clinical trials. Int J Oral Maxillofac Implants 2006;21:696–710.

29. Wennström JL, Bengazi F, Lekholm U. The influence of the masticatory mucosa on the peri-implant soft tissue condition. Clin Oral Implants Res 1994;5:1–8.

上顎前歯部の歯槽堤増大術

抜歯後避けられない一連の事象により、しばしば垂直的および水平的な歯槽堤欠損が生じる[1-5]。Schroppらにより、抜歯後最初の3ヵ月以内に50％の水平的、そして0.7mmの垂直的な体積変化が起こると報告されている[3]。システマティックレビューによると、すべての吸収が終了した後、平均唇・舌/口蓋幅の損失は3.87mmであり、垂直方向の吸収は1.7mmに及び、その結果として最適な補綴位置でインプラントの安定維持を得るのが困難であることをVan der Weijdenらは示した[6]。それに加え、歯周病や外傷は、歯槽堤の骨欠損を引き起こす。それゆえ、ショートインプラントの埋入[7]、骨増生[8, 9]、またはインプラントの傾斜埋入、人工歯肉を用いた補綴装置の適用、および他の方法[10]を用いてこれらの臨床的困難を克服することが提案されてきた。

ほとんどの場合、欠損は水平的、垂直的要素の合併となるため、上顎前歯部は非常に特異的な部位である。正常な歯冠の高さで最適な審美的結果を達成することを目的として、垂直的歯槽堤増大術は、この治療が難しい領域を治療するためにもっとも頻繁に選択される方法である[11]。垂直的骨欠損を扱う場合、再生治療の選択肢は重症度に基づく。軽度の垂直的骨欠損（3mm以内）については、より保存的なアプローチが提案されるかもしれない（例：矯正的挺出）。中程度（4～6mm）または大型（7mm以上）の欠損については、骨誘導再生法（以下GBR）またはオンレーグラフトが好ましい場合がある[12]。間違いなく、自家骨ブロックは垂直的骨増生を成功裡に行えることを証明してきた[13]。最近のシステマティックレビューでは、平均4.75mmの垂直的高さが得られることが報告されている[14]。一方他の報告では、口腔内自家骨ブロックから0.6mmの垂直的高さの増大しか得られないことが指摘されている[13]。また、この手技は合併症と無縁ではなく、バリアメンブレンの使用に関係なく、骨ブロックの露出はもっともよく起きる[13]。なお、チタンメッシュを使用した場合、この露出率は33％に増加した[15]。さらに、OzakiとBuchmanは、骨増生に使用されるブロック移植片の吸収パターンを調べた。彼らは、骨移植片の発生学的起源にかかわらず[16]、避けられない吸収（15％～60％）が起こる可能性があるこ

12 上顎前歯部の歯槽堤増大術

とを発見した[13, 17-19]。最近、他家骨ブロックが有望な結果を伴って使用されてきているが、この使用を裏付ける長期的な科学的根拠はまだ存在しない[20]。そして臨床歯科医師は他の可能性（例：材料や術式）を検討している。GBR は、吸収した上顎歯槽堤を垂直的に増生させるうえで有効であることが示されている[21-23]。

このアプローチに対して、文献で広範囲の合併症率（0～45％）が報告されているにもかかわらず[24]、局所交絡因子（場所、形態または生体材料）はいまだ明らかになっていない。予知性をもって骨増生を成功させるためには、PASS の原理（一次創傷閉鎖、血管新生、血餅安定性、スペースの維持）を用いるべきである[25]。

上顎前歯の骨欠損に対処する際には、著者は、以下の課題を解決する必要があると考えている。それぞれの課題については、本書の別の章で説明する。

- 単独歯の垂直的骨欠損（第 13 章参照）
- 上顎の分類タイプ I から IV と、それぞれのフラップマネージメント（第 14 章参照）
- 口蓋フラップと鼻口蓋神経の側方移動術（第 15 章参照）
- 骨増大術後の歯肉歯槽粘膜手術（第 16 章参照）
- 歯槽堤増大術後の歯肉歯槽粘膜手術における新たな観点（第 17 章参照）
- 歯槽堤増大術後の歯槽骨頂保存における新たな観点（第 18 章参照）
- 歯肉豊隆構造の形成および維持（第 19 章参照）

12.1 参考文献

1. Carlsson GE. Changes in the jaws and facial profile after extractions and prosthetic treatment. Trans R Sch Dent Stockh Umea 1967;12:1–29.

2. Carlsson GE, Ragnarson N, Astrand P. Changes in height of the alveolar process in edentulous segments. A longitudinal clinical and radiographic study of full upper denture cases with residual lower anteriors. Odontol Tidskr 1967;75:193–208.

3. Schropp L, Wenzel A, Kostopoulos L, Karring T. Bone healing and soft tissue contour changes following single-tooth extraction: a clinical and radiographic 12-month prospective study. Int J Periodontics Restorative Dent 2003;23:313–323.

4. Pietrokovski J, Massler M. Residual ridge remodeling after tooth extraction in monkeys. J Prosthetic Dent 1971;26:119–129.

5. Pietrokovski J, Massler M. Ridge remodeling after tooth extraction in rats. J Dent Res 1967;46:222–231.

6. Van der Weijden F, Dell'Acqua F, Slot DE. Alveolar bone dimensional changes of post-extraction sockets in humans: a systematic review. J Clin Periodontol 2009;36:1048–1058.

7. Garaicoa-Pazmiño C, Suárez-López del Amo F, Monje A, et al. Influence of crown/implant ratio on marginal bone loss: a systematic review. J Periodontol 2014;85:1214–1221.

8. Tonetti MS, Hämmerle CH; European Workshop on Periodontology Group C. Advances in bone augmentation to enable dental implant placement: Consensus Report of the Sixth European Workshop on Periodontology. J Clin Periodontol 2008;35(8 suppl):168–172.

9. Hämmerle CH, Jung RE. Bone augmentation by means of barrier membranes. Periodontol 2000 2003;33:36–53.

10. Melcher AH. On the repair potential of periodontal tissues. J Periodontol 1976;47:256–260.

11. Bernstein S, Cooke J, Fotek P, Wang HL. Vertical bone augmentation: where are we now? Implant Dent 2006;15:219–228.

12. Wang HL, Al-Shammari K. HVC ridge deficiency classification: a therapeutically oriented classification. Int J Periodontics Restorative Dent 2002;22:335–343.

13. Chiapasco M, Zaniboni M, Rimondini L. Autogenous onlay bone grafts vs. alveolar distraction osteogenesis for the correction of vertically deficient edentulous ridges: a 2-4-year prospective study on humans. Clin Oral Implants Res 2007;18:432–440.

14. Milinkovic I, Cordaro L. Are there specific indications for the different alveolar bone augmentation procedures for implant placement? A systematic review. Int J Oral Maxillofac Surg 2014;43:606–625.

15. Roccuzzo M, Ramieri G, Bunino M, Berrone S. Autogenous bone graft alone or associated with titanium mesh for vertical alveolar ridge augmentation: a controlled clinical trial. Clin Oral Implants Res 2007;18:286–294.

16. Ozaki W, Buchman SR. Volume maintenance of onlay bone grafts in the craniofacial skeleton: micro-architecture versus embryologic origin. Plast Reconstr Surg 1998;102:291–299.

17. Widmark G, Andersson B, Ivanoff CJ. Mandibular bone graft in the anterior maxilla for single-tooth implants. Presentation of surgical method. Int J Oral Maxillofac Surg 1997;26:106–109.

18. Chiapasco M, Zaniboni M, Boisco M. Augmentation procedures for the rehabilitation of deficient edentulous ridges with oral implants. Clin Oral Implants Res 2006;17(suppl 2):136–159.

19. Monje A, Monje F, Hernández-Alfaro F, et al. Horizontal Bone Augmentation using Autogenous Block Grafts and Particulate Xenograft in the Severe Atrophic Maxillary Anterior Ridges: A Cone-Beam Computerized Tomography Case Series. J Oral Implantol 2015;41(spec no.):366–371.

20. Nissan J, Mardinger O, Calderon S, Romanos GE, Chaushu G. Cancellous bone block allografts for the augmentation of the anterior atrophic maxilla. Clin Implant Dent Relat Res 2011;13:104–111.

21. Urban I, Caplanis N, Lozada JL. Simultaneous vertical guided bone regeneration and guided tissue regeneration in the posterior maxilla using recombinant human platelet-derived growth factor: a case report. J Oral Implantol 2009;35:251–256.

22. Urban IA, Jovanovic SA, Lozada JL. Vertical ridge augmentation using guided bone regeneration (GBR) in three clinical scenarios prior to implant placement: a retrospective study of 35 patients 12 to 72 months after loading. Int J Oral Maxillofac Implants 2009;24:502–510.

23. Urban IA, Lozada JL, Jovanovic SA, Nagursky H, Nagy K. Vertical ridge augmentation with titanium-reinforced, dense-PTFE membranes and a combination of particulated autogenous bone and anorganic bovine bone-derived mineral: a prospective case series in 19 patients. Int J Oral Maxillofac Implants 2014;29:185–193.

24. Rocchietta I, Fontana F, Simion M. Clinical outcomes of vertical bone augmentation to enable dental implant placement: a systematic review. J Clin Periodontol 2008;35(8 suppl):203–215.

25. Wang HL, Boyapati L. "PASS" principles for predictable bone regeneration. Implant Dent 2006;15:8–17.

単独歯欠損における
垂直的増大を伴う
乳頭再建

最短スパンの欠損歯槽堤である単独歯欠損の患者は、隣在する骨壁支持があるため骨再生の高いポテンシャルを示す[1,2]。これらの骨欠損は、審美領域でもっともよく見られる。こうした患者の歯槽骨欠損の主な原因には、縦方向への歯根破折、インプラント治療の失敗、または骨移植の失敗がある。これらの患者を治療する際の難しさは、骨移植または、再生用メンブレンの収容のために限られたスペースしか利用できないことである。

しばしば、単独歯欠損の原因が歯間部の骨欠損をも引き起こし、外科的にも、最終の審美的な結果を得るうえでも処置をさらに複雑にしている。

歯間乳頭は、歯がインプラントにより置き換えられる際には十分考慮されるべき、前歯領域の審美に非常に重要な部分である。失われた歯の構造を自然感を伴って複製・置換することにおいて、インプラント支持による補綴装置は予測可能である一方、失われた歯間乳頭の再生は、多くが解決の難しい明らかな審美的問題である。軟組織が歯間空隙を完全に満たさないことにより起こるブラックトライアングルは、見た目が悪く、患者にショックを与えかねな

い。失われた歯間乳頭の再生または再建は、依然として臨床医にとってもっとも難しい、また予測不能な目標のひとつである[3]。

この章では、重度の歯間乳頭の喪失を伴う重篤な単独歯欠損について検討する。

単独歯の骨欠損は、第14章に記載されているフラップデザインで治療される。一般的に、ほとんどの単独歯骨欠損は、欠損部位より1歯または2歯離れた位置への2つの垂直減張切開から成る remote flap が必要になる。もし、臨床医が審美領域に垂直切開を行うことに懸念があるならば、切開線を両側犬歯の後方に移動することが可能である。著者は両方のアプローチ法を活用しているが、最大の関心事である瘢痕は、審美領域への縦切開では生じないと考えている（図13-1 参照）。前の手術により組織が瘢痕化し、口腔前庭が変形している症例において、後者のフラップデザインが適用される。口蓋のフラップは、後で詳しく記述するが（第14、15章参照）両隣在歯の遠心隅角において2本の垂直切開を使用した設計にするべきである。

13 単独歯欠損における垂直的増大を伴う乳頭再建

13.1 症例と学んだこと

いくつかの症例を提示し、上顎前歯部における重大な単独歯欠損を治療するために著者がとったアプローチを述べる。

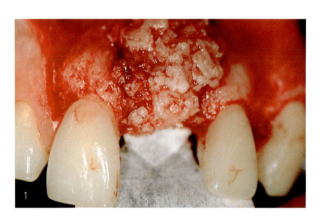
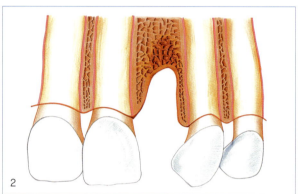
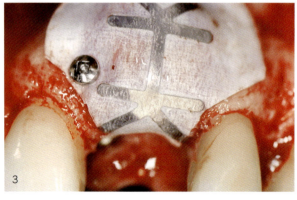
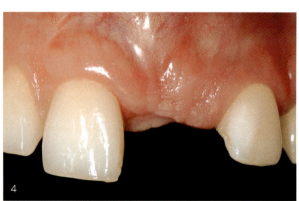

図 13-1（1〜25） 健全な隣在歯を有し、片側の歯間乳頭を失った単独歯の垂直的骨欠損の代表的な症例。(1) 顆粒状の自家骨が移植されている単独歯の垂直的骨欠損の唇側面観。(2) 欠損の模式図。(3) 固定したチタン強化型 e-PTFE メンブレンの唇側面観。(4) 問題なく治癒した9ヵ月後の唇側面観。近心乳頭は欠けていることに注目。

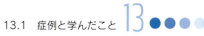

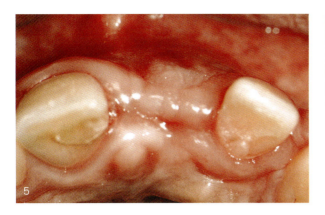

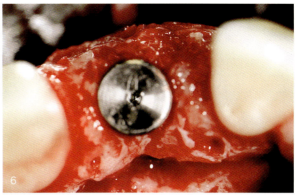

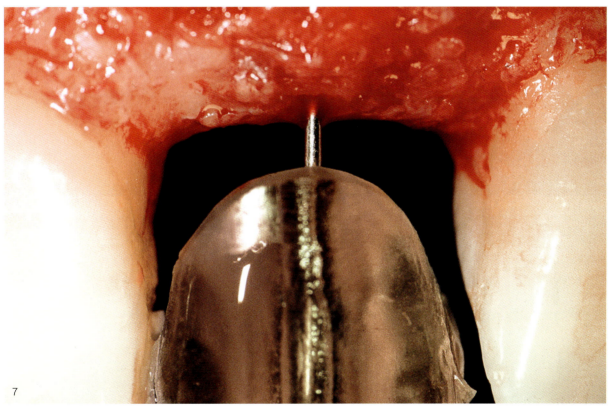

図 13-1 続き　(5) 問題なく治癒した9ヵ月後の咬合面観。(6、7) インプラント埋入時の再生骨の咬合および唇側面観。

単独歯欠損における垂直的増大を伴う乳頭再建

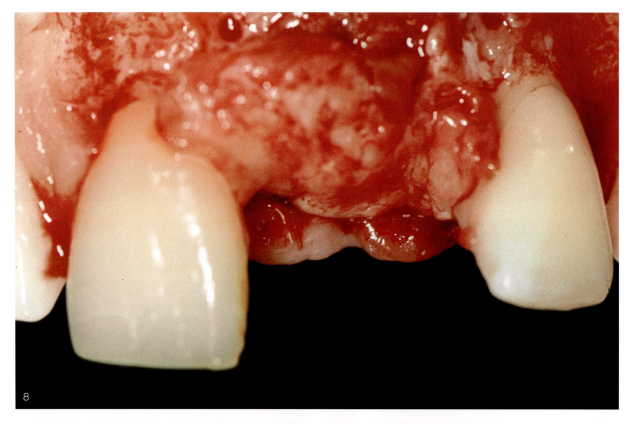

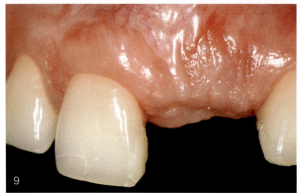 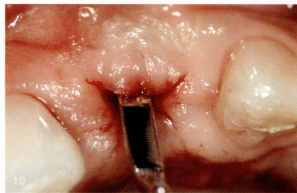

図13-1 続き （8）口蓋側方から採取し、インプラント上部の歯間乳頭再建および軟組織の厚みの増加を目的とした結合組織移植（以下CTG）の唇側面観。（9）厚みを増した軟組織および乳頭部の唇側面観。（10）インプラントの二次手術時の咬合面観。厚くした軟組織が乳頭側および頬側に押されていることに注目。

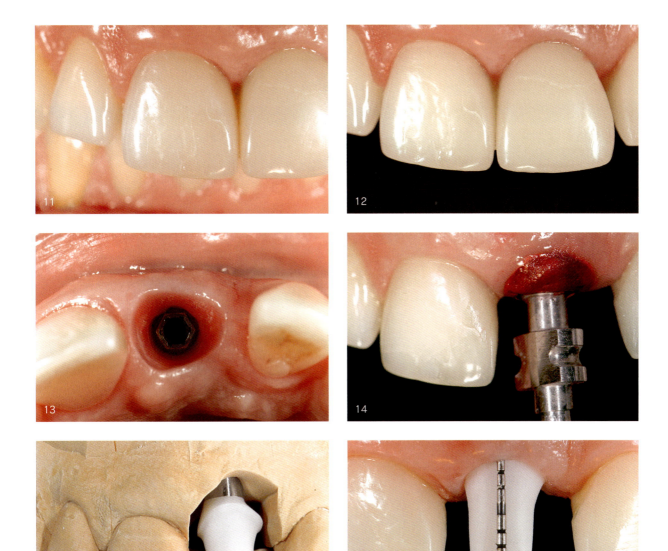

図 13-1 続き （11、12）6ヵ月の軟組織モデリング後のプロビジョナルクラウンの唇側面観。両側中切歯間の近遠心的スペースが非対称であったために、右側中切歯の遠位側にコンポジットレジン修復が必要であったことに注目。［症例のすぐれたコンポジットレジン修復は Dr. Paul Gerloczy による。］（13、14）最終印象時における軟組織の咬合および唇側面観。（15）ジルコニアアバットメントデザインを示す、模型上の写真。（16）装着された最終アバットメントの唇側面観。アバットメントのマージンは歯肉縁下約 0.8mm であることに注目。

単独歯欠損における垂直的増大を伴う乳頭再建

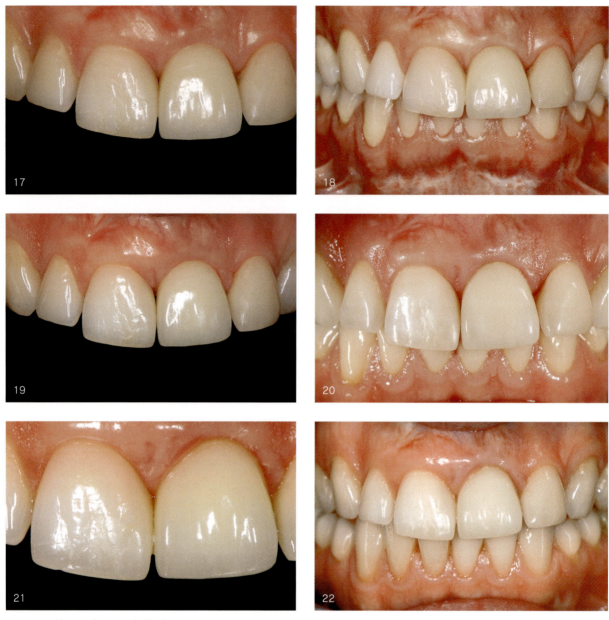

図 13-1 続き　(17、18) 荷重後1週間の最終補綴装置の唇側面観。(19) 荷重後2年の最終補綴装置の唇側面観。(20) 荷重後6年の補綴装置の唇側面観。(21〜23) 荷重後8年のクラウンの唇側面観。(24) 荷重後12年のクラウンの唇側面観。

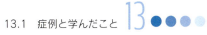
13.1 症例と学んだこと

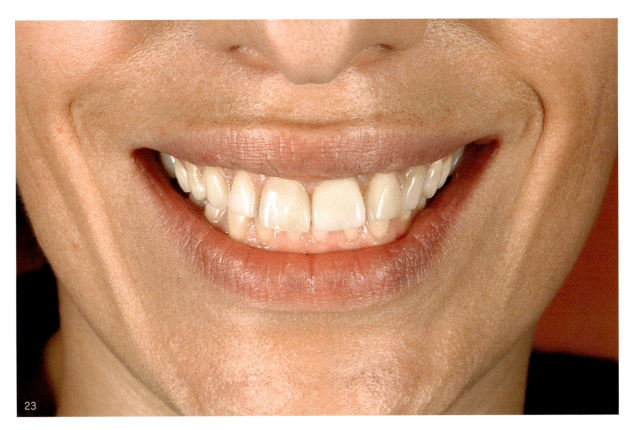
23

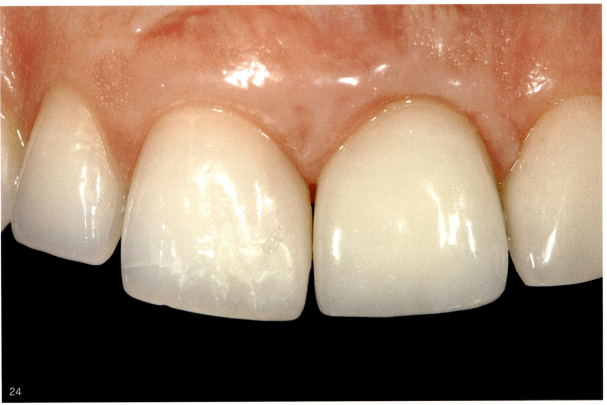
24

13 単独歯欠損における垂直的増大を伴う乳頭再建

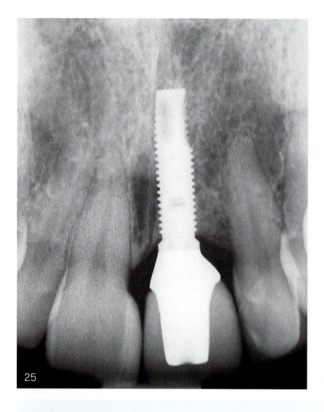

図 13-1 続き （25）荷重後 12 年のデンタル X 線像。

本症例から学んだこと

1. 単独歯による垂直的骨欠損は、長期的に非常に状態良く管理されている。骨が少なくとも幅 8mm に再建され、直径 4mm のインプラントが計画されたならば、軟組織は安定するであろう。

2. この患者は、中切歯間の乳頭を失っていた。乳頭を裏打ちする骨頂は損なわれておらず、埋入と同時に移植した結合組織を支持していた。この状況においては、失われた歯間乳頭は CTG により予知性をもって再建できる。

3. 唇側と乳頭の軟組織はともに、長期的に管理できている。クラウンとアバットメントの接合部分は 0.8mm 歯肉縁下にあり、そしてこれは、12 年間の経過観察中変化がなかった。これは、適正なインプラントの深度、骨の安定性、そして軟組織の厚みによるものである。

4. インプラントの埋入深度は重要である。どの種のインプラントを使うかにもよるが、正確な深さに埋入されるべきである。本ケースでは、エクスターナルヘックスのインプラントを使用した。このインプラントは、垂直的 GBR 後最初の 1 年におよそ 0.7～1.00mm の骨を失う[1]。このインプラントタイプでは、推測される骨のリモデリングと生物学的幅径を計算し、2.5mm の深さに埋入された[2]。より新しいインプラントデザインの場合、骨のリモデリングが少ないと予測され、およそ 1mm 深く埋入できることに注目。

5. テンポラリーアバットメントおよびクラウンを使用して最終的な軟組織形態が徐々に達成されたとしても、軟組織および歯槽骨頂の安定は成し遂げられ、維持ができる。最終補綴装置のクラウンとアバットメントは複数回の脱着ののち装着されている。これは、最終結果または軟組織の安定性に悪影響を及ぼさなかった。実際、組織形態と最終的なカントゥアは、即時にフルカントゥアアバットメントを装着すると圧力が原因で予期せず変化する可能性があるため、インプラント二次手術の際に最終的なアバットメントは装着できなかった。

13.1 症例と学んだこと

　歯間部の骨の支持を失い、また乳頭支持を失った患者が、最終的な審美的結果を得るのはたやすいことではない。実際、このような症例は単独歯欠損において、もっとも難しい。一般的にこのような欠損形態を持った患者は、審美的に妥協した結果に終わるとみなされている。

　解決には2つの方法が考えられる：

1．軟組織増生を適用した新しい乳頭の再生や、歯間部の骨支持を変えず歯間部根面被覆を応用。
2．失われた歯間部の骨と乳頭組織の再生。

　もちろん、乳頭再建術に加えて、垂直的欠損の増大が行われる。次の症例は、両方の治療アプローチの代表例である。

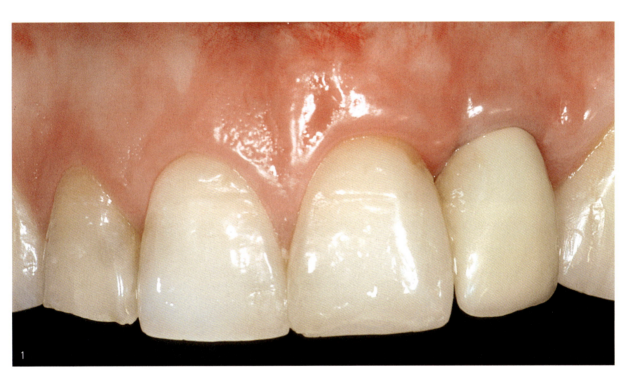

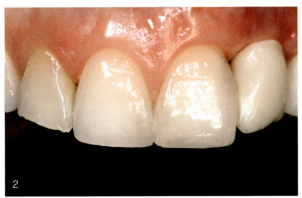

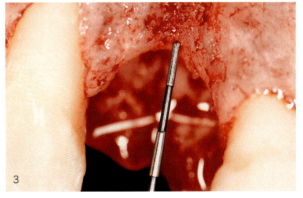

図13-2（1～22）　単独歯の垂直的骨欠損および近心歯間乳頭の重度の喪失を有する患者の代表的な症例。患者は25歳の女性、ハイスマイルラインで、現在の審美的状態に不満を持つ。(1) 患者は上顎左側側切歯部に失敗しつつあるインプラントを有していた。近心歯間乳頭は失われ、歯肉マージンは非対称であることに注目。軽い圧をかけるとこの部位より膿性滲出液が出てきた。(2) 接着性のプロビジョナルブリッジを装着した状態の、インプラント撤去後2ヵ月の頬側面観。(3) インプラント撤去後2ヵ月で、全層弁フラップを挙上した。垂直的骨欠損に加えて、左側中切歯の遠心側における歯間部骨欠損が明らかであった。

13 単独歯欠損における垂直的増大を伴う乳頭再建

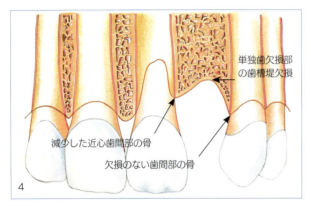

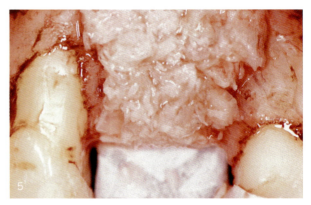

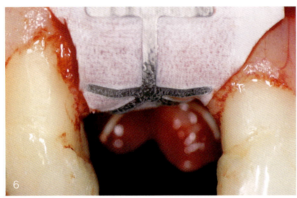
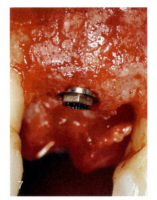
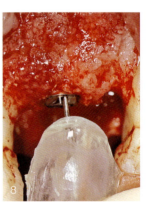

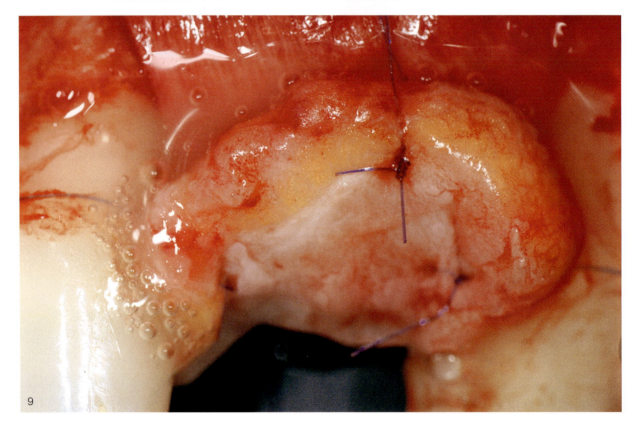

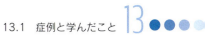

13.1 症例と学んだこと

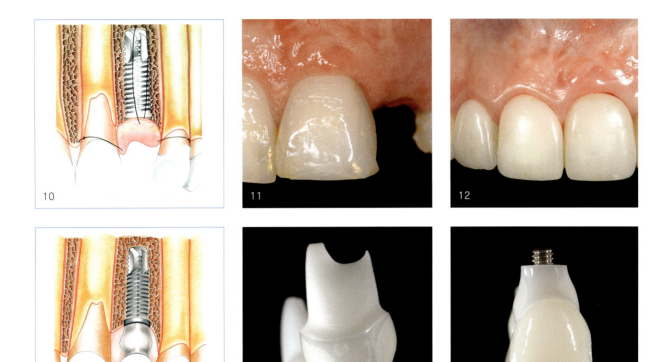

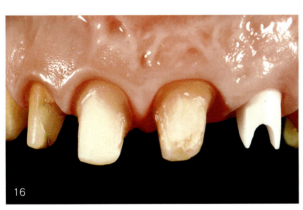
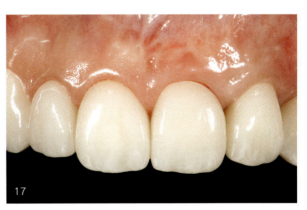

図 13-2 続き　(4) 骨の構造を示す模式図。(5) 顆粒状自家骨およびチタン強化型 e-PTFE メンブレンの頬側面観。(6) チタン強化型 e-PTFE メンブレンを配置する。(7、8) 外科用ステントを使用して、新たに形成された骨にインプラントを埋入する。依然として歯間部骨欠損と、それに対応してインプラントの遠心頸部の周囲にいくらかのサポートされていない再生骨が存在することに注目。(9、10) 軟組織構造を強化するために追加の軟組織移植を行う。乳頭に「刺身」状の厚い移植片を採取し、次いで、6-0 の吸収性モノフィラメント縫合糸を適用して、左側中切歯の露出した歯根表面を覆うために歯間部へ「くの字」に固定した。最適な位置で安定させるために、結合組織移植片の頬側に追加の縫合を加えた。移植片設置前に、露出していた根の表面にアメロジェニン (Emdogain) を塗布したことに注目。(11) インプラント二次手術当日の頬側面観。改善された軟組織構造に注目。(12) プロビジョナルクラウン装着後の軟組織の頬側面観。乳頭と歯肉の対称性が改善されているが、いまだ十分な乳頭のカントゥアではないことに注目。(13～15) 最終的なアバットメントの形態によって乳頭構造を改善することを決定した。したがって、最終ジルコニアアバットメントは凸面状に製作し、再生された歯間部軟組織をさらに支持し改善する。(16) 最終アバットメントの装着。インプラントの近心側の再生された乳頭の位置と改善に注目。(17) セメント装着後の最終的なオールセラミッククラウン。

単独歯欠損における垂直的増大を伴う乳頭再建

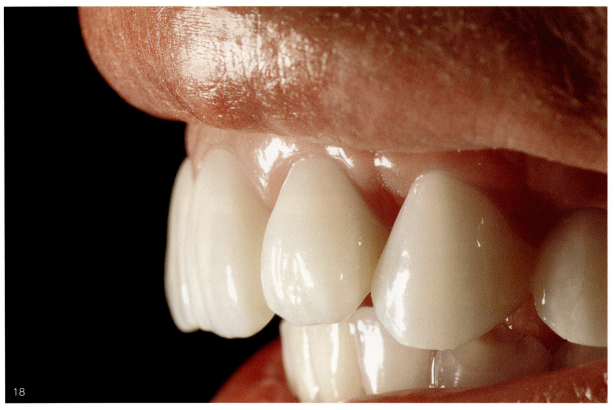

図13-2 続き （18）機能8年後の臨床結果を示す側方面観。

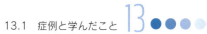

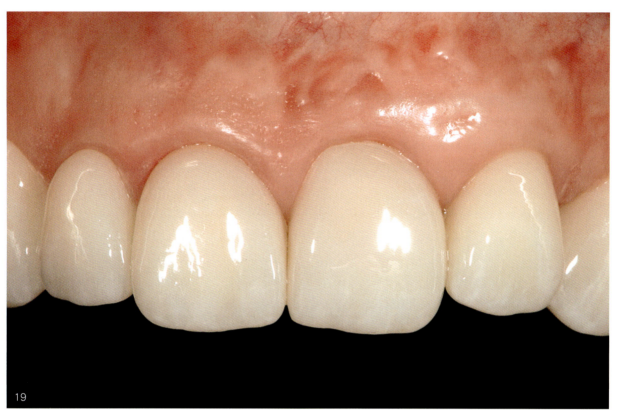

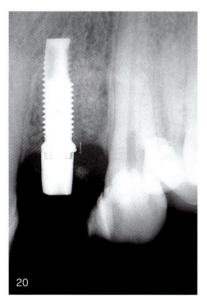 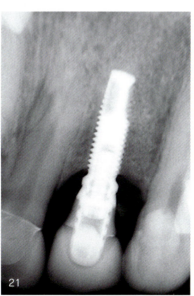 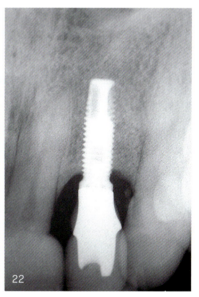

図 13-2 続き （19）機能後 10 年の軟組織の唇側面観。再生された歯間乳頭の安定性に注目。（20 〜 22）二次手術時および 1 年後、10 年後のデンタル X 線写真。1 年から 10 年の間に骨リモデリングがないことに注目。

本症例から学んだこと

1. この症例は、臨床的予後が非常に悪い、歯周病および垂直的骨欠損の組み合わせであった。歯間部の骨の頂上の間に垂直的骨増生を応用し、乳頭への結合組織移植、および凸面を持ったアバットメントによる歯間部のサポートを利用することで、結果的に長期的な良好な結果を示した。

2. 図 13-2-7 と図 13-2-8 にあるように、再生された骨の一部は遠心側で支持されていない。もしこの骨欠損を今日治療するなら、著者は2回目の骨移植を行っているだろう。この骨が、最初の1年に大きな骨のリモデリングが起きた理由である。その後10年間のフォローアップでは変化がなかった。

3. （歯間）乳頭へのCTGは、このケースを成功させる重要なパートであった。アメロジェニン（Emdogain）が結合組織移植片下の根面露出部位に適用された。これは、新しい（移植した）歯間乳頭の治癒と付着の補助となった可能性がある。

4. 歯間距離は、反対側のその部位より40％広かった。粘膜縁下に増大したスペースを補償するために、歯間乳頭を支持するアバットメントが使用された。これが結果として最終的な歯間乳頭の改善を果たした。大きい近遠心スペースが存在するようなこれに近い状況の場合、この種のデザインを使用することを検討していただきたい。

5. 本症例では、プロビジョナルレストレーションを用いて、軟組織の豊隆形態付与を辛抱強く待った。このような症例は、（軟組織形態が）改善し、成熟するまでの時間が必要である。このタイプの症例でのプロビジョナルレストレーションの期間は、最低6ヵ月である。

6. もしこのケースを今日治療するのであれば、やはり暫間的なアバットメントと徐々に豊隆形態を変化させていく方法を適用するであろう。

7. 患者は、事前に治療のステップや期間的な取組みを理解しており、治療を急ぐことはなかった。患者は結果に完全に満足していた。

13.1 症例と学んだこと

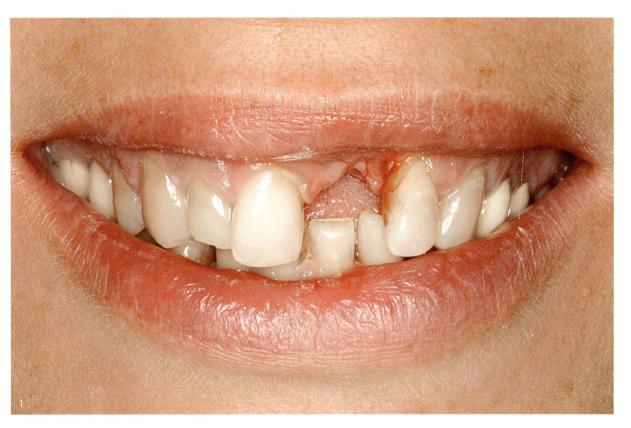

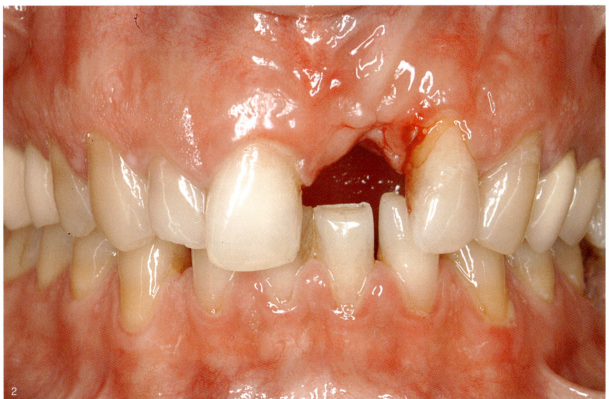

図 13-3（1 ～ 28） 重度の乳頭欠損および垂直的欠損の代表的な症例。（1、2）骨移植が失敗した 25 歳の女性患者の唇側面観。患者は重度の乳頭欠損を有する。欠損の遠心の乳頭領域で骨移植片が剥離していることに注目。

13 単独歯欠損における垂直的増大を伴う乳頭再建

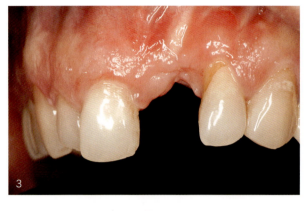
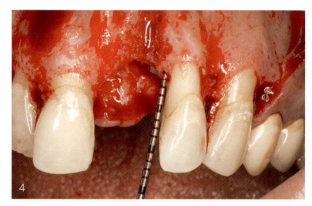
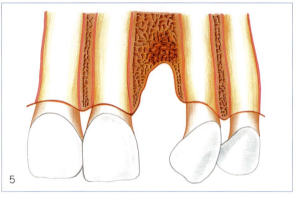
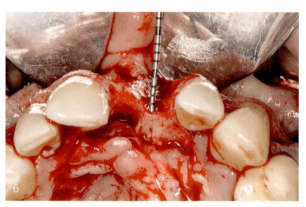
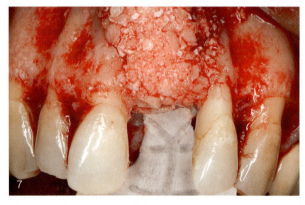
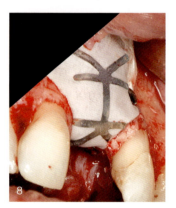

図 13-3 続き　(3) 失敗した骨移植の剥離片を取り除いた後の唇側面観。歯槽頂および歯間乳頭の両方の重度欠損に注目。(4) 垂直的欠損の唇側面観。上顎左側側切歯における近心骨損失を歯周プローブで測定。(5) 欠損の模式図。(6) 重度の水平的骨欠損の咬合面観。(7) 自家骨と ABBM との組み合わせから成る複合骨移植材料の唇側面観。(8) チタン強化型 e-PTFE メンブレンの斜側方面観。露出した根上に骨移植材料が置かれていることに注目。

13.1 症例と学んだこと

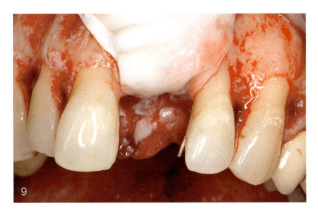
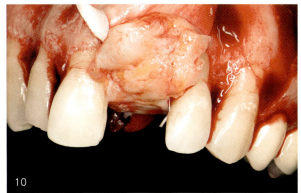
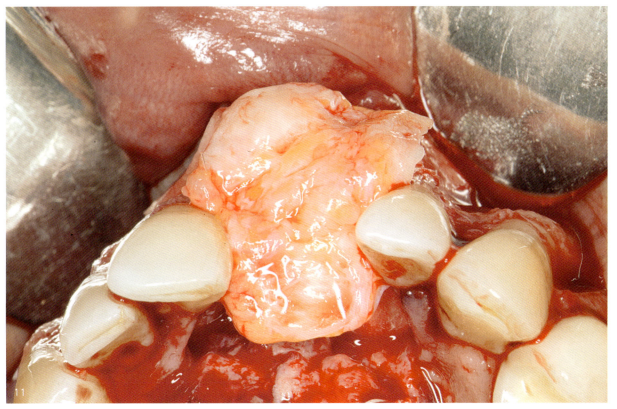

図13-3 続き　(9) 天然コラーゲンメンブレンが乳頭における骨移植片の上に設置された。(10、11) マイクロ縫合により位置付けられた「刺身」のように厚いタイプの結合組織移植片の唇側および咬合面観。

13 単独歯欠損における垂直的増大を伴う乳頭再建

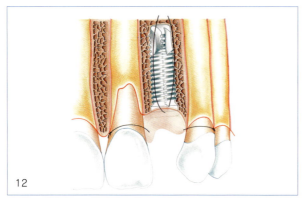

12

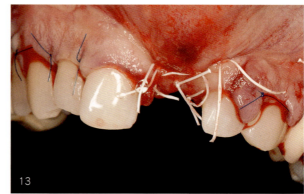

13

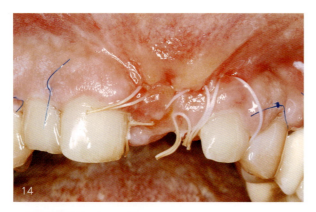

14

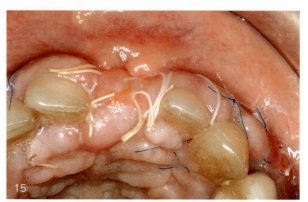

15

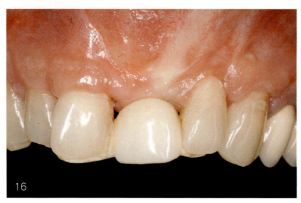

16

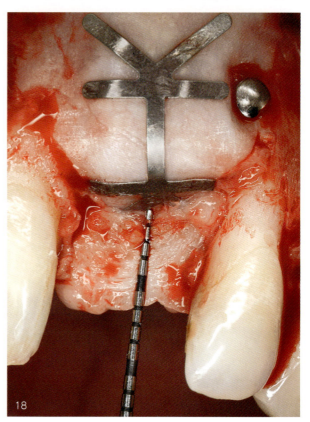

18

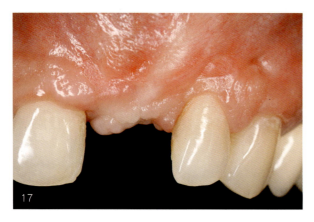

17

単独歯欠損における垂直的増大を伴う乳頭再建

168

13.1 症例と学んだこと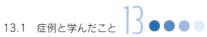

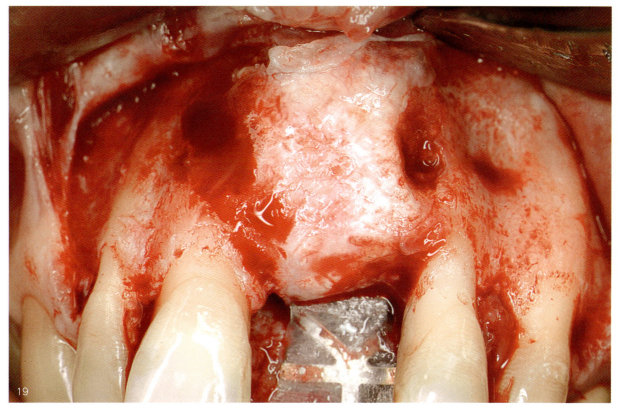

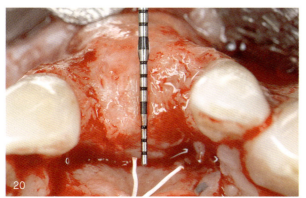

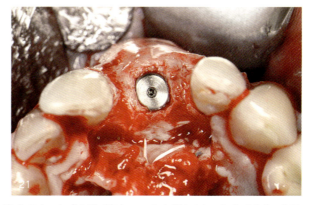

図13-3 続き （12）結合組織移植片の固定に適用した縫合のタイプの模式図。この症例には、6-0 PDS-Ⅱ吸収性モノフィラメント縫合糸を使用していることに注目。（13）二層縫合の唇側面観。（14、15）縫合糸除去時。問題なく治癒した唇側および咬合面観。（16）暫間補綴装置としてメリーランドブリッジをコンポジットレジンで接着した患者の治癒を示す唇側面観。（17）問題なく治癒した術後9ヵ月の唇側面観。術前に歯根露出していた部分を覆う歯間部軟組織の獲得に注目。（18）歯周プローブで示す軟組織の厚さとチタン強化型メンブレンの唇側面観。再生された乳頭を示す軟組織の水平なラインに注目。（19、20）再生された歯槽堤の唇側および咬合面観。（21）再生骨内に埋入したインプラントの咬合面観。

169

13 単独歯欠損における垂直的増大を伴う乳頭再建

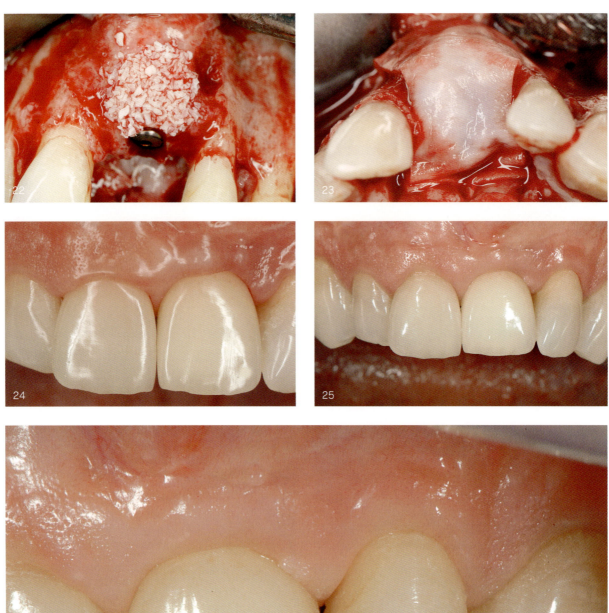

単独歯欠損における垂直的増大を伴う乳頭再建

170

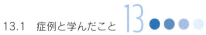

13.1 症例と学んだこと

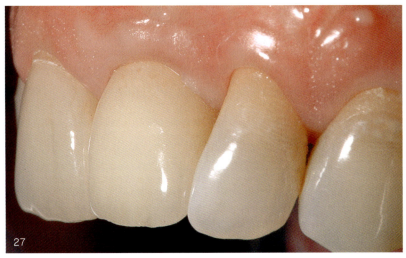
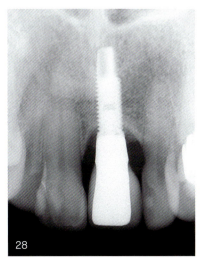

図 13-3 続き （22）新たに形成された歯槽堤の唇側に行った小規模な骨移植の唇側面観。この骨移植は、厚さがほんの約 1.5mm であったインプラント唇側面の骨を保護する役目を果たしていた。（23）移植片を保護する天然コラーゲンメンブレン。（24）インプラント上の最終補綴装置（クラウン）と成熟組織。左側中切歯のカントゥア修正のためにセラミックベニアが使用された。（25）機能後5年の修復物の唇側面観。（26、27）再生された乳頭の唇側および斜方面観。（28）歯槽骨頂の安定性を示す荷重後7年のデンタルX線像。[Quintessence Publishing 社より許可を得て転載：Urban IA, Klokkevold P, Takei H. Papilla reformation at single tooth implant sites adjacent to teeth with severely compromised periodontal support. Int J Periodontics Restorative Dent 2017;37(1):9-17.]

本症例から学んだこと

1. この症例では、GBR と組み合わせて、組織誘導再生法（以下 GTR）と歯間乳頭への CTG が同時に行われた。経験豊かな臨床医には、著者はこの方法を推奨する。経験が少ない臨床医には、段階的なアプローチがより簡単であり、最初に GBR/GTR を行い、そしてインプラント埋入時に CTG を行うとよい。しかしながら、この症例に適用された治療のタイプでは、臨床医はインプラント埋入時に必要に応じて、さらに移植片を追加することがある。

2. 図 13-3-19 において、新しく形成された骨の小さな三角形が、露出した根面上に存在することに注目。7年目の経過観察でも、デンタルX線像が示しているように、術前には露出していた根面に骨が依然存在している。

13.2 結論

　この章では、単独歯の垂直的骨欠損と歯間乳頭欠損の併存についてレビューした。欠損部の骨の頂上の位置と軟組織の高さは、歯槽堤欠損と併せて評価されるべきである。これらは、単独歯骨欠損のうちでもっとも困難な臨床状況である。このセクションの重要なメッセージは、中程度の骨吸収がある状況で歯を抜いてはいけないということである。なぜなら、審美的に予後不良であるからである。本章の各症例では、臨床的な治療戦略が成功していることが示されている。ぜひ試していただきたい。

13.3 参考文献

1. Urban IA, Jovanovic SA, Lozada JL. Vertical ridge augmentation using guided bone regeneration (GBR) in three clinical scenarios prior to implant placement: a retrospective study of 35 patients 12 to 72 months after loading. Int J Oral Maxillofac Implants 2009;24:502–510.

2. Jovanovic SA. Bone rehabilitation to achieve optimal aesthetics. Pract Proced Aesthet Dent 2007;19:569–576.

3. Urban IA, Klokkevold P, Takei H. Papilla reformation at single tooth implant sites adjacent to teeth with severely compromised periodontal support. Int J Periodontics Restorative Dent 2017;37(1):9-17.

13.4 推薦文献

Azzi R, Takei HH, Etienne D, Carranza FA. Root coverage and papilla reconstruction using autogenous osseous and connective tissue grafts. Int J Periodontics Restorative Dent 2001;21:141–147.

Barreto M, Francischone CE, Filho HN. Two prosthetic crowns supported by a single implant: an esthetic alternative for restoring the anterior maxilla. Quint Int 2008;39:717–725.

Becker W, Gabitov I, Stepanov M, Kois J, Smidt A, Becker BE. Minimally invasive treatment for papillae deficiencies in the esthetic zone: a pilot study. Clin Implant Dent Relat Res 2010,12:1–8.

Cabello G, Rioboo M, Fábrega JG. Immediate placement and restoration of implants in the aesthetic zone with a trimodal approach: soft tissue alterations and its relation to gingival biotype. Clin Oral Implants Res 2013;24:1094–1100.

Cho HS, Jang HS, Kim DK, et al. The effects of interproximal distance between roots on the existence of interdental papillae according to the distance from the contact point to the alveolar crest. J Periodontol 2006;77:1651–1657.

Choquet V, Hermans M, Adriaenssens P, Daelemans P, Tarnow DP, Malevez C. Clinical and radiographic evaluation of the papilla level adjacent to single-tooth dental implants. A retrospective study in the maxillary anterior region. J Periodontol 2001;72:1364–1371.

Cortellini P, Prato GP, Tonetti MS. The modified papilla preservation technique. A new surgical approach for interproximal regenerative procedures. J Periodontol 1995;66:261–266.

Cortellini P, Pini Prato G, Tonetti MS. The modified papilla preservation technique with bioresorbable barrier membranes in the treatment of intrabony defects. Case reports. Int J Periodontics Restorative Dent 1996;16:546–559.

De Kok IJ, Chang SS, Moriarty JD, Cooper LF. A retrospective analysis of peri-implant tissue responses at immediate load/provisionalized microthreaded implants. Int J Oral Maxillofac Implants 2006,21:405–412.

De Rouck T, Collys K, Wyn I, Cosyn J. Instant provisionalization of immediate single-tooth implants is essential to optimize esthetic treatment outcome. Clin Oral Implants Res 2009;20:566–570.

Giordano F, Langone G, Di Paola D, Alfieri G, Cioffi A, Sammartino G. Roll technique modification: papilla preservation. Implant Dent 2011;20:e48–e52.

Grunder U. Stability of the mucosal topography around single-tooth implants and adjacent teeth: 1-year results. Int J Periodontics Restorative Dent 2000;20:11–17.

Han TJ, Takei HH. Progress in gingival papilla reconstruction. Periodontol 2000 1996;11:65–68.

Jemt T. Restoring the gingival contour by means of provisional resin crowns after single-implant treatment. Int J Periodontics Restorative Dent 1999;19:20–29.

Kan JY, Rungcharassaeng K, Umezu K, Kois JC. Dimensions of peri-implant mucosa: an evaluation of maxillary anterior single implants in humans. J Periodontol 2003;74:557–562.

Kois JC. Predictable single tooth peri-implant esthetics: five diagnostic keys. Compend Contin Educ Dent 2001;22:199–206; quiz 208.

Lops D, Chiapasco M, Rossi A, Bressan E, Romeo E. Incidence of inter-proximal papilla between a tooth and an adjacent immediate implant placed into a fresh extraction socket: 1-year prospective study. Clin Oral Implants Res 2008;19:1135–1140.

Martegani P, Silvestri M, Mascarello F, et al. Morphometric study of the interproximal unit in the esthetic region to correlate anatomic variables affecting the aspect of soft tissue embrasure space. J Periodontol 2007;78:2260–2265.

McGuire MK, Scheyer ET. A randomized, double-blind, placebo-controlled study to determine the safety and efficacy of cultured and expanded autologous fibroblast injections for the treatment of interdental papillary insufficiency associated with the papilla priming procedure. J Periodontol 2007;78:4–17.

Nisapakultorn K, Suphanantachat S, Silkosessak O, Rattanamongkolgul S. Factors affecting soft tissue level around anterior maxillary single-tooth implants. Clin Oral Implants Res 2010;21:662–670.

Nordland WP, Sandhu HS, Perio C. Microsurgical technique for augmentation of the interdental papilla: three case reports. Int J Periodontics Restorative Dent 2008;28:543–549.

Pieri F, Aldini NN, Marchetti C, Corinaldesi G. Influence of implant-abutment interface design on bone and soft tissue levels around immediately placed and restored single-tooth implants: a randomized controlled clinical trial. Int J Oral Maxillofac Implants 2011;26:169–178.

Schoenbaum TR, Chang YY, Klokkevold PR, Snowden JS. Abutment emergence modification for immediate implant provisional restorations. J Esthet Restor Dent 2013;25:103–107.

Schoenbaum TR, Klokkevold PR, Chang YY. Immediate implant-supported provisional restoration with a root-form pontic for the replacement of two adjacent anterior maxillary teeth: A clinical report. J Prosthet Dent 2013;109:277–282.

Sorni-Bröker M, Peñarrocha-Diago M, Peñarrocha-Diago M. Factors that influence the position of the peri-implant soft tissues: a review. Med Oral Patol Oral Cir Bucal 2009,14:e475–e479.

Su H, Gonzalez-Martin O, Weisgold A, Lee E. Considerations of implant abutment and crown contour: critical contour and sub-critical contour. Int J Periodontics Restorative Dent 2010;30:335–343.

Tarnow DP, Magner AW, Fletcher P. The effect of the distance from the contact point to the crest of bone on the presence or absence of the interproximal dental papilla. J Periodontol 1992;63:995–996.

Tinti C, Benfenati SP. The ramp mattress suture: a new suturing technique combined with a surgical procedure to obtain papillae between implants in the buccal area. Int J Periodontics Restorative Dent 2002;22:63–69.

Urban IA, Klokkevold P, Takei H. Abutment-supported papilla: a combined surgical and prosthetic approach to papilla reformation. Int J Periodontics Restorative Dent 2016;36(5):665-671.

Valentini P, Abensur D, Albertini JF, Rocchesani M. Immediate provisionalization of single extraction-site implants in the esthetic zone: a clinical evaluation. Int J Periodontics Restorative Dent 2010;30:41–51.

Zitzmann NU, Marinello CP, Berglundh T. The ovate pontic design: a histologic observation in humans. J Prosthet Dent 2002;88:375–380.

上顎前歯部における
著明な垂直的歯槽堤欠損の
外科的マネージメント：
上顎前歯部の垂直的欠損の分類

歯槽堤増大術の成功を得るためには、術中および治癒過程におけるテンションフリーの一次閉鎖が、予知性のために必要不可欠である[1]。フラップの形状がこの鍵を握っている。小さすぎるフラップは取扱いが非常に難しく、不良な臨床結果につながる早期のメンブレンまたは補填材料の露出の原因になることが多い[2,3]。過去の手術や、異なる移植材料は、口腔前庭の移動と続いて生じる深さの消失によって軟組織の量と質を変化させているかもしれない。骨膜の瘢痕化は、骨膜の厚みや弾力性に影響を与え、フラップの伸展に支障が出ることがある。

この経験から、著者はフラップデザインとマネージメントについての臨床的判断は2つの大きな要因：1）口腔前庭の深さ、2）骨膜の質／連続性に基づくことを見出した[4]。

本章では上顎前歯部欠損のタイプを再考し、治療アプローチを詳述する。

14.1　上顎前歯部の垂直的歯槽堤増大術（AMVRA）のフラップデザイン分類

前述した二大要因に基づくと、上顎前歯の軟組織構成には4タイプのバリエーションがある。

タイプⅠ：通常の深さの口腔前庭と健全な骨膜（図14-5）
適応症

浅い～中程度の垂直的欠損（6mm以下）または、水平的欠損を持つ患者はたいていの場合、通常の口腔前庭深さ、良好な量の角化組織、そして侵襲を受けていない健全な骨膜を有している（図14-5）。

14 上顎前歯部における著明な垂直的歯槽堤欠損の外科的マネージメント：上顎前歯部の垂直的欠損の分類

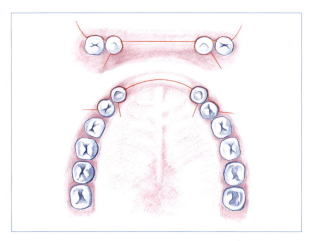

図 14-1　上顎前歯部の典型的なフラップデザインの模式図。

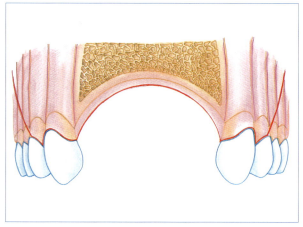

図 14-2　上顎前歯部の剥離されたフラップの唇側面観の模式図。すべての唇側の歯間乳頭が剥離されるが、口蓋側の歯間乳頭はまったく触れられていないことに注意。

テクニカルノート[5-7]

フラップデザイン

唇側の Safety Flap

　Remote flap を用いるべきであり、このデザインは歯槽頂および垂直減張切開から成る。全層弁で歯槽頂中央の切開は、No.15c の外科用メスを使って角化歯肉内に入れる。角化組織が十分にある症例では、この切開は約 2 mm 唇側寄りに位置づける（図 14-1 〜 3 を参照）。外科的アクセスのためには、2 つの末広がりの垂直切開は、術野から少なくとも 1 歯以上離れた所に位置づけ、通常は欠損部から 2 歯分離す。一般的に、より大きいフラップは閉鎖されやすく、歯肉歯槽粘膜境（以下 MGJ）のゆがみが少ない結果となる。一次切開の後、骨膜剥離子で MGJ を越え、骨欠損を少なくとも 5 mm 越えるまで全層弁を翻転する。歯間部の骨頂が減少している症例では、セメント − エナメル境（CEJ）よりもわずかに歯冠寄りの水平切開を行う。なぜならば、残存する歯間乳頭はより損なわれやすいからである。このように、歯間乳頭の唇側あるいは口蓋側には触れない（図 14-4）。

口蓋側の Remote Flap

　口蓋側の remote flap も利用する。このフラップは歯肉溝内と、隣在歯の遠心隅角へのおよそ 6 〜 8 mm の 2 つの口蓋垂直減張切開から成る。鼻口蓋孔が位置する症例では、内部を通る神経の部分的な側方移動が必要かもしれない。これについては第 15 章で述べる。

受容部位の形成

　注意深くフラップを挙上したのちに、露出した骨はチゼル（例：バックアクションチゼル）を用いてすべての軟組織の残渣を清掃する。受容床の骨層には、小さいラウンドバーを用いて多数のデコルチケーションの孔を形成する。適正な大きさのチタン強化型 d-PTFE あるいは e-PTFE メンブレンを選択し、補填材料の全体を覆うようにトリミングする。また天然歯にはメンブレンが接触しないようにする。メンブレンは隣接する骨を少なくとも 2 mm 覆うようにする。移植材料生着のために移植材料の安定を維持しなくてはならないので、メンブレンの安定はこの手法の重要項目である。

14 上顎前歯部の垂直的歯槽堤増大術（AMVRA）のフラップデザイン分類

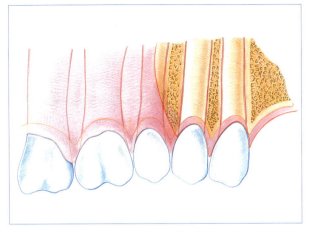

図 14-3　剥離されたフラップの側方面観の模式図。すべての唇側歯間乳頭は剥離されており、垂直切開の位置は2歯離れた遠心唇側隅角であることに注目。

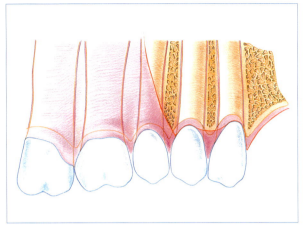

図 14-4　剥離されたフラップの側方面観の模式図。歯間部骨頂は削除され、ゆえに水平切開は CEJ に向けてわずかに歯冠寄りに位置する。

メンブレンは、まず舌／口蓋側にチタン製ピンまたは3mmのチタンスクリューを少なくとも2ヵ所に留めて固定する。その後骨移植材料を欠損内に填入し、メンブレンを折りたたんで、追加のチタン製ピンまたはスクリューで固定する。将来の骨の高さと幅を考慮してメンブレンを設置し、そしてそのメンブレンを支持するためにスペース内に移植材料を完全に充填する。

フラップの伸展／二層縫合

メンブレンが完全に安定すると、フラップはテンションフリーで一次閉鎖できるように伸展させる必要がある。（第6章で述べたものと同様の方法で）periosteo-elastic technique を用いて下顎臼歯部の頬側フラップを伸展する。

フラップテンションを解放するには2つの段階を踏む。初めに、新しいメス刃で慎重に骨膜切開を行う。骨膜は2本の垂直切開をつなぐように鋭く切開して、眼窩下神経は保護する。原則は第6章でオトガイ神経について述べたのと同じである。第二段階には「骨膜下線維束」の切開と弾性線維の切離が含まれる。弾性線維に到達したら、鋭利でない剥離子を用いてこの線維の切離を行う。この切離は45°と90°回転させたメス刃を用いた削ぐような動作や、あるいはハサミを開く動きによって行うことができる。インスツルメントを歯冠側へ引く動きによって、完全な柔軟性が得られる。弾性線維が切離されるとフラップは解放され、テンションフリーで縫合することができる。フラップは、二層で縫合する。第一層は切開線から5mm離れたところを水平マットレス縫合で閉鎖し、次いでフラップ辺縁の閉鎖は単純結節縫合を用いる。このテクニックを用いることでフラップの縁は外反し、唇側と舌側のフラップの5mmの内部結合組織層が効果的に接合する。この結合組織層の間が密接することで、メンブレンの露出を防止できる。

e-PTFE または d-PTFE 縫合糸は、縫合に適している。垂直切開は根尖部より縫合を開始し、歯槽頂方向に単純結節縫合で閉鎖する。

14 上顎前歯部における著明な垂直的歯槽堤欠損の外科的マネージメント：上顎前歯部の垂直的欠損の分類

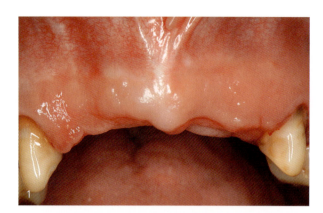
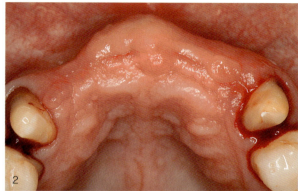
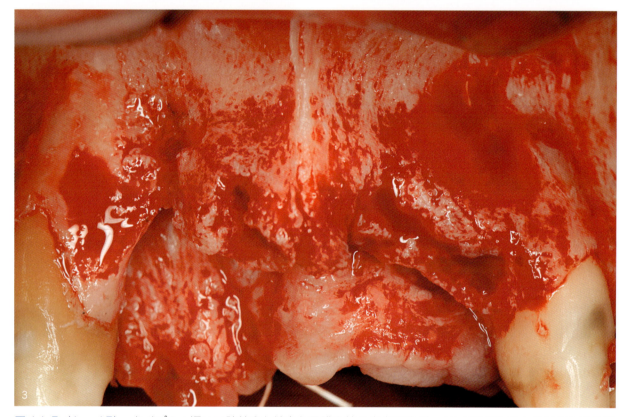

図 14-5（1〜15） タイプⅠ：深い口腔前庭と健全な骨膜を持つ患者の症例。40歳の健康な女性は過去に下顎の外科矯正を受けている。上顎骨は約5mm挙上され、上口唇は支持されていない。リップサポートのために5mmの水平的に過剰な拡大を計画した。（1、2）軟組織の唇側および咬合面観。適度な角化組織と通常の深さの口腔前庭の存在を認める。（3）中程度の垂直的な骨吸収を呈する骨の状態。

上顎前歯部の垂直的歯槽堤増大術（AMVRA）のフラップデザイン分類

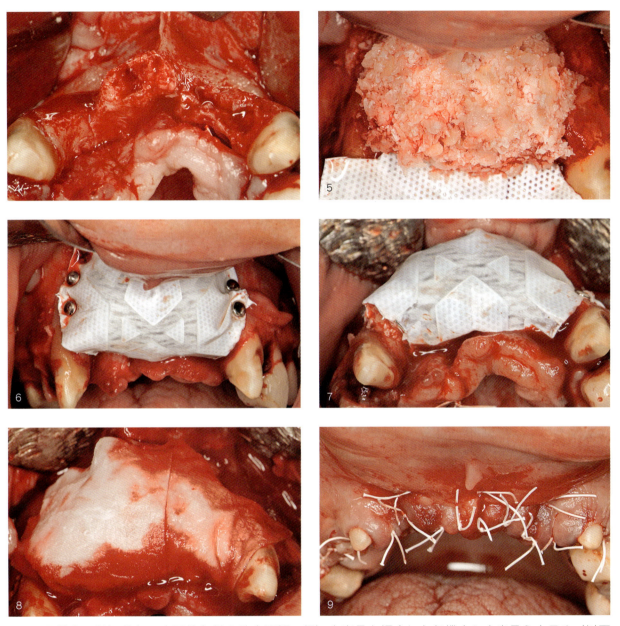

図14-5 続き (4) 著しい水平的欠損の咬合面観。(5) 自家骨と混合した無機ウシ由来骨ミネラル（以下 ABBM）の顆粒（1:1）を設置。(6、7) 固定されたチタン強化型 d-PTFE メンブレンの唇側および咬合面観。(8) 不十分な適合をカバーするようにコラーゲンメンブレンを用いた。(9) 水平マットレス縫合と単純結節縫合を用いた二層縫合。

14 上顎前歯部における著明な垂直的歯槽堤欠損の外科的マネージメント：上顎前歯部の垂直的欠損の分類

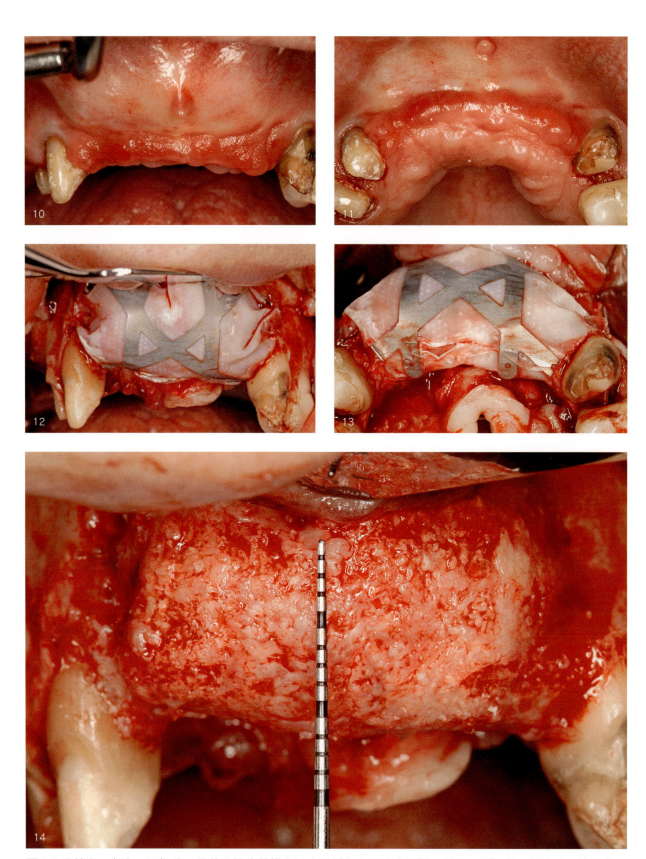

図14-5 続き （10、11）9ヵ月後の治癒状態を示す唇側および咬合面観。（12、13）9ヵ月後の二次手術。（14）適切な角化組織と口腔前庭の深さのある状態で、適度な垂直的骨増大と、広範な水平的骨増大が得られた。

上顎前歯部の垂直的歯槽堤増大術（AMVRA）のフラップデザイン分類

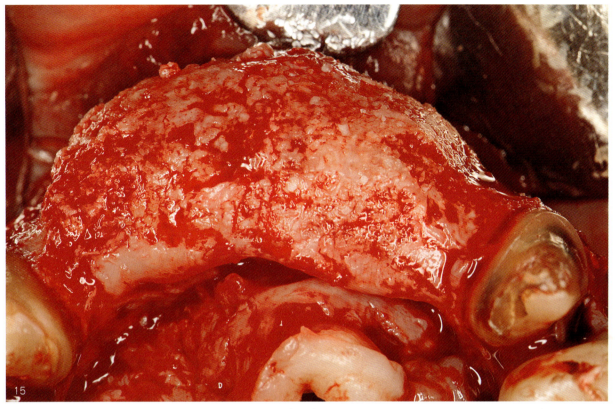

図 14-5 続き　（15）再生した骨の咬合面観。リップサポートに有効な水平的に拡大された骨移植が認められる。本症例は軟組織再建の章に続く（第 17 章）。

本症例から学んだこと

1. 良好な口腔前庭の深さと健全な骨膜は、広範な移植ボリュームであったとしても軟組織の閉鎖を容易にするうえでのもっとも重要な因子の 2 つである。
2. 骨移植は下顎矯正手術のわずかな不足やリップサポートの不足を補償することができる。
3. 骨移植により遺伝的なボーンハウジングを大きく超えて拡張できる。
4. この移植による拡張は、ABBM と自家骨の混合のような吸収の遅い複合移植材料を使用して維持できる。

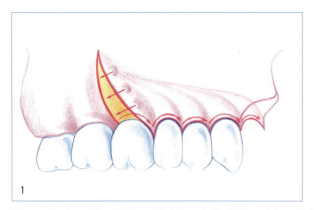
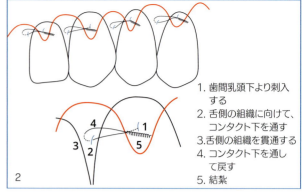

図 14-6（1、2） PST の模式図。歯間乳頭は近心に移動されているが、垂直切開は遠心で閉鎖される。

タイプⅡ：浅い口腔前庭と健全な骨膜（図14-8）

適応症

　この変形したタイプでは、歯槽堤の著しい垂直的骨量の不足、あるいは骨膜の瘢痕化を伴わないがMGJ が過去の外科処置により移動したことで口腔前庭が浅い。後者のタイプに対しては口腔前庭を深くするための遊離軟組織移植を行い、その欠損をタイプⅠ欠損に変換することが可能で、後はタイプⅠ欠損として処置する。しかし、著しい垂直的欠損症例は本項で述べるタイプⅡ欠損として取り扱うべきである。

フラップデザイン：Free Curtain Flap（FCF）と Papilla Shift Technique（PST）

　このような欠損において、より広い範囲で safety flap（以下 SF）を用いるべきである。フラップデザインはタイプⅠ症例よりも少なくとも1歯分大きくする。2ヵ所の縦切開は、垂直的欠損の重篤度によって2, 3あるいは4歯離れた部位に設定する。このテクニックでは、骨膜切開と弾性線維の切離後にフラップを側方移動し（free curtain flap；以下 FCF）、浅い口腔前庭の欠点を補うようにそれぞれの歯間乳頭を近心側へ移動する。このような歯冠側と側方へ位置づけるフラップは papilla shift technique（以下 PST）と呼ばれる（図 14-6 参照）。

手技の秘訣

- **口輪筋下部の形成**（図 14-7）：極端な症例では、その線維を傷つけないように口輪筋下方の口唇に近い所に、前方に向けて骨膜下の内部切開を行う。このフラップを用いて歯冠側移動することを口輪筋下部の形成と呼び、軟組織を側方部と同様に歯冠側へも増大することができる。

- **縫合**：縫合は欠損の中央からマットレス縫合を開始する。その後、隣在歯の遠心歯間乳頭を近心に引きながら縫合を続ける。これにより、もっとも近い歯間乳頭は欠損部の遠心部を閉鎖する。遠心縦切開は根尖部から縫合する。これらの症例では縦切開の根尖粘膜部分はしばしば歯のマージン方向へ引っ張られ、フラップ最遠心の歯で歯肉歯槽粘膜の部分的な変形が生じる。残りの縫合はすでに述べたとおりである。

上顎前歯部の垂直的歯槽堤増大術（AMVRA）のフラップデザイン分類

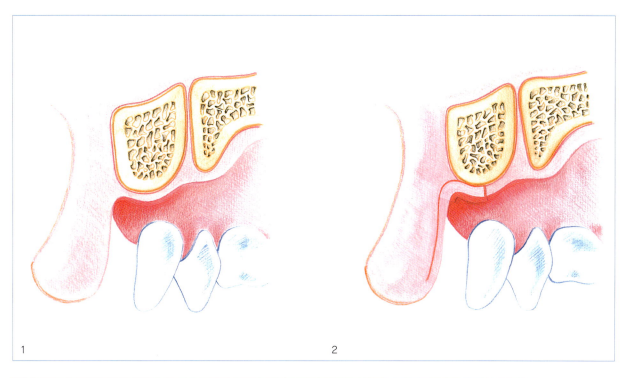

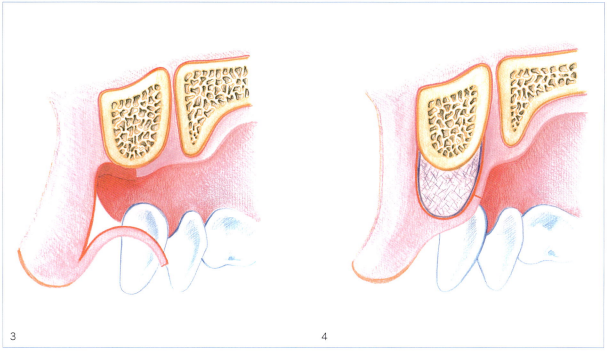

図 14-7（1～4） 口輪筋下部の形成を示す模式図（側方面観）。重度の垂直的欠損のために口腔前庭がきわめて浅かった。（1）口腔前庭が非常に浅い、著明な垂直的骨欠損の側方面観。（2）切開線と口輪筋下部の形成を表す側方面観。（3）口輪筋下部の形成を用いたフラップの最終形成を表す側方面観。（4）骨移植後の最終的な軟組織閉鎖。

14 上顎前歯部における著明な垂直的歯槽堤欠損の外科的マネージメント：上顎前歯部の垂直的欠損の分類

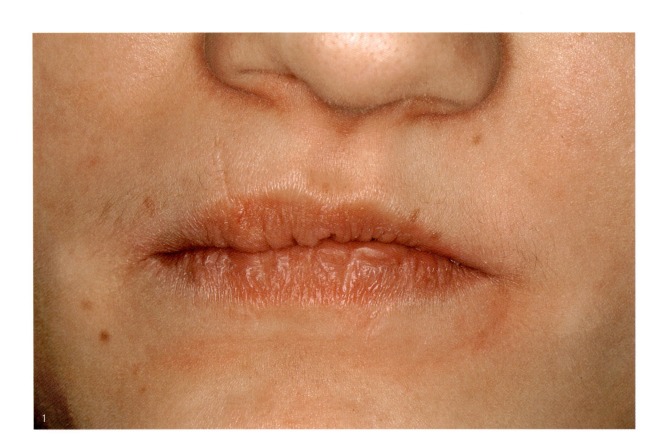

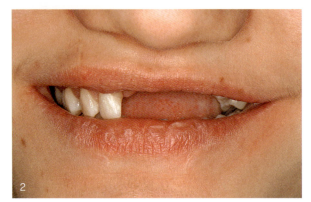

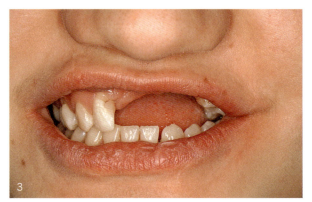

図14-8（1〜24） タイプⅡ：浅い口腔前庭と健全な骨膜を有する代表的な症例。（1〜3）著しい垂直的な骨の不足を呈する患者の機能時のリップサポートの唇側面観。

上顎前歯部の垂直的歯槽堤増大術（AMVRA）のフラップデザイン分類 14

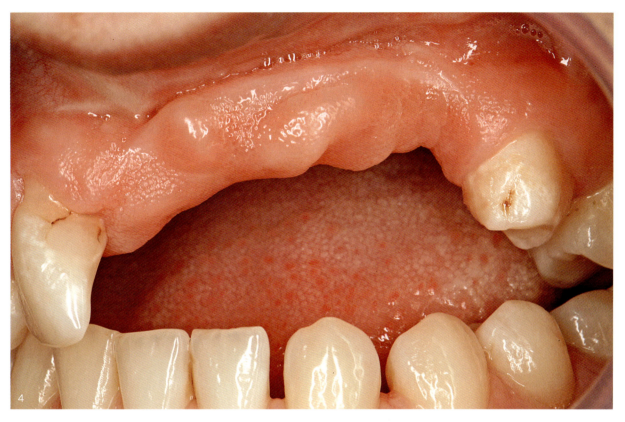

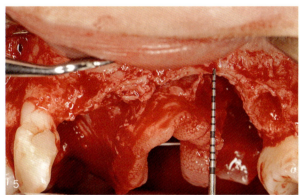
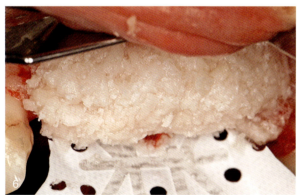

図 14-8 続き （4）進行した垂直的欠損と口腔前庭の喪失を呈する患者の唇側面観。（5）垂直的骨不足の唇側面観。不足している歯槽堤の3歯後ろに2本の垂直切開を設定したSFが形成された。（6）設置された複合移植材料（ABBMを1：1で混和した自家骨）の唇側面観。

14 上顎前歯部における著明な垂直的歯槽堤欠損の外科的マネージメント：上顎前歯部の垂直的欠損の分類

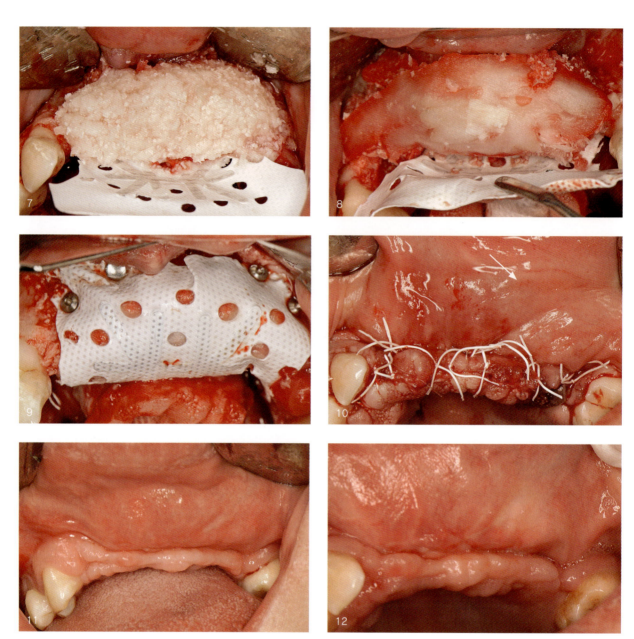

図14-8 続き　(7) 設置された複合移植材料の咬合面観（ABBM を 1：1 で混和した自家骨）。(8) 組換えヒト骨形成タンパク質2（以下 rhBMP-2）に浸したコラーゲンマトリックスの薄い層の唇側面観。(9) 成長因子が骨膜へ達するように穿孔を施したチタン強化型 d-PTFE メンブレンの設置。(10) PST と口輪筋下部の形成を併用した（矢印参照）。二層縫合テクニックは適切な治癒のための移植材料の安定を確実にし、維持することに注目。(11、12) 問題なく治癒した9ヵ月後の唇側および咬合面観。2| は破折により抜歯された。

上顎前歯部の垂直的歯槽堤増大術（AMVRA）のフラップデザイン分類 14

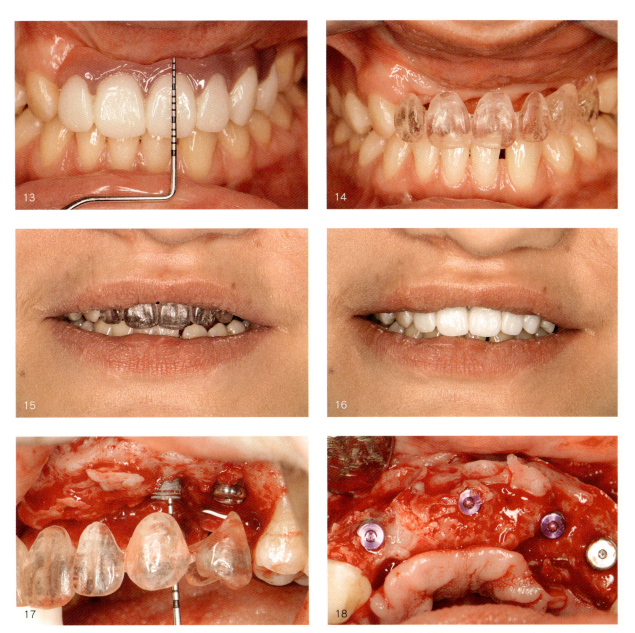

図14-8続き　（13、14）メンブレン除去とインプラント埋入手術時、複合補綴ワックスアップとサージカルガイドを設置した状態の唇側面観。（15、16）複合ワックスアップ設置時のリップサポートの唇側面観。骨移植によりすぐれたリップサポートと対称性が得られていることに注目。（17）サージカルガイドに対するインプラントの唇側面観。垂直的に約2mmの骨が喪失している。（18）再生した歯槽堤に設置された4本のインプラントの咬合面観。抜歯窩への骨移植が行われた部位がもっとも薄いことに注目。歯槽堤全体として2回目の増生が必要である。

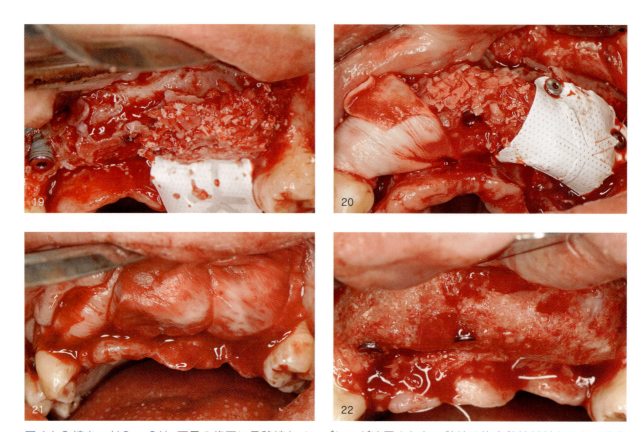

図14-8続き （19〜21）不足の修正に骨移植とメンブレンが適用された。移植は複合移植材料とチタン強化型d-PTFEメンブレンからなり、垂直的、水平的増大がいまだ必要とされる左側に対して行った。ABBMの外層および自家骨の内層と、天然コラーゲンメンブレンを用い骨膜マイクロ縫合で固定するサンドイッチ骨増生が行われた。（22、23）さらに6ヵ月の治癒後における再生された歯槽堤の唇側および咬合面観。良好な垂直的・水平的な高さの獲得が認められる。（24）リップサポートの良好な改善後の側貌。

上顎前歯部の垂直的歯槽堤増大術（AMVRA）のフラップデザイン分類

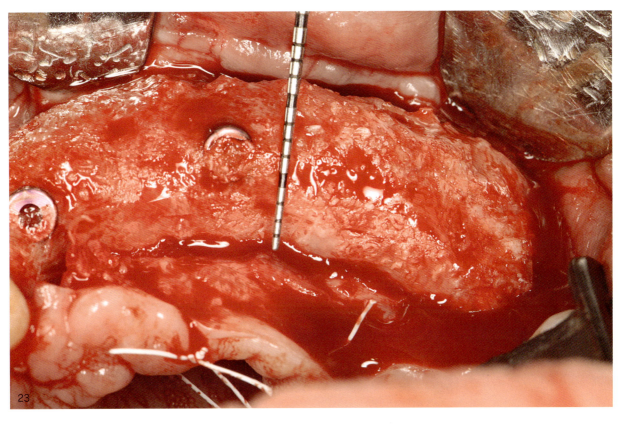

23

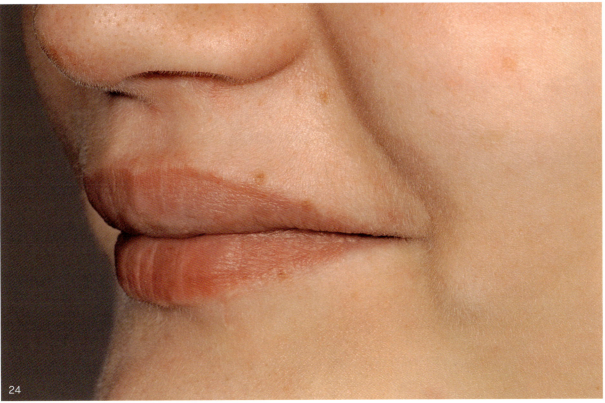

24

14 上顎前歯部における著明な垂直的歯槽堤欠損の外科的マネージメント：上顎前歯部の垂直的欠損の分類

本症例から学んだこと

1. SF、FCF および PST と口輪筋下部の形成の併用は、重度のタイプⅡ垂直的骨欠損の軟組織閉鎖に必要なツールである。

2. この症例は良好に治癒し、歯槽堤増大は骨の85％だけであったものの最終的な結果は素晴らしかった。これは、外層への rh-BMP2 と、ハンドメイドの穴あきメンブレンの使用によるものである。メンブレンには十分な穿孔がなかった。そして、この部分には漿液腫タイプの欠損が生じた。外層には皮質骨が形成され、骨質は良好であった。

3. rhBMP-2 を使用する場合、メンブレンには十分に孔をあけておく必要がある。メーカーは成長因子製剤用の多孔性メンブレンを開発中である。

4. 垂直的増大が不十分であった第二の理由は必要な大きさよりもわずかに小さいメンブレンを設置したことによるものである。図14-8-9 に示す矢印は理想的な高さよりもわずかに深く設置されたメンブレンを示している。

5. 上顎前歯部の移植が不十分であった場合、インプラント埋入時に喪失した骨の修復が推奨される。しかし、ゴールは完全な骨移植によって垂直的な高さを獲得することであるため、著者の臨床においてこのようなことは稀である。なぜならば、元々ある軟組織を用いた処置よりも随分と簡単だからである。つねに最初の術式において完全な再生を獲得できるようにトライし、追加の再生を得るための二度目の大きな手術が必要にならないようにする。

タイプⅢ：通常の深さの口腔前庭と瘢痕化した骨膜（図 14-9）

適応症

以前の骨移植によって骨膜が瘢痕化しているが、MGJ に明らかな変化のない、浅い〜中程度の垂直的欠損を持つ患者はこのカテゴリーに該当する。著者は、このタイプは上顎前歯部には少ないことを発見した。なぜならほとんどの症例で、再生処置がMGJ にゆがみを生じるからである。

テクニカルノート

フラップデザインはタイプⅠ欠損と同じように計画する。しかし、骨膜減張切開は異なる。なぜなら骨膜は肥厚、瘢痕化しフラップが最良の弾性を得る可能性が低くなっているからである。本症例では、骨膜形成術[8] あるいは部分的な骨膜の切除を行うべきである。垂直切開の根尖側末端を結んだライン上に1本の切開を行う。この切開の深さは骨膜の厚みによるが、通常は弾性線維に到達させる。さらに、内部の部分層弁切開を歯冠側へ向け、深部の弾性線維から骨膜を剥がすように続ける。操作を行っている間にフラップを穿孔しないように注意を払わなければならない。そしてフラップは弾性を持ち、求められた位置に伸展、閉鎖が可能となる。著しい症例では、骨膜下フラップの内部形成を、その線維を傷つけないように口輪筋下方の口唇に近い所に行う。傷ついた骨膜が薄い、あるいは内部形成中に傷つけ、生着する可能性がないように術者が感じた症例では、骨膜の部分切除が推奨される。縫合はタイプⅠで述べた縫合を行う。ダメージを受けた骨膜の縫合は推奨されない。なぜなら縫合糸で骨膜を引っ張ったり蝶番的な動きをすることで、それを傷つけるかもしれないからである。そして、軟組織の治癒における合併症を起こす可能性がある。

上顎前歯部の垂直的歯槽堤増大術（AMVRA）のフラップデザイン分類

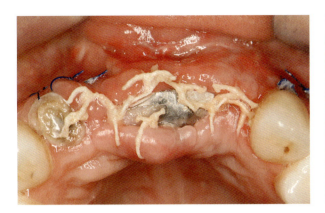
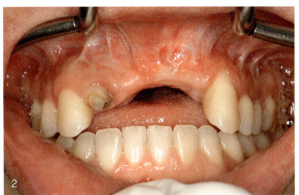
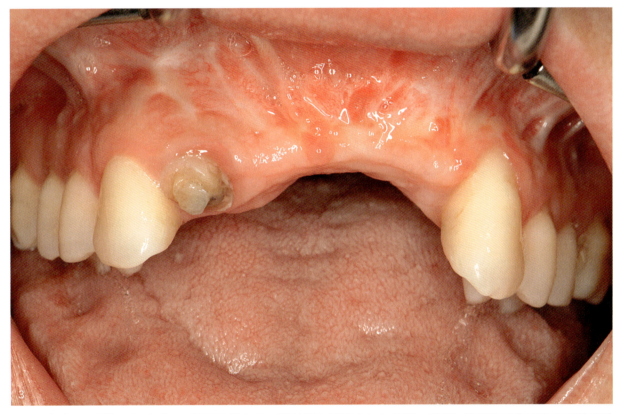

図14-9（1〜17）　タイプⅢ：通常の深さの口腔前庭と瘢痕化した骨膜。患者は数度の予後不良な骨移植手術の後に紹介された。患者は上顎の位置を変えるために顎矯正手術も受けており、その結果粘膜が瘢痕化した。(1)露出した e-PTFE メンブレンの咬合面観。(2、3)メンブレンを除去し、軟組織が完全に治癒した後の唇側面観。左側犬歯には軟組織の喪失があり、そのため2本の犬歯を結ぶラインは斜めになっている。これは、左右対称な組織再生において予後不良となる要素である。

14 上顎前歯部における著明な垂直的歯槽堤欠損の外科的マネージメント：上顎前歯部の垂直的欠損の分類

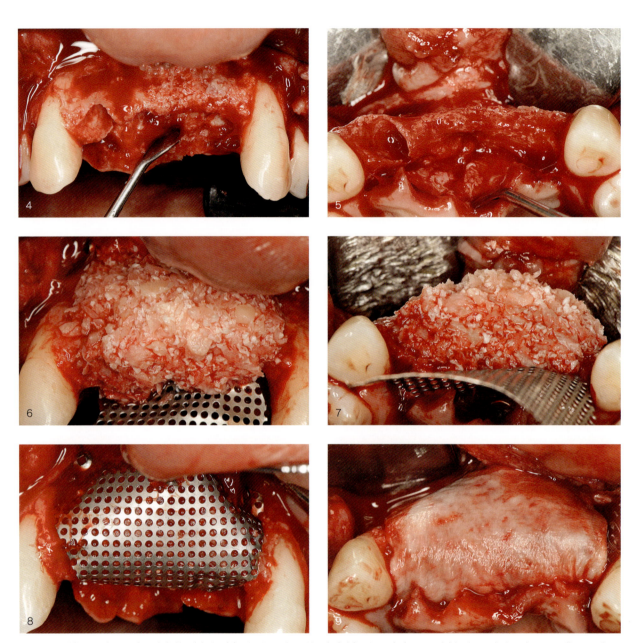

図14-9続き　(4、5) 垂直的 (中程度) および水平的 (重度) な骨欠損の唇側および咬合面観。骨膜は過去の再生手術による瘢痕化が認められる。(6、7) 設置された骨移植材料の唇側および咬合面観。(8) 設置されたチタンメッシュの唇側面観。(9) メッシュを覆うために天然コラーゲンメンブレンを設置した。(10) テンションフリーなフラップ閉鎖を得るために骨膜形成術と口輪筋下部の形成 (矢印参照) を組み合わせて行った。二層縫合により一次閉鎖を得た。(11) 再生した骨の唇側面観。(12、13) 設置されたインプラントの唇側および咬合面観。(14) 2回目の骨移植が設置された咬合面観、この移植はABBMとコラーゲンメンブレンで覆われた自家骨層より成る。

上顎前歯部の垂直的歯槽堤増大術（AMVRA）のフラップデザイン分類

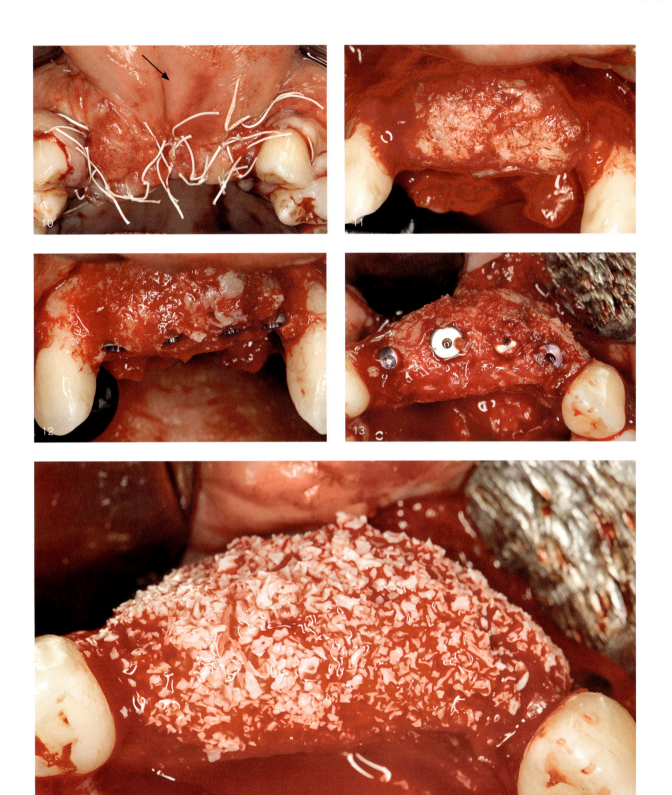

14 上顎前歯部における著明な垂直的歯槽堤欠損の外科的マネージメント：上顎前歯部の垂直的欠損の分類

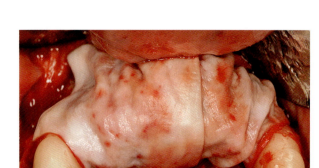
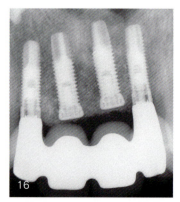
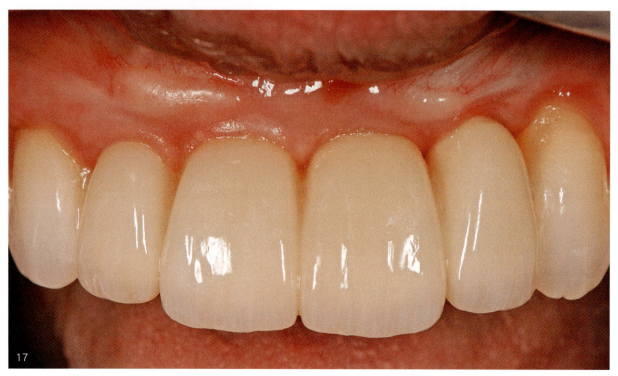

図14-9続き　(15) 二度目の移植材料を覆ったコラーゲンメンブレンの唇側面観。(16) 荷重後5年の安定した骨を示すデンタルX線像。2本のインプラントが補綴のために用いられ、中央の2本のインプラントは露出させずに置いた。患者は2本の追加のインプラントの埋入を希望した。(17) 機能後5年の最終修復物の唇側面観。

本症例から学んだこと

1. わずかな非対称は隣接組織の喪失や歯槽堤のラインの傾斜によるものである。
2. 本症例ではチタンメッシュを用いた。この症例を治療した時に著者はメンブレンを好んで使用していたが、当時は非強化型 e-PTFE メンブレンしかなかった。最初の処置以降、患者には創面の露出による失敗の既往歴が何回かあったため、著者はコラーゲンメンブレンで被覆したチタンメッシュを使用した。今この症例を示すのであれば、d-PTFE メンブレンを使用したであろう。
3. インプラント周囲の良好な骨頂部に注目。これは硬・軟組織のコンセプトに基づいている（第16、17章に詳述）。

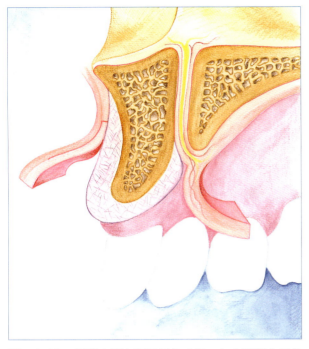

図 14-10 骨膜の下を切る目的で行った内部部分層弁を示す模式図。

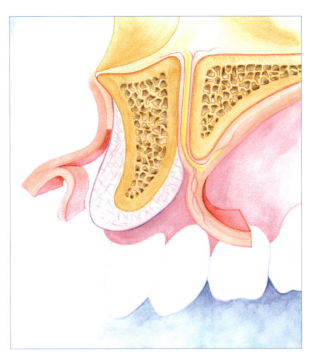

図 14-11 骨膜形成術を示す模式図。

タイプⅣ：浅い口腔前庭と瘢痕化した骨膜（図 14-12）

適応症

このタイプの欠損は通常、著しい垂直的な歯槽堤の不足か、あるいは MGJ の移動や骨膜の瘢痕化を伴う過去の再生治療の失敗により生じた浅い～中程度の垂直的欠損によるものである。骨膜に取り込まれた何らかの骨補填材料、金属材料またはコラーゲンメンブレンによって、骨膜は厚く柔軟性に乏しい「石状」となっていることがある。

テクニカルノート

著者はこのタイプの欠損がもっとも取扱いが難しいと考えている。浅いタイプⅣの口腔前庭を深くすることでタイプⅢの欠損に変換し、その後はタイプⅢとして取り扱えるようにするために遊離軟組織移植を行う。しかし、著しい垂直的欠損の症例においては、治療は以下に述べるように行うべきである。このタイプの欠損は延長した remote flap の挙上と骨膜形成術／骨膜切除を組み合わせる（図 14-10、11）。

極端な症例においては、骨膜下のフラップの内部形成を口輪筋下部の形成と組み合わせる。これにより、軟組織は歯冠側と側方の両側から増大できる。通常タイプⅣの欠損はタイプⅡとタイプⅢの欠損に対する外科マネージメントを組み合わせる。

図 14-5 に示した症例は軟組織再建の章（第 17 章）に続ける。

14 上顎前歯部における著明な垂直的歯槽堤欠損の外科的マネージメント：上顎前歯部の垂直的欠損の分類

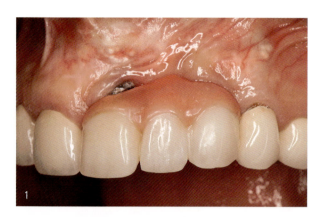
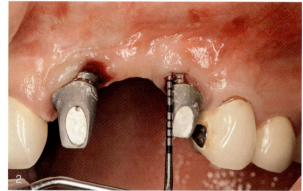
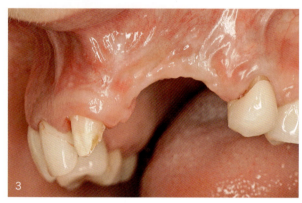
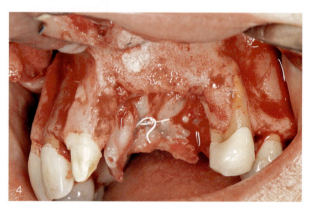
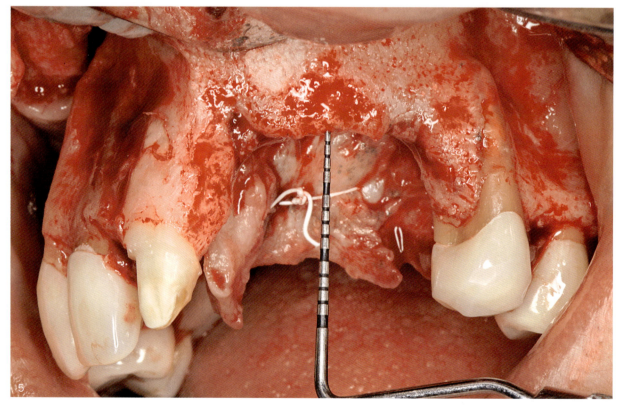

図 14-12（1～27）（1、2）重度のインプラント周囲炎によって失敗しつつあるインプラントの唇側面観。骨移植の失敗した部位の粘膜を通して移植顆粒が光っていることに注目。（3）インプラントを除去し、可及的に移植材料を清掃した後、組織は本来の状態であるように見える。（4、5）延長した SF を剥離した後、重度の垂直的欠損が明らかになった。

上顎前歯部の垂直的歯槽堤増大術（AMVRA）のフラップデザイン分類 14

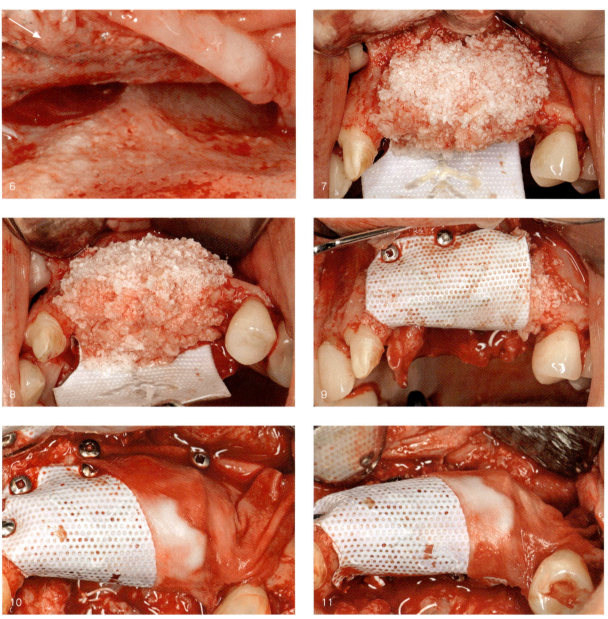

図14-12 続き　(6) 軟組織はきれいになったものの、骨膜は瘢痕化している。厚みの増した骨膜には移植材料や金属片が含まれている（矢印）ことに注目。(7、8) 複合骨移植材料を設置し、d-PTFEメンブレンを設置した状態の唇側および咬合面観。ABBMの外層は移植材料の唇側表面の上に適用した。移植材料の骨頂部の良好な血液供給のために、さらに骨幅が必要と思われたからである。(9) チタン製ピンで固定されたd-PTFEメンブレンの唇側面観。メンブレンの遠心側は欠損の垂直部分まで拡げられた。(10、11) 垂直的欠損の遠心部に対し、さらなる移植材料を水平方向に適用し、コラーゲンメンブレンで固定した。

14 上顎前歯部における著明な垂直的歯槽堤欠損の外科的マネージメント：上顎前歯部の垂直的欠損の分類

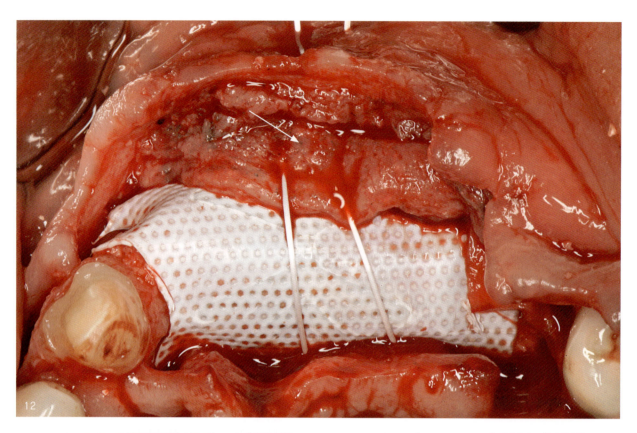

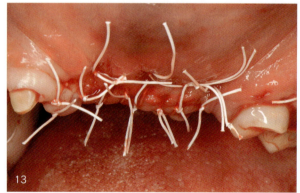
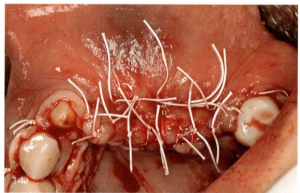

図 14-12 続き　(12) 骨膜形成術を行った。骨膜下を切開した領域の上に水平マットレス縫合を行っていることに注目（矢印参照）。(13、14) テンションフリーのフラップ閉鎖を得るために骨膜形成術と口輪筋下部の形成の組み合わせ、および PST が追加された。一次創傷閉鎖を得るために二層縫合を用いた。

上顎前歯部の垂直的歯槽堤増大術(AMVRA)のフラップデザイン分類

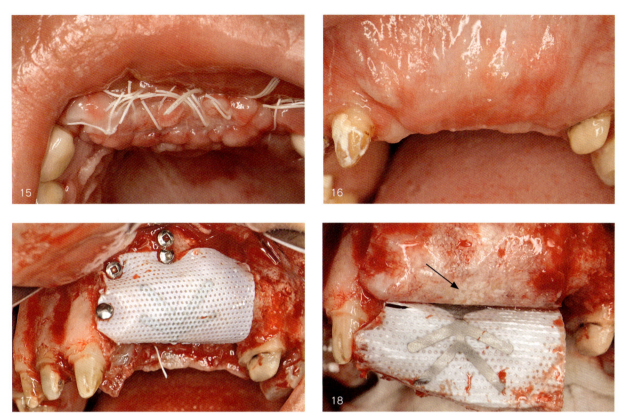

図14-12 続き　(15)術後2週間の軟組織の治癒状態。(16)骨移植から9ヵ月後の良好な治癒を示す唇側面観。(17)設置したメンブレン除去前の唇側面観。ピンによる固定がうまくいっており、メンブレンは動いていないことに注目。(18)メンブレンの除去時、新生骨が明らかである。メンブレンの適合が良好であるため、メンブレンと移植材料の間に軟組織の侵入がなく、ABBMはメンブレンを固定した後の骨頂部に至っている。この部分は、臨床的に骨形成があまり起こっていないことが明らかである(矢印参照)。

14 上顎前歯部における著明な垂直的歯槽堤欠損の外科的マネージメント：上顎前歯部の垂直的欠損の分類

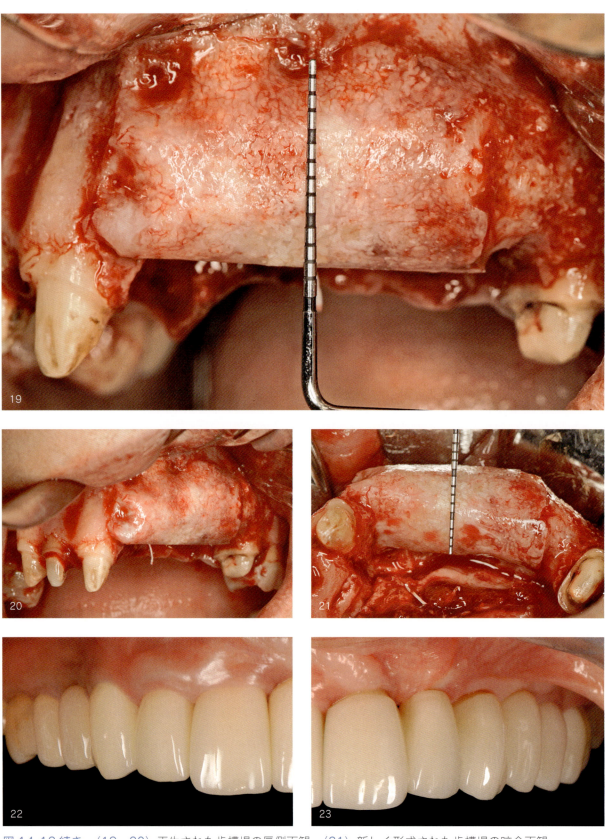

図14-12続き （19、20）再生された歯槽堤の唇側面観。（21）新しく形成された歯槽堤の咬合面観。（22、23）最終補綴装置を装着した唇側面観。

上顎前歯部の垂直的歯槽堤増大術（AMVRA）のフラップデザイン分類

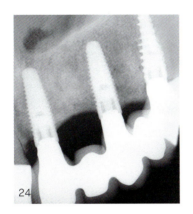
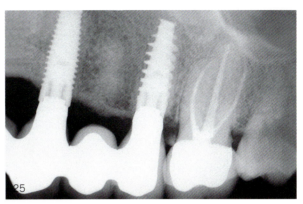
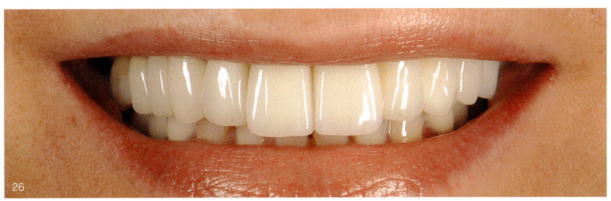
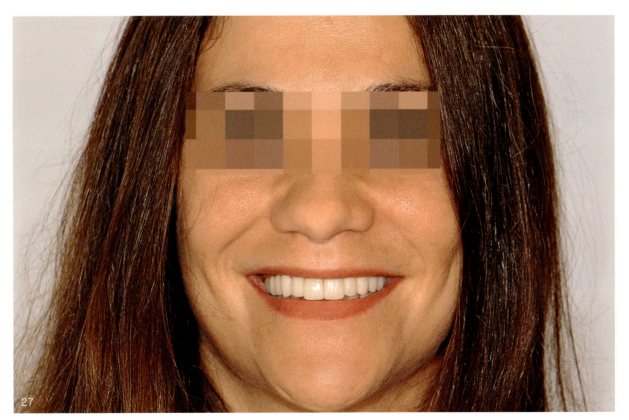

図14-12 続き　（24、25）荷重後3年の良好な安定を示す骨頂部のX線写真。（26）術前には不足していたリップサポートが良好に改善されたスマイルの写真。（27）患者の顔貌写真。笑顔の唇側面観。良好な審美性とリップサポートが見てとれる。

本症例から学んだこと

1. インプラントを撤去した部分の軟組織を掻爬した後は、健全な組織と似ている（図 14-12-3）。しかしこれは誤解であり、骨膜は依然として瘢痕を呈している（図 14-12-6）。

2. 骨膜形成術、口輪筋下部の形成を併用したSF、FCF および PST は、タイプIVの垂直的欠損における軟組織閉鎖に必要な技法である。

3. インプラント埋入時、SF でフラップを挙上した。これは不要に見えるが、もし埋入時に追加の移植を行う場合、このタイプのフラップは簡便かつ良好なフラップ閉鎖を獲得するために必要であろう。

4. これらは過剰な水平的増大に見える。水平的な幅は、骨頂部の骨の長期的な維持に不可欠な骨頂部の血液供給を助ける。骨幅が大きすぎると判断すれば、その部分をスクレイパーで削除できる。水平的な幅を評価するもっとも良い方法は、この時点でどれくらいのリップサポートがあるのか、どれくらいの追加（削除）が必要なのかをチェックすることである。

5. 注意すべきは軟組織がまだ完成していないことである。この患者はさらに軟組織の審美性を改善するために唇側の歯肉移植（strip gingival graft）を受ける予定である。

14.2　参考文献

1. Wang HL, Boyapati L. "PASS" principles for predictable bone regeneration. Implant Dent 2006;15:8–17.

2. Pini-Prato G, Nieri M, Pagliaro U, et al. Surgical treatment of single gingival recessions: clinical guidelines. Eur J Oral Implantol 2014;7:9–43.

3. Tonetti MS, Pini-Prato G, Cortellini P. Periodontal regeneration of human intrabony defects. IV. Determinants of healing response. J Periodontol 1993;64:934–940.

4. Urban IA, Monje A, Nevins M, Nevins ML, Lozada J, Wang HL. Surgical management of significant maxillary anterior vertical ridge defects. Int J Periodontics Restorative Dent 2016;36:329–337.

5. Urban I, Caplanis N, Lozada JL. Simultaneous vertical guided bone regeneration and guided tissue regeneration in the posterior maxilla using recombinant human platelet-derived growth factor: a case report. J Oral Implantol 2009;35:251–256.

6. Urban IA, Jovanovic SA, Lozada JL. Vertical ridge augmentation using guided bone regeneration (GBR) in three clinical scenarios prior to implant placement: a retrospective study of 35 patients 12 to 72 months after loading. Int J Oral Maxillofac Implants 2009;24:502–510.

7. Tinti C, Parma-Benfenati S, Polizzi G. Vertical ridge augmentation: what is the limit? Int J Periodontics Restorative Dent 1996;16:220–229.

8. Triaca A, Minoretti R, Merli M, Merz B. Periosteoplasty for soft tissue closure and augmentation in preprosthetic surgery: a surgical report. Int J Oral Maxillofac Implants 2001;16:851–856.

鼻口蓋神経の側方移動術：口蓋フラップ

文献では、切歯管は口蓋の正中線内の上顎中切歯後方に位置すると説明されている[1]。鼻中隔の両側に開口部がある切歯管は鼻腔底から始まる（ステンソン管として知られている）[2]。これら2つの管は、しばしば口蓋への経路の途中で合流している。漏斗形状になって開口している管は口蓋前部の正中線にあり、切歯孔として知られる。これは通常切歯乳頭の直下に位置している。この管には鼻口蓋（切歯）神経、下行する蝶口蓋動脈の枝とともに、線維性結合組織、脂肪および小唾液腺も内包されている[3,4]。通常の解剖学的特徴だけでなく切歯管の破格も報告されており、3つのグループに分類できる：1）単管、2）2本の並行した管、および3）口蓋開口部と2つ以上の鼻開口部も含むY字形状の管をなす破格[5-9]。

上顎前歯部では、患者はデンタルインプラント治療の審美的成果を本質的要素と考えており、機能的成果より優先されることも少なくない[10-12]。インプラントが神経組織と接触すると、オッセオインテグレーションに支障が生じたり、感覚障害を引き起こしたりする場合がある[5,6]。このような合併症の可能性を考慮して、上顎中切歯欠損部をデンタルインプラントで補綴する前に、切歯管の形態と大きさを適切に評価しておくべきである[13]。切歯管およびデンタルインプラント治療では比較的侵襲を伴う手段が提示されており、例えば摘出、骨移植の適用、それに続くインプラント埋入[14]、または大幅に萎縮した上顎の回復のため直接切歯管にデンタルインプラントを埋入することなどが挙げられる[15]。

15.1　口蓋フラップ

口蓋フラップ（図 15-3-3 および 14-1）には2つの目的がある。

1. メンブレンを固定し、骨移植の位置を決めるために、臨床医が視認できアクセスしやすいようにする。
2. 外反させたフラップの閉鎖を補助するため、二層縫合テクニックを使用する。

頬側のフラップ翻転の後に、口蓋フラップ翻転を行わなければならない。フラップデザインは、隣接

15 鼻口蓋神経の側方移動術：口蓋フラップ

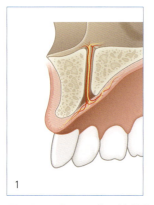 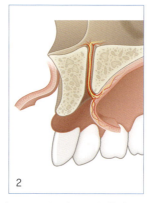 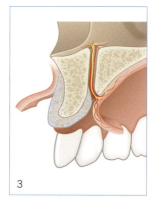 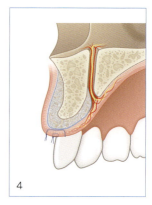

図15-1（1～4） 外科術式の原理を説明した模式図。(1) 切歯管は、上顎中切歯の後部に位置し、鼻腔底（ステンソン管）から始まり、前口蓋正中線には口腔開口部（切歯孔）があり、鼻口蓋（切歯）神経および下行する蝶口蓋動脈の枝を内包している。この図では、中切歯は欠損しており、歯槽突起は骨吸収の徴候を示している。(2) 角化歯肉への歯槽頂切開を含むremote flapが形成される。口蓋側ではフラップが挙上され、切歯管の神経血管束も含め、切歯孔が露出する。(3) 後方への翻転／神経血管束の側方移動術の後、自家骨顆粒または複合骨移植材料を切歯孔部位に填入し、また欠損部位へ水平的、垂直的に設置する。メンブレン（青いライン）を折り曲げ、骨増生部位をカバーする。(4) メンブレンの固定後、骨膜開放切開により、粘膜骨膜弁をテンションフリーで一次創傷閉鎖する。

する2歯の遠心隅角内に入れた2本の垂直切開から成るremote flapである。垂直切開の長さは6～8 mmである。Remote flapの延長は推奨しない。なぜなら、口蓋フラップを伸展させることはできないからである。そのため、サイズを大きくする必要はない。加えて、フラップ延長により口蓋乳頭が引き離されると乳頭収縮が引き起こされかねない。つまり、もし切歯管が干渉すると、フラップは切歯管の神経血管束とともに挙上する必要がある（図15-1-1から15-1-3、および15-3-3）。

バリアメンブレンは、チタン製骨鋲および／またはチタン製スクリューを使用して、少なくとも口蓋側の2点で固定し、神経血管束を管と手術部位から引き離して翻転しなければならない（図15-3-4）。外科的介入全体にわたって、神経血管束を切断したり損傷したりしないように保護しなければならない。たいていの場合、自家移植片と無機ウシ由来骨ミネラル（以下ABBM）との混合物から成る顆粒状移植材料を切歯孔部に設置する（図15-1-3、15-1-4、15-3-5）。

この症例は第16章でさらに考察する。

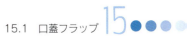

15.1 口蓋フラップ

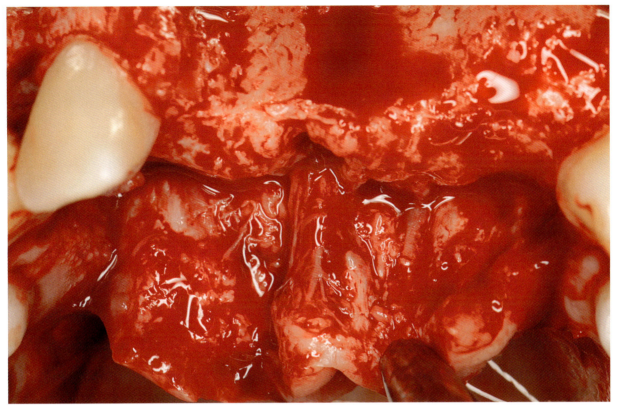

図 15-2　側方移動された鼻口蓋神経血管束の咬合面観。

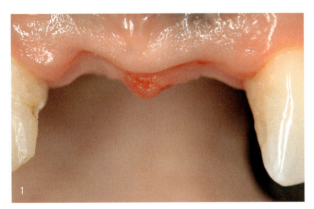
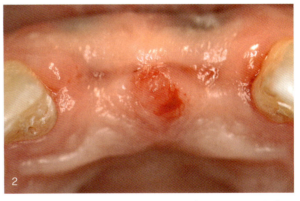

図 15-3（1〜8）　鼻口蓋神経と血管束の外科側方移動術の代表的な症例。（1、2）中切歯が欠損し、切歯乳頭が突出した上顎前歯部の頬側および咬合面観。

15 鼻口蓋神経の側方移動術：口蓋フラップ

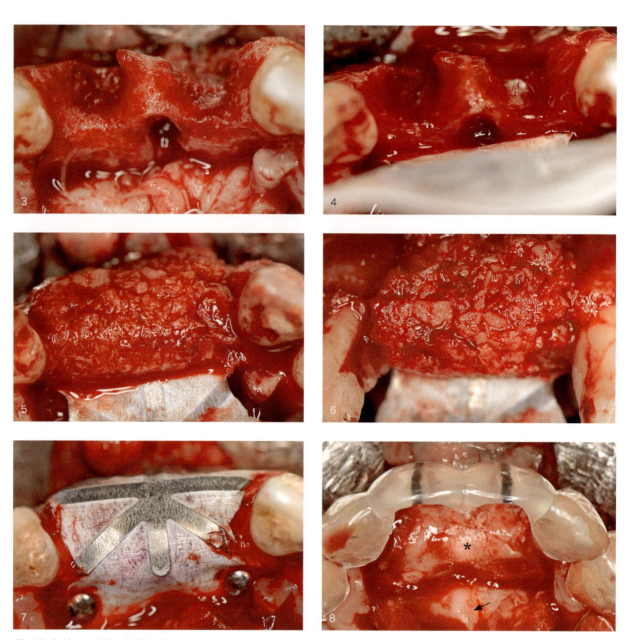

図 15-3 続き　(3) 粘膜骨膜弁を挙上後の咬合面観。鼻口蓋神経および血管は、構造を切断することなく口蓋フラップで翻転する。(4) チタン強化型 e-PTFE メンブレンは切歯管と口蓋フラップの間にチタン製ピンで固定する。メンブレンは歯槽頂の骨増生部と神経血管束との間の防壁としても機能する。(5) 顆粒状自家骨を欠損歯槽堤および切歯管の骨増生に使用する。(6) 骨増生後に固定したチタン強化型 e-PTFE メンブレンの咬合面観。(7) デンタルインプラント埋入後、再生した歯槽堤の治癒8ヵ月後の咬合面観。(8) 以前の切歯管部位は、現在歯槽頂の一部になっており (*)、神経血管束は口蓋粘膜骨膜弁の一部になっている (矢印)。

15.2　臨床評価

著者と共同研究者は、鼻口蓋神経と血管束の側方移動術の患者を評価・判定することで、臨床研究におけるこの治療法の評価を行った[16]。研究の主要評価項目は感覚神経機能の測定で、骨増生およびインプラント埋入の後、標準的な質問票を使用して臨床検査により行った。

経過観察検査

メインテナンスプログラムに加えて、患者は臨床検査にリコールされ、質問票を使用して鼻口蓋神経の感覚神経機能に変化がないか、少なくとも6ヵ月後の機能について評価された。患者には以下の質問がなされた。

・骨増生術／インプラント埋入範囲に痛みはありますか？（はい／いいえ）
・手術部位の感覚が減退もしくは変化したことはありますか？（はい／いいえ）
・手術部位に「異物」感がありますか？（はい／いいえ）
・治療結果に満足していますか？（0〜5：0＝いいえ；5＝完璧）
・この処置をもう一度受けたいですか？（はい／いいえ）

加えて、鈍針を使用して感覚神経テストを実施した。口腔粘膜の表面に穏やかに触れることで知覚の変化を検査した。上顎犬歯および切歯領域の軟組織の口蓋感受性は、患者の表明に基づいて、「正常」、「感覚過敏」、「感覚鈍麻」または「感覚脱失」で評価された。

20名の患者がこの検査に参加した。歯槽頂増生と神経の側方移動術からデンタルインプラントを埋入するまでの平均期間は9.5ヵ月であった（6.5ヵ月〜1年4.5ヵ月の範囲）。20件すべての移植処置の治癒は順調であり、感染症の徴候や早期のメンブレン露出はなかった。合計51本のデンタルインプラント埋入後（1患者あたり2.55本のインプラ

ント）、補綴修復や荷重の前に、オッセオインテグレーションのため平均9ヵ月の治癒期間を設けた。質問票と感覚神経評価による経過観察検査は、平均機能期間4.18年で計画された（7ヵ月〜10.5年の範囲）（表15-1）。

質問票データの分析

20名の患者全員を経過観察来診時に診察し、骨増生／インプラント埋入部位に痛みがないこと、手術部位に知覚の減少や変動がないこと、手術部位に「異物」感がないことが報告された。患者はここで処置に関する主観的満足度の段階評価を行い、評価平均値は4.9であった（19名の患者が5；1名の患者だけが3を付けた）。同じ手術と補綴治療をもう一度受けるかと問われた患者のうち18名（90%）が好意的な返答をし、2名の患者（10%）が2回目を希望しないと答えた。

感覚神経評価の分析

上顎前歯領域における口蓋軟組織の感覚能を調べる感覚神経検査により、犬歯の口腔粘膜が、鈍針の刺激に対して正常に反応したことが明らかになった。側切歯付近の軟組織で、感覚鈍麻を示したのはわずか1部位だけであった。中切歯粘膜部を除き、2つの部位が感覚過敏を示し、7つの部位が感覚鈍麻を示した。感覚脱失の症例はなかった（表15-2）。

全体として、20名中6名の患者（30%）に、修復後の平均期間4.18年で少なくとも1つの軟組織部位に感覚神経の変化があった。したがって、鼻口蓋神経側方移動術に伴う歯槽堤増大後の感覚神経変化のリスクは、上顎前歯部（犬歯から犬歯まで）の粘膜で患者あたり0.45である。

年齢（$P = .410$）、性別（$P = .781$）、空隙拡張（$P = .452$）、埋入したデンタルインプラントの本数（$P = .321$）は、感覚神経状態の変化に対して統計学的に重大な変数ではなかった。歯の位置だけが、感覚神経変化に関して統計学的に重大なパラメータであり（$P < .01$）、中切歯領域の口蓋粘膜が最大のリスクを有している。

15 鼻口蓋神経の側方移動術：口蓋フラップ

表 15-1　水平／垂直的歯槽堤増大術と鼻口蓋神経の側方移動術で治療した患者および手術部位の概要

患者	性別	年齢*（歳）	欠損／ギャップの範囲	埋入したインプラント本数	移植材料の構成	治癒期間（月／年）移植材料	治癒期間（月／年）インプラント	治癒期間（月／年）荷重
1	M	28	5歯	3本	自家移植片	1 y 3 m	8 m	10.5 y
2	F	33	4歯	3本	自家移植片	6.5 m	7 m	10 y
3	F	46	2歯	2本	自家移植片	8 m	6 m	8 y
4	F	52	6歯	5本	自家移植片および ABBM	9 m	1 y	7 y
5	F	51	4歯	3本	自家移植片および ABBM	10 m	10 m	6 y
6	F	32	1歯	1本	自家移植片および ABBM	7 m	6 m	6 y
7	F	42	4歯	4本	自家移植片および ABBM	8 m	7.5 m	5.5 y
8	F	32	1歯	1本	自家移植片および ABBM	8 m	7 m	5.5 y
9	M	29	1歯	1本	自家移植片および ABBM	1 y	8 m	4.5 y
10	F	29	2歯	2本	自家移植片および ABBM	8.5 m	1 y 0.5 m	1 y
11	M	34	1歯	1本	自家移植片および ABBM	9.5 m	6.5 m	3.5 y
12	F	24	4歯	4本	自家移植片および ABBM	9.5 m	7 m	3 y
13	F	22	1歯	1本	自家移植片および ABBM	8 m	5.5 m	3 y
14	F	22	2歯	2本	自家移植片および ABBM	1 y 4.5 m	10.5 m	1 y 9 m
15	F	31	4歯	4本	自家移植片および ABBM	9.5 m	2 y	7 m
16	F	52	2歯	2本	自家移植片および ABBM	10 m	7.5 m	2 y
17	F	34	4歯	2本	自家移植片および ABBM	6.5 m	5.5 m	2 y
18	F	54	5歯	3本	自家移植片および ABBM	8 m	8 m	1.5 y
19	F	44	4歯	4本	自家移植片および ABBM	1 y	10 m	9 m
20	F	34	5歯	3本	自家移植片および ABBM	8.5 m	10.5 m	1.5 m

M ＝ 男性；F ＝女性；* ＝ 骨移植の時点；自家移植片 ＝ 自家骨；ABBM ＝ 無機ウシ由来骨ミネラル；y ＝ 年；m ＝月

表 15-2　上顎犬歯および切歯付近の口蓋粘膜の口蓋感受性の感覚神経評価概要

	6（13）*	7（12）	8（11）	9（21）	10（22）	11（23）	患者
感覚過敏	0	0	1	1	0	0	1（5%）
感覚鈍麻	0	1	3	3	0	0	5（25%）
感覚脱失	0	0	0	0	0	0	0（0%）
正常	20	19	16	16	20	20	14（70%）

* ユニバーサルナンバリング方式；FDI 方式は丸括弧内に記載

著者と共同研究者によるこの研究に基づくと、水平および／または垂直的歯槽堤増大による上顎前歯部の骨欠損再生、およびデンタルインプラント埋入前の鼻口蓋神経の側方移動術が、予知性のある手術法であると結論できる。臨床的に測定可能な、感覚神経機能の減退があったとしても、患者はそのことを報告しなかったか、またはそれらに悩まされることはなかった。

15.3　参考文献

1. Jacobs R, Lambrichts I, Liang X, et al. Neurovascularization of the anterior jaw bones revisited using high-resolution magnetic resonance imaging. Oral Surg Oral Med Oral Pathol Oral Radiol Endod 2007;103:683–693.

2. Radlanski RJ, Emmerich S, Renz H. Prenatal morphogenesis of the human incisive canal. Anat Embryol (Berl) 2004:208:265–271.

3. Keith DA. Phenomenon of mucous retention in the incisive canal. J Oral Surg 1979;37:832–834.

4. Liang X, Jacobs R, Martens W, et al. Macro- and micro-anatomical, histological and computed tomography scan characterization of the nasopalatine canal. J Clin Periodontol 2009;36:598–603.

5. Jacob S, Zelano B, Gungor A, Abbott D, Naclerio R, McClintock MK. Location and gross morphology of the nasopalatine duct in human adults. Arch Otolaryngol Head Neck Surg 2000;126:741–748.

6. Mraiwa N, Jacobs R, Van Cleynenbreugel J, et al. The nasopalatine canal revisited using 2D and 3D CT imaging. Dentomaxillofac Radiol 2004;33:396–402.

7. Von Arx T, Bornstein MM. The patent nasopalatine duct. A rare anomaly and diagnostic pitfall [in German]. Schweiz Monatsschr Zahnmed 2009;119:379–389.

8. Rodrigues MT, Munhoz EA, Cardoso CL, Ferreira O Jr, Damante JH. Unilateral patent nasopalatine duct: a case report and review of the literature. Am J Otolaryngol 2009;30:137–140.

9. Bornstein MM, Balsiger R, Sendi P, von Arx T. Morphology of the nasopalatine canal and dental implant surgery: a radiographic analysis of 100 consecutive patients using limited cone beam computed tomography. Clin Oral Implants Res 2011;22:295–301.

10. Teughels W, Merheb J, Quirynen M. Critical horizontal dimensions of interproximal and buccal bone around implants for optimal aesthetic outcomes: a systematic review. Clin Oral Implants Res 2009;20(suppl 4):134–145.

11. Nevins M, Camelo M, De Paoli S, et al. A study of the fate of the buccal wall of extraction sockets of teeth with prominent roots. Int J Periodontics Restorative Dent 2006;26:19–29.

12. Braut V, Bornstein MM, Belser U, Buser D. Thickness of the anterior maxillary facial bone wall – a retrospective radiographic study using cone beam computed tomography. Int J Periodontics Restorative Dent 2011;31:125–131.

13. Greenstein G, Cavallaro J, Tarnow D. Practical application of anatomy for the dental implant surgeon. J Periodontol 2008;79:1833–1846.

14. Rosenquist JB, Nyström E. Occlusion of the incisal canal with bone chips. A procedure to facilitate insertion of implants in the anterior maxilla. Int J Oral Maxillofac Surg 1992;21:210–211.

15. Peñarrocha M, Carrillo C, Uribe R, García B. The nasopalatine canal as an anatomic buttress for implant placement in the severely atrophic maxilla: a pilot study. Int J Oral Maxillofac Implants 2009;24:936–942.

16. Urban I, Jovanovic SA, Buser D, Bornstein MM. Partial lateralization of the nasopalatine nerve at the incisive foramen for ridge augmentation in the anterior maxilla prior to placement of dental implants: a retrospective case series evaluating self-reported data and neurosensory testing. Int J Periodontics Restorative Dent 2015;35:169–177.

骨増大術後の
歯肉歯槽粘膜手術

　創傷の閉鎖と移植片の安定を得るために、頬側の粘膜はたびたび大きく減張され、その結果、歯肉歯槽部に重篤な欠損が生じることが少なくない。これらの欠損には、角化組織や口腔前庭の深さの大きな喪失、2回法で行ったインプラントに関しては、多くは口蓋/舌側に見られる歯肉歯槽粘膜境の移動が挙げられる。また、口唇の運動制限も起こりうる[1-5]。このような臨床状況において、角化組織の量を増大させるための歯肉歯槽粘膜手術は明らかな適応となる。

　歯肉と粘膜組織の健康と安定性を維持するための、歯とインプラント周囲における最小限の角化組織の必要性は、依然として議論の余地があるが[6-15]、上記の臨床状況において、歯肉歯槽粘膜形成術による軟組織の増大は正当性があり必要とされる[1, 16-19]。

　当初、角化組織の幅を増加し、口腔前庭を深くすることを目的とするこれらの外科術式には、歯肉弁根尖側移動術[20, 21]や骨膜開窓術[22]が含まれていた。それらの術式の短期間の結果は多くの症例で良好であったが、数ヵ月以内に典型的なリバウンドがあり、ほとんどの症例で増加した組織は失われた[23, 24]。

そして、より安定した結果を得るために、軟組織の自家移植として、遊離歯肉移植（以下FGGs）[20, 25, 26]か遊離結合組織移植（以下CTGs）[27]のいずれかの形式がこれらの適応として推奨され、より予知性の高い結果をもたらした。綿密に計画された実験研究では、口蓋粘膜からの移植された組織は組織特異性を維持可能で、その結果、角化粘膜となることが明白に示されている。この組織特異性を決定する細胞は、上皮基底膜の下の結合組織に存在している[28]。実際に、上皮付きの移植片を使用した場合と遊離結合組織移植片を比較すると、角化上皮を増加させる能力は類似しているが、遊離歯肉移植片は組織の収縮と減少が少なく、安定性が高い一方で[29]、審美的な結果に関しては少し劣っている。しかしながら、両方の術式において、望ましい結果とともに、組織収縮も補償するために、十分なサイズおよびボリュームの自家移植片を採取する必要がある。FGGの術式は、CTGと比較すると移植片の収縮が少ないが、審美性が犠牲になる[30]。移植術を決定する際には、臨床医は、期待する審美的結果と移植片の収縮、そして患者の快適度を評価するべきである。

16 骨増大術後の歯肉歯槽粘膜手術

口蓋粘膜から採取する大きな遊離歯肉移植片では、約50％の収縮が起こることが予測され、多くは患者の侵襲が大きく審美に乏しい結果を伴う。

臨床からの経験では、結合組織移植片は審美的に優れているが、収縮の量が予測不能である。上皮直下から採取された遊離歯肉移植片と結合組織移植片は、より深い所から採取された結合組織よりも「より強い」遺伝的特徴を有すると推測される。

臨床的意義

エビデンスに基づき、口腔前庭の再建と角化組織増大のために、臨床医は歯肉弁根尖側移動術（以下APF）を行い、遊離軟組織移植を施術しなければならない。APFだけでは、口腔前庭と角化組織の増大は得られない[23, 24]。

著者は、主に軟組織の審美的結果を期待することから、遊離歯肉移植片より、結合組織移植片の使用を推奨している。

後述の症例では、文献に記述されたとおりに処置したが、骨と軟組織の安定性の点で失敗に終わった。この症例は、われわれの臨床実践において「大きな流れを変えるもの」になった。

16.1　代表的な症例

この上顎前歯部の症例は、われわれの臨床における、現在の骨および軟組織における考え方の進歩に大きな影響を与えた（図16-1）。

この症例のフォローアップ（図21-6）では、インプラントの骨頂部が吸収し軟組織は退縮した。

歯槽頂部の骨と軟組織の安定性に焦点を当てた研究は、以下の重要で有力な因子を示している。

1. インプラント周囲粘膜が薄くなると、骨吸収を生じる[31]。
2. 角化組織を増大するための軟組織の移植を実施することで、0.5〜1mmのわずかな軟組織の退縮を生じる[32]。
3. インプラントの上部に厚い組織（少なくとも2.5mm）が存在することで、骨頂部の吸収は少なくなる[33]。
4. インプラント周囲に角化組織が不足していることにより、より大きな軟組織の退縮を生じることがある[34]。

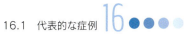

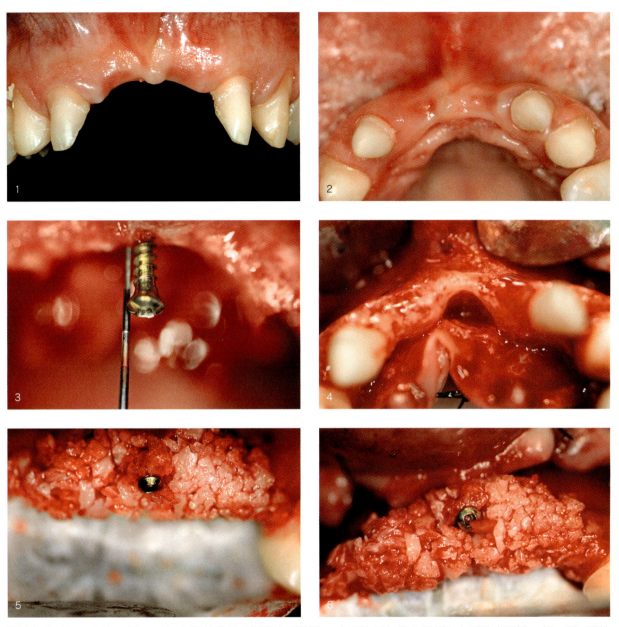

図 16-1（1〜21）（1〜4）上顎前歯部の著明な垂直的・水平的骨欠損の唇側および咬合面観。（5、6）顆粒状自家骨を設置した際の唇側および咬合面観。

16 骨増大術後の歯肉歯槽粘膜手術

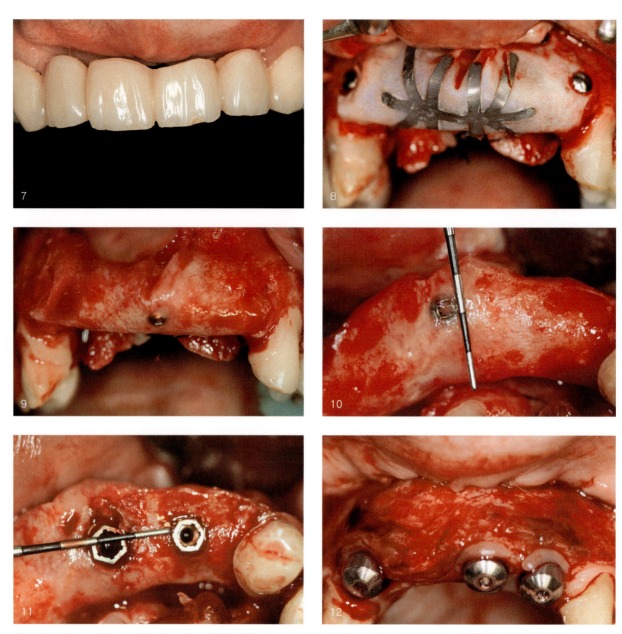

図16-1 続き　(7) 治癒後9ヵ月、外科処置によって生じた著しい歯肉歯槽粘膜の変形を示す唇側面観。(8) チタン強化型e-PTFEメンブレンの除去時の唇側面観。(9、10) 再生された骨の唇側および咬合面観。良好な骨形態に注目。(11) 再生骨に埋入したインプラントの咬合面観。(12) 典型的なAPFの唇側面観。骨膜受容床に結合組織移植片を設置。インプラント二次手術後、この処置を実施したことに注目。

16.1 代表的な症例

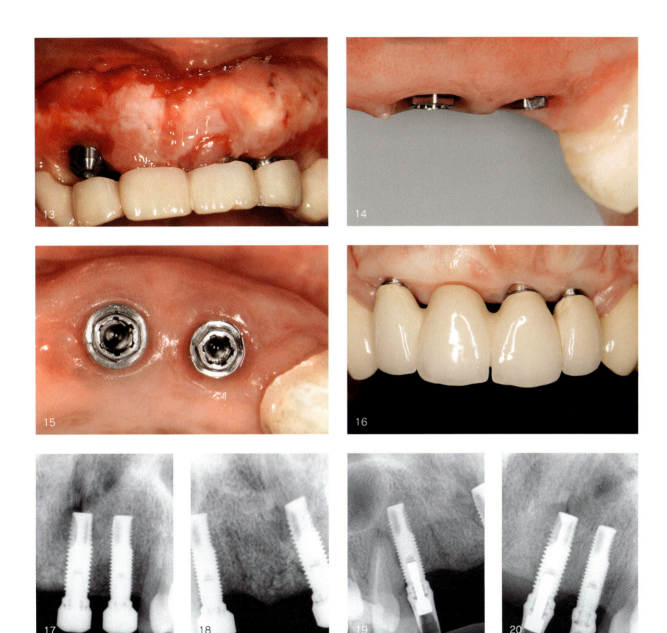

図 16-1 続き　(13) 移植 1 ヵ月後の結合組織移植片の成熟期における唇側面観。(14、15) 治癒後の CTG の唇側および咬合面観。角化組織の著しい増加とインプラント周囲の浅い粘膜溝に注目。(16) 患者の最大限のスマイル。審美性に乏しい結果が、機能時に目に見えなかったのは、この症例の幸運な点であった。(17、18) デンタル X 線写真では、骨頂部の吸収を認める。(19、20) 骨頂部の吸収の進行を示すデンタル X 線写真。骨吸収があるため、これらのインプラントは生存の評価で成功ではないことが論文で報告されていた[2]。

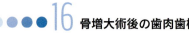

16 骨増大術後の歯肉歯槽粘膜手術

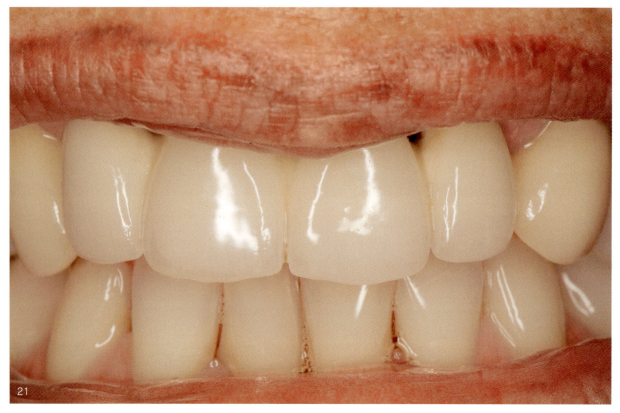

図16-1 続き　(21) 上部構造を装着し、荷重3年後の唇側面観。インプラント周囲の歯肉退縮と、平坦な歯肉の形態に注目。

本症例から学んだこと

1. この症例における骨吸収には、2つの要因が考えられる。
    - 新生骨はそれ自身が再吸収する。
    - APFは、インプラント・アバットメント周囲の軟組織を薄くしているため、新生骨が再吸収した[31]。もし粘膜の厚みが生物学的幅径にとって必要な幅より小さい場合、軟組織は骨を犠牲にして（吸収）生物学的幅径を確立する。この症例では、両方の要因が影響を与えたと思われる。骨吸収は「通常起こらない」もののため、この症例では、軟組織手術を有害な因子とみなした。
2. 新生軟組織は骨吸収に追従して生じうるため、軟組織の退縮は、骨吸収に起因する可能性がある。
3. 露出したインプラント表面は、この症例の長期的な生物学的失敗に関与していたかもしれない。

この症例に基づいて、第一に骨吸収を予防すること、第二に安定した軟組織を獲得することを目的に、この2つを備えた治療プロトコールを考案した。軟組織のコンセプトにおいては、歯周形成外科の原則を、審美領域に再建した歯槽堤に埋入されたインプラント周囲の形成外科に適合させなければならなかった。骨再生で行った変更は、第17章にて考察されている骨保存の第二の目的として紹介している。

16.2 軟組織外科手術の適応

骨と軟組織辺縁の安定性に影響を与える上述の要因に基づくと、軟組織の厚みと質（すなわち角化組織）は、インプラントを口腔内に露出させる前に再建しておくべきであると考えられる。よって、インプラントが口腔内に露出する時には、過剰な骨吸収とインプラント周囲の軟組織退縮の進行を予防するために、十分な軟組織の厚みと角化組織が存在する必要がある。

遊離軟組織移植片の取り込みと成熟には約6～8週間かかるので、これを行うのに最適な時期はインプラント二次手術の約2ヵ月前である。この治療計画には4つの段階があり、それぞれ以下に説明する。

16.2.1 第一段階：歯槽堤増大術

フラップデザイン、移植材料の設置、およびフラップの閉鎖は、第14章で説明したように行う。

16.2.2 第二段階：インプラント埋入と軟組織の厚み獲得の選択肢

治癒9ヵ月後、サージカルガイドを用いて正確な補綴学的ポジションにインプラントを埋入する。軟組織の厚みがCTGを必要とするか否かを術者は判断できる。結合組織移植片も採取している場合には、この時点で骨頂部に設置すべきである。インプラント埋入時のフラップを適合させ、粘膜はインプラントを覆って閉創すべきである。

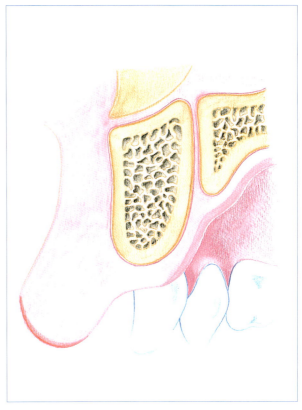

図16-2　上顎前歯部における歯槽堤増大術後の軟組織の変形を示した模式図（側方面観）。

16.2.3 第三段階：改良型歯肉弁根尖側移動術と遊離軟組織移植[35]

インプラント埋入から約2ヵ月後、改良型歯肉弁根尖側移動術（以下MAPF）と遊離軟組織移植にて軟組織再建手術を行う。

MAPF

外科的介入は、歯肉歯槽粘膜境（以下MGJ）に対して平行に角化組織上に水平切開を入れることから始める。次に、骨再生手術前の本来の根尖側の位置にMGJを戻すために、フラップを部分層弁にて切開・剥離し、その根尖方向の位置に縫合する。領域で分けて2つの異なる部分層弁を形成した。インプラント頂と歯冠側4mmでは上皮のみ除去し、以前に移植した軟組織線維を傷つけないように注意し

16 骨増大術後の歯肉歯槽粘膜手術

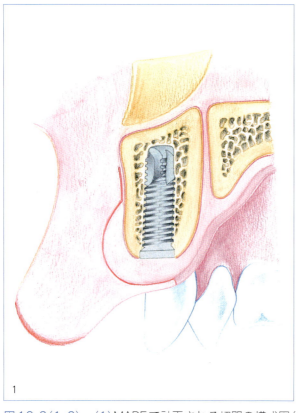 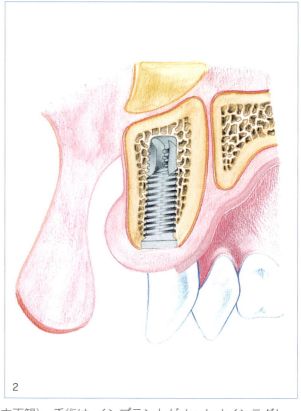

図16-3（1、2） （1）MAPFで計画される切開の模式図（側方面観）。手術は、インプラントがオッセオインテグレーションする間に行われる。（2） MAPFの模式図（側方面観）。部分層弁の歯槽頂部において、軟組織の厚みを維持していることに注目。

なければならない。しかし、最初の4mmより根尖側は、骨膜に近づくようにより深い切開を進める。受容床部においては、緩い線維や不規則な創面を避けるために、鋭利な切開で滑らかな骨膜床を形成する（図16-2と16-3）。

遊離軟組織移植

骨膜床全体を覆うために、適切な大きさの結合組織移植片を設置する。しかし、前述したようにその収縮は予測不可能である。したがって、遊離歯肉移植片（strip gingival graft）と結合組織移植片の組み合わせが推奨される。この断片（strip）は、移植片の一貫した50％の収縮を予測するための「収縮に対する安定材」としての役割を担う。これにより、臨床医は術前に結果を予測することができる（図16-4）。

受容床の根尖側すべてを被覆するのに適切な長さの自家遊離歯肉移植片を口蓋粘膜から採取する。この移植片は、通常幅が約2〜3mm、厚さが1〜1.5mmである。移植片は、採取後ただちに、受容床の根尖端に吸収性モノフィラメント縫合糸（吸収性モノフィラメント、6-0 PDS-II）で縫合する。遊離歯肉移植片で覆われていない骨膜受容床の残りは遊離結合組織移植片で覆い、所定の位置に同じ吸収性縫合糸とテクニックで縫合する。口蓋は、マットレス縫合を用いて閉鎖する（PTFE、Cytoplast 3-0、16mm）。患者に、0.2％クロルヘキシジン溶液で1日2回、1分間含嗽するよう指示する。適切な全身性抗炎症薬を処方する。患者には処方を遵守してもらい、術後7日と14日に来院するよう指示する。固定性接着メリーランドブリッジを用いて暫間修復を行う。

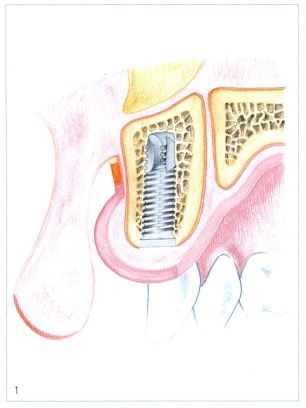 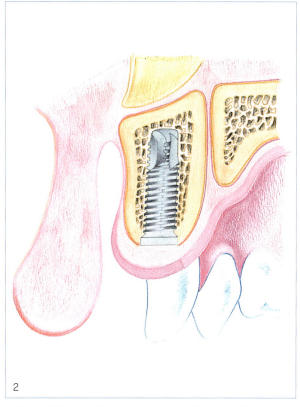

図 16-4（1、2）（1）Strip gingival graft と CTG の組み合わせの模式図（側方面観）。(2) 新しく形成された角化組織および口腔前庭の模式図（側方面観）。

16.2.4　第四段階：インプラントの露出と補綴修復

インプラント治癒期間は最短4ヵ月である。組織が成熟した時、インプラント二次手術を行う。

16.3　代表的な症例

代表的な症例では、strip gingival graft と CTG の組み合わせを用いた軟組織移植と MAPF を利用して、硬・軟組織の再建を行った（図 16-5）。

16 骨増大術後の歯肉歯槽粘膜手術

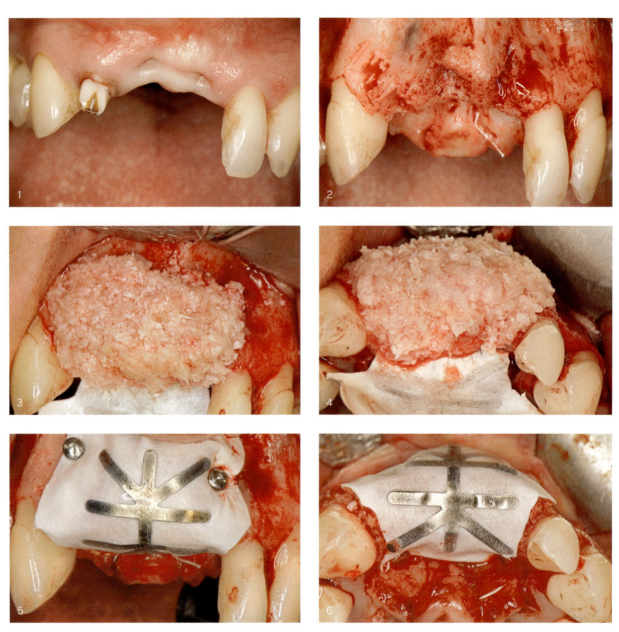

図16-5（1〜55）（1、2）上顎前歯部の垂直的・水平的骨欠損の唇側面観。（3、4）複合移植材料を設置した唇側および咬合面観（自家骨と無機ウシ由来骨ミネラル（以下ABBM）を1：1の割合で混合）。（5、6）チタン強化型e-PTFEメンブレンの唇側および咬合面観。

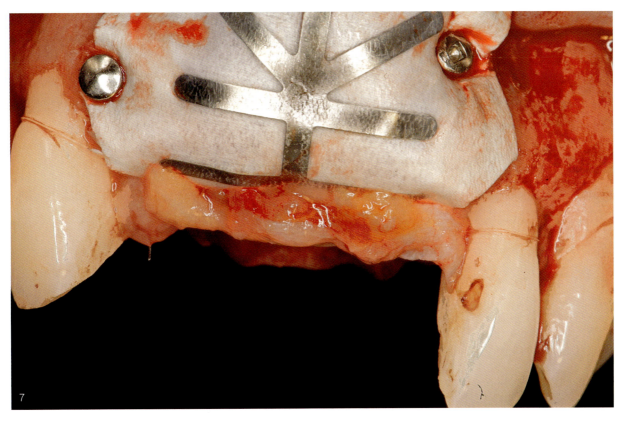

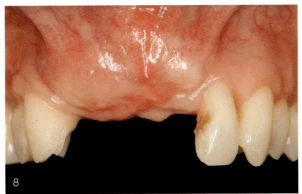
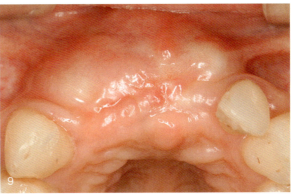

図 16-5 続き （7）チタン強化型 e-PTFE メンブレンの直上にマイクロ縫合された結合組織移植片の唇側面観。
（8、9）9ヵ月後の問題のない軟組織治癒を示す唇側および咬合面観。

16 骨増大術後の歯肉歯槽粘膜手術

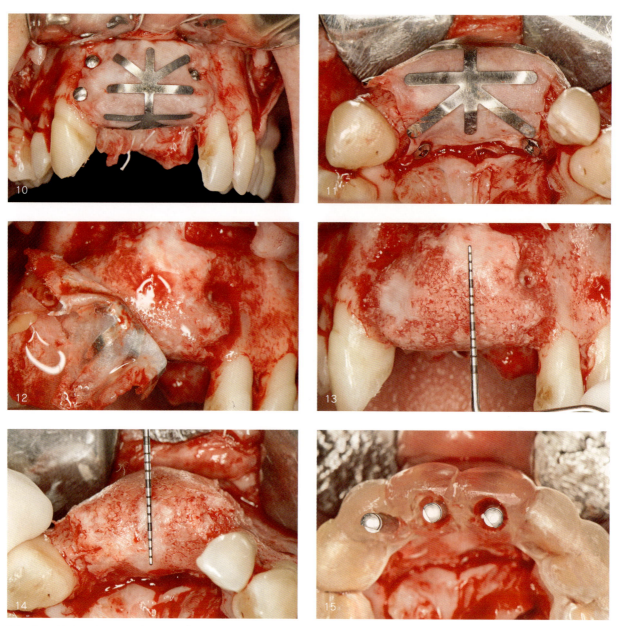

図 16-5 続き　(10、11) メンブレン除去時の唇側および咬合面観。Remote flap の挙上に注目。(12) チタン強化型 e-PTFE メンブレンを除去した際の唇側面観。うまく適合したメンブレンの下には、軟組織の介在は認められない。(13、14) 再生した歯槽堤の唇側および咬合面観。十分な量の骨形成が認められる。(15) 所定の位置に装着したサージカルガイドの咬合面観。ガイドピンは、最適なインプラントの位置を示している。

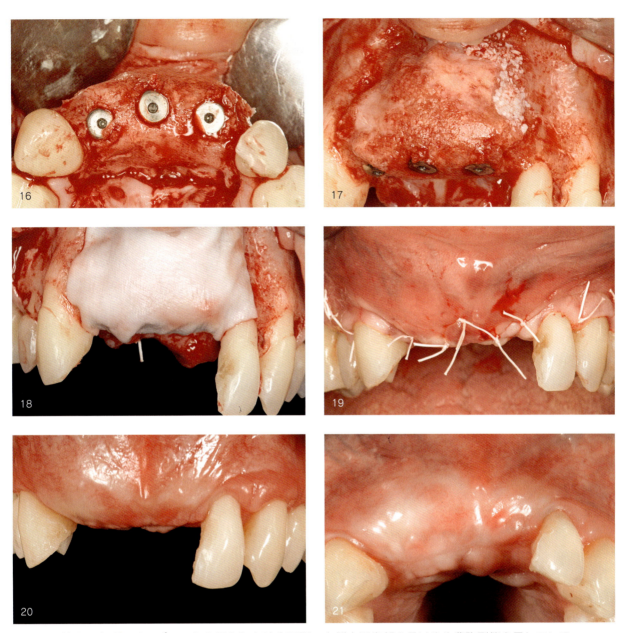

図16-5続き （16）インプラントを埋入した咬合面観。左側中切歯部の骨はやや豊隆形態を呈している。（17）わずかなディスクレパンシーの修正のためABBMを設置。（18）ABBMと再建した歯槽堤をコラーゲンメンブレンで被覆した。（19）フラップをe-PTFE糸で縫合、閉鎖した。（20、21）インプラント埋入2ヵ月後の軟組織の唇側面および咬合面観。MGJの大きな位置変化が認められる。

16 骨増大術後の歯肉歯槽粘膜手術

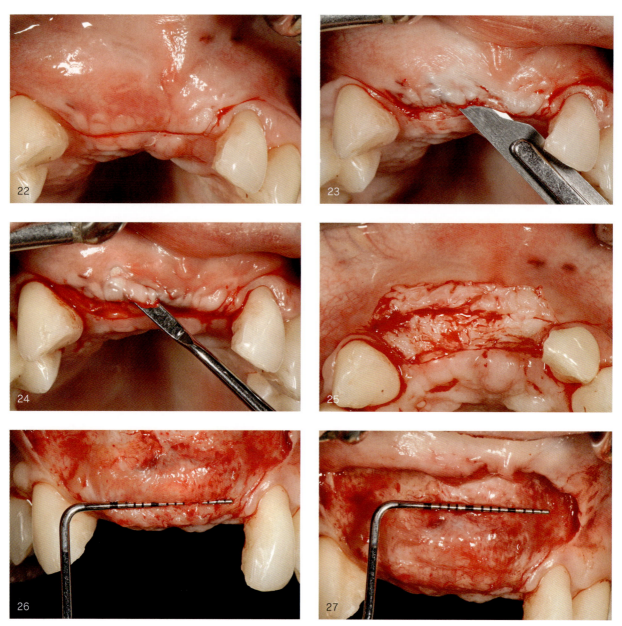

図 16-5 続き (22) MAPF のための切開線の咬合面観。(23、24) 上皮を除去し、下層の軟組織線維の保存を目的とした切開の唇側面観。(25) 上皮とフラップ除去の咬合面観。(26) MAPF 終了時の唇側面観。ペリオドンタルプローブは、第一の上皮のみ除去する切開の段階を示している。(27) 形成の唇側面観。ペリオドンタルプローブは、第二の深い切開を示している。

16.3 代表的な症例

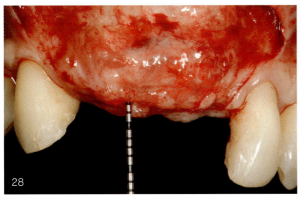
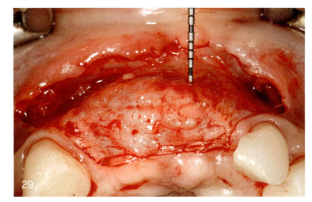
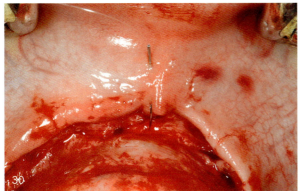
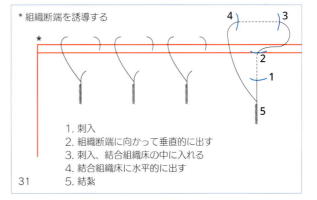
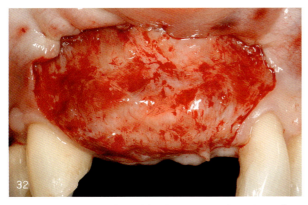
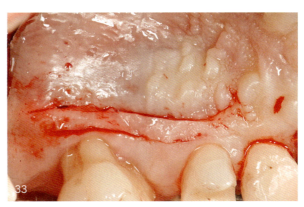

図 16-5 続き　(28) 唇側面観。ペリオドンタルプローブは、組織の厚みを示している。2.5mm が計測された。再建のためには、より組織の厚みが必要であった。(29) 第二の切開が骨膜近くに形成されていることを示しているペリオドンタルプローブの咬合面観。(30) 所定の場所における「T」マットレス縫合の垂直部分と、軟組織の再位置付けの咬合面観。(31)「T」マットレス縫合の手順を示す模式図。(32) MAPF の最終形成の唇側面観。根尖部の縫合によって、粘膜を受容床から遠ざけている。(33) Strip gingival graft の移植片と結合組織移植片採取の外形を示す咬合面観。

16 骨増大術後の歯肉歯槽粘膜手術

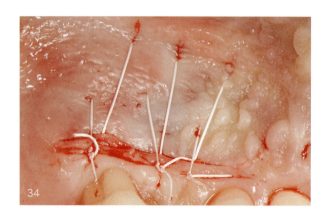
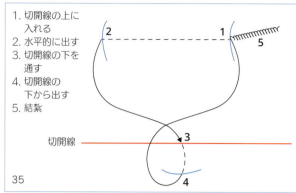

1. 切開線の上に入れる
2. 水平的に出す
3. 切開線の下を通す
4. 切開線の下から出す
5. 結紮

切開線

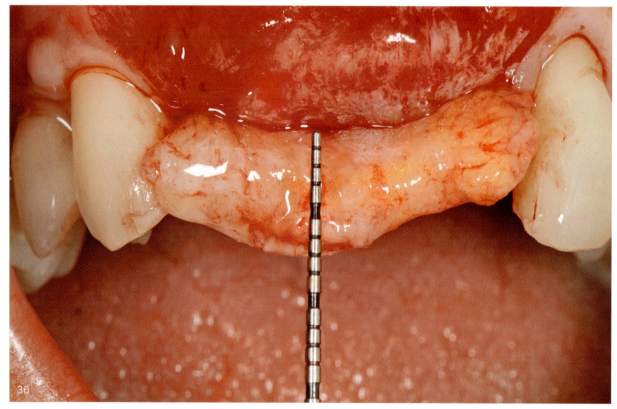

図 16-5 続き　(34) 所定の位置に、上の組織を圧迫している斜めの垂直マットレス e-PTFE 縫合の咬合面観。(35) 口蓋の供給部位を閉創する垂直マットレス縫合の手順を示す模式図。(36)「トロ刺身」のような厚い結合組織移植片の唇側面観。結合組織移植片から脂肪組織が一切除去されていないことに注目。

16.3 代表的な症例

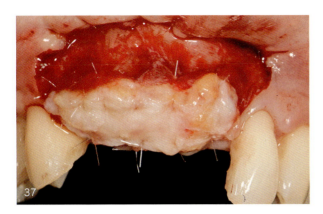
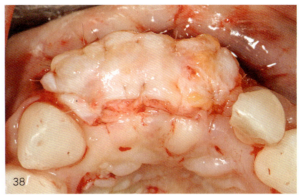
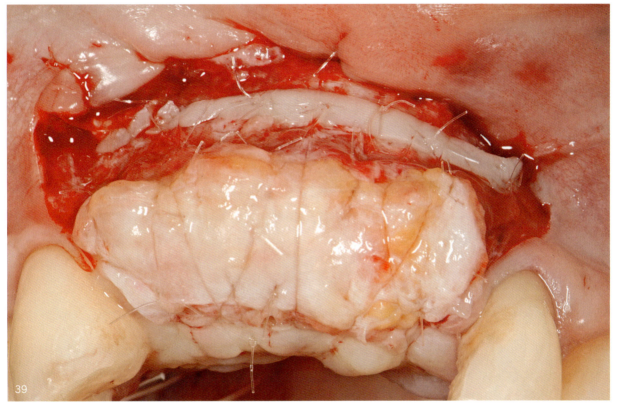

図16-5 続き （37、38）固定した結合組織移植片の唇側および咬合面観。6-0の吸収性モノフィラメント縫合糸を利用した（吸収性モノフィラメント、PDS-II）。（39）結合組織移植片と、根尖側の位置に縫合されたstrip gingival graftの移植片の唇側面観。

16 骨増大術後の歯肉歯槽粘膜手術

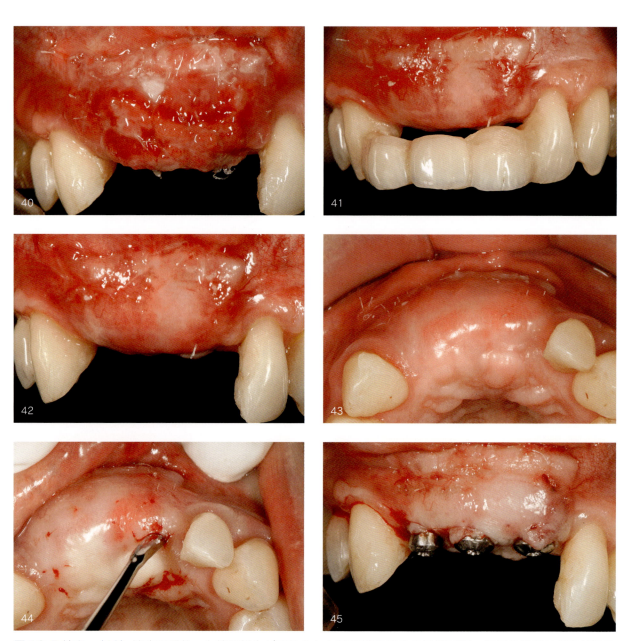

図 16-5 続き　(40) 治癒3週後、血管の新生が認められた軟組織移植片の唇側面観。良好な移植片の取り込みが認められた。(41～43) 治癒2ヵ月後の成熟した軟組織移植片の唇側および咬合面観。(44) 最小限の侵襲で行ったインプラント二次手術の咬合面観。(45、46) 頭出ししたインプラントの唇側および咬合面観。(47) ジルコニアベースで、アンダーカントゥアのインプラントクラウンが暫間修復物として製作された。(48) 機能1ヵ月後のインプラントクラウンの唇側面観。(49) 機能2年後の軟組織とクラウンの唇側面観。わずかな歯肉退縮が生じた。しかし、これが起きたのは最初の6ヵ月間で、その後は何の変化も起こらなかった。これについては後で考察する。(50) 機能7年後の補綴修復物の唇側面観。軟組織の外観は良好である。追跡期間を通して、軟組織のさらなる変化は観察されなかった。また、患者はプロビジョナルのジルコニア製インプラントクラウンを維持することを希望したため、左側中切歯のインプラント部でジルコニアが観察される。これは、新しい補綴装置で容易に修正できるものであった。

16.3 代表的な症例

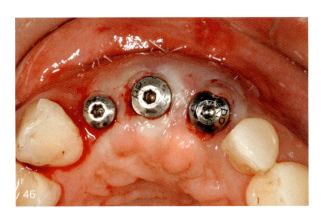
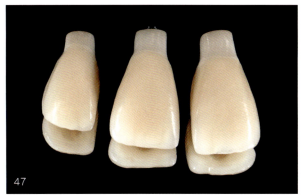
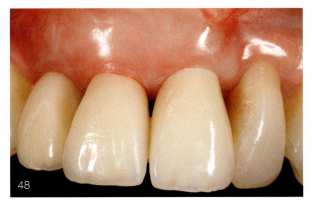
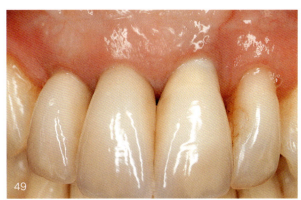
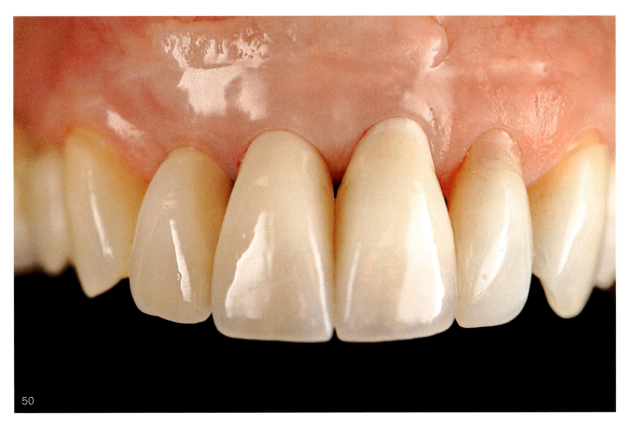

16 骨増大術後の歯肉歯槽粘膜手術

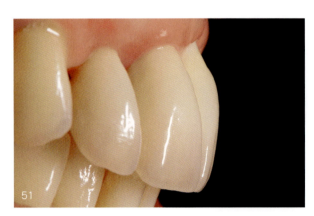

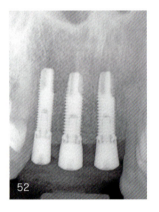
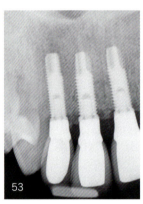
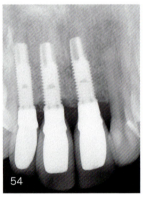
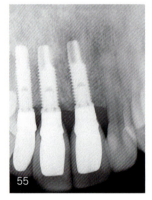

図16-5 続き　(51) 修復物の側方面観。美しく再生された組織の自然な立ち上がりに注目。
(52～55) 二次手術時、荷重後1年、4年、8年のデンタルX線写真上において、骨は良好に安定している。

本症例から学んだこと

1. 増生した角化組織および口腔前庭（顔面の審美性を含む）は良好であり、長期のフォローアップ期間において安定していた。移植片の収縮に関しても良好で安定していた。これは、strip gingival graftの移植片の安定効果に起因する可能性がある。
2. 最初の6ヵ月間にわずかな歯肉の非対称を生じ、その後の機能数年、予想どおり安定していた[36]。
3. この非対称は、図16-5-16に図示されている。唇側の骨にわずかな微小破折があることに言及しておく。微小骨折とインプラント唇側骨が薄くなったことが原因で、少し唇側骨吸収が進行し、その結果、歯肉の非対称性が生じたのかもしれない。これを予防する手技は第18章で考察する。
4. 今日であれば、著者は組織への圧が少ないカスタマイズしたヒーリングアバットメントを使用するであろう。これは唇側組織への圧迫を軽減する助けにもなる。
5. これらのクラウンは単にプロビジョナルレストレーションとして製作された。しかしながら、良好な組織状態、軟組織の審美性、経済的理由から、それらを継続して使用することを患者は希望した。
6. 歯槽頂部の骨の安定性には、露出する前に厚い組織へ増大することや複合移植材料を使用することなどの、改良型軟組織移植の原則が起因していると考えられる。

16.4　長期的結果

このセクションでは、「従来のGBR」と改良型軟組織移植術を利用した、上顎前歯部歯槽頂部の骨保存における長期的結果を示した。いくつかの症例がこれらの長期的結果を示している（図16-6と図16-7）。図16-6の症例は、第15章図15-2に示した症例の続きである。

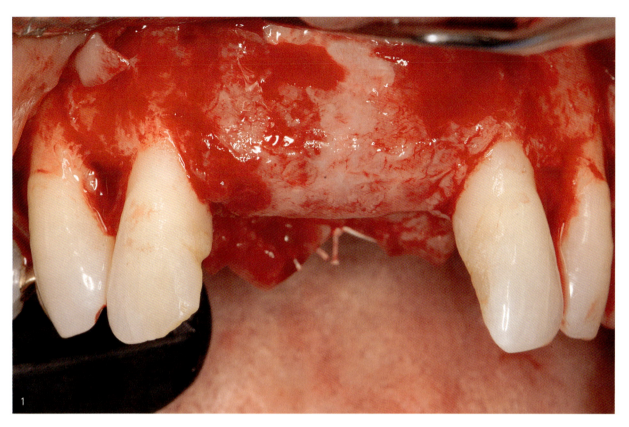

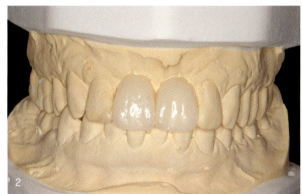
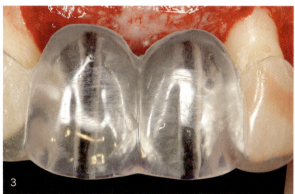

図16-6（1〜12） 上顎前歯部歯槽骨再建後の長期的結果。（1）チタン強化型e-PTFEメンブレンと顆粒状自家骨を利用したGBR後に新しく形成された骨の唇側面観。隣在歯における歯間部骨頂が喪失している。（2）サージカルガイドを作製するためのワックスアップの唇側面観。（3）サージカルガイド試適時の唇側面観。

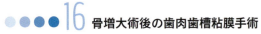

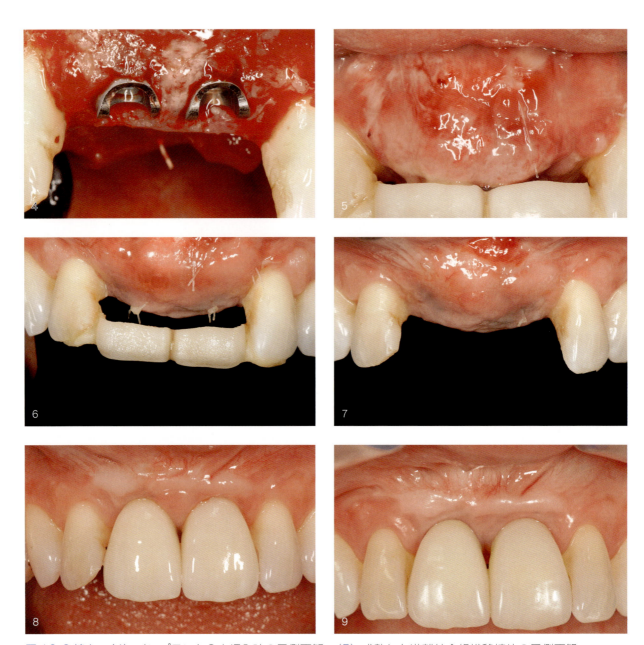

図 16-6 続き　(4) インプラント2本埋入時の唇側面観。(5) 成熟した遊離結合組織移植片の唇側面観。(6、7) 6週後の治癒した移植片の唇側面観。(8) 最終補綴装置装着時の唇側面観。(9) 機能8年後の最終補綴装置の唇側面観。

16.4 長期的結果

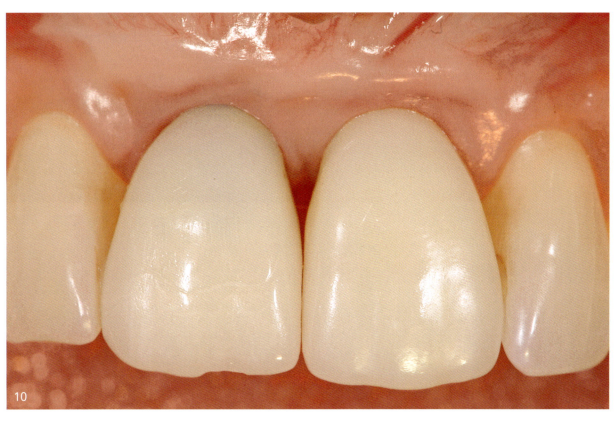

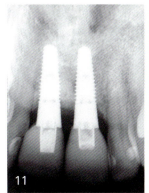
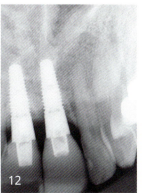

図 16-6 続き （10）機能 10 年後の最終補綴装置の唇側面観。（11）荷重 1 年後のデンタル X 線写真。（12）荷重 10 年後のデンタル X 線写真。

本症例から学んだこと
1. 硬・軟組織ともに良好な安定が実証された。
2. インプラント間の骨のピークを維持するように設計された改良型インプラントを使用したにもかかわらず、この症例では骨が維持されなかった。インプラント間における、インプラント上の骨の維持については第 18 章で考察する。
3. 1 〜 10 年のフォローアップ期間中、歯槽頂部の骨に変化はなく、軟組織レベルの変化もわずかであった。
4. 荷重 10 年後においても、歯間部軟組織は豊隆した歯肉構造を呈していた。

16 骨増大術後の歯肉歯槽粘膜手術

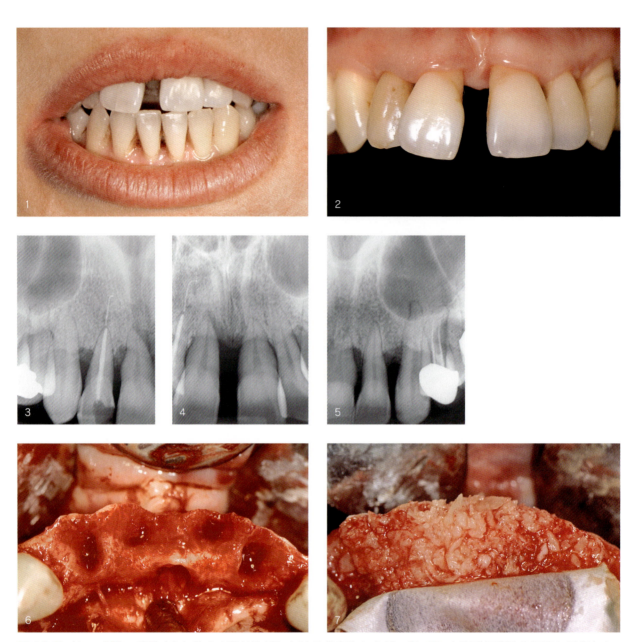

図16-7（1〜29） 荷重12年後の上顎前歯部における代表的な症例。(1、2) 広範型侵襲性歯周炎に罹患した、30歳の女性患者が来院した。上顎前歯は移動し、動揺が増加していた。(3〜5) デンタルX線写真にて、上顎前歯部周囲に高度の骨吸収を認めた。(6) 4切歯の抜歯後、2ヵ月の歯槽頂部の咬合面観。鼻口蓋神経を慎重に側方移動。患者は中等度の垂直および水平性骨欠損を呈していた。(7) 顆粒状自家骨を設置した咬合面観。

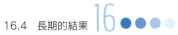

16.4 長期的結果

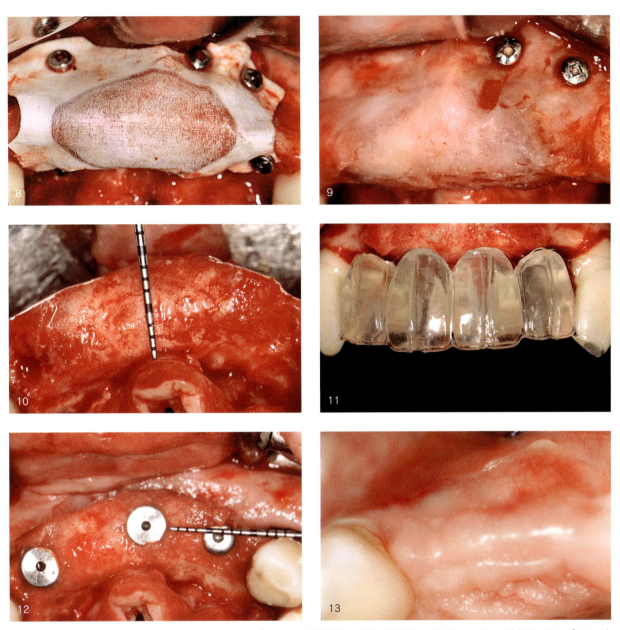

図16-7 続き　(8) 固定されたe-PTFEメンブレンの唇側面観。(9) 問題なく治癒した9ヵ月後のメンブレン除去時の唇側面観。(10) 再生した歯槽堤の咬合面観。(11) インプラント埋入に使用されるサージカルガイドの唇側面観。(12) インプラント埋入時の咬合面観。(13) インプラントのオッセオインテグレーション後の軟組織の咬合面観。カバースクリューが軟組織を通してわずかに突出している。

16 骨増大術後の歯肉歯槽粘膜手術

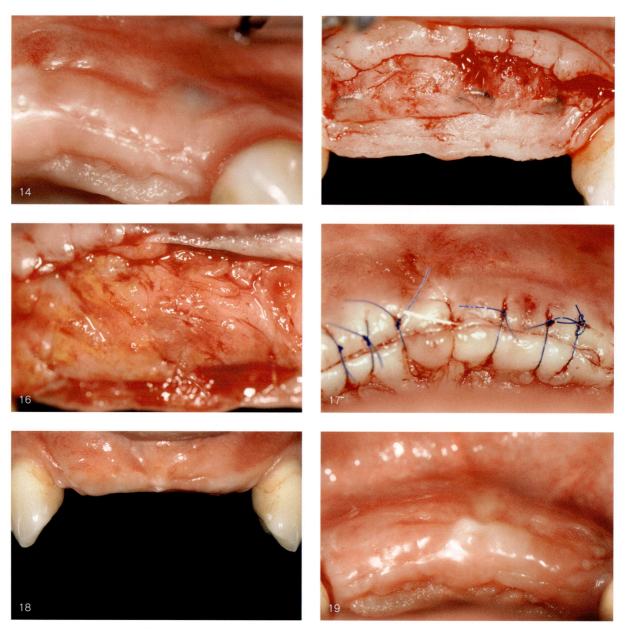

図16-7続き （14）左側の薄い粘膜組織を通しても、カバースクリューは視認できた。（15）結合組織移植のために形成した部分層弁の唇側面観。（16）縫合した結合組織移植片の唇側面観。この結合組織移植片は、歯槽頂部の骨の安定性および審美性のために、組織の厚みを増加することを第一として行われた。（17）結合組織移植後の軟組織の一次閉鎖。（18、19）治癒2ヵ月後の軟組織の咬合および唇側面観。軟組織の厚みが増加し、十分な角化組織と口腔前庭が認められた。よって、上皮の遊離移植は計画しなかった。

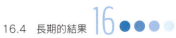

16.4 長期的結果

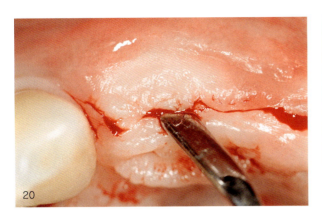
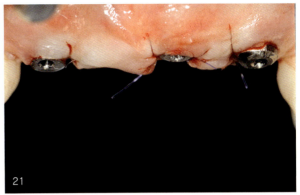
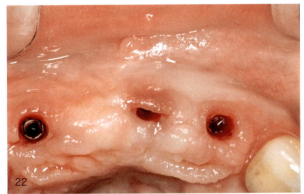
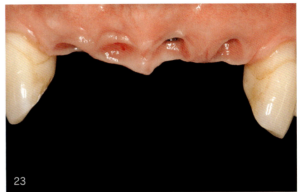
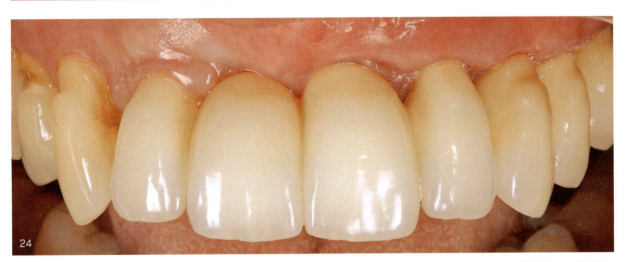

図 16-7 続き （20）インプラント二次手術の咬合面観。少しだけ口蓋側に切開を入れ、角化組織をより唇側に移動させた。これは小さな APF である。（21、22）インプラント露出後の軟組織の唇側・咬合側観。インプラント周囲に「十分な」角化組織が認められる。（23）プロビジョナルレストレーションを装着し 12 ヵ月後の軟組織の唇側面観。左側のインプラント周囲にはほとんど角化組織が存在しなかった。（24）最終補綴装置装着 12 年後の唇側面観。左側に角化組織はほとんど存在しなかったが、のちの 11 年の機能の間組織の変化はわずかであった。

16 骨増大術後の歯肉歯槽粘膜手術

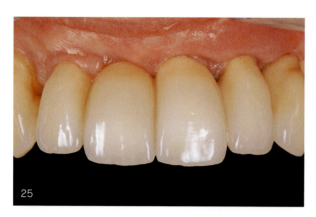
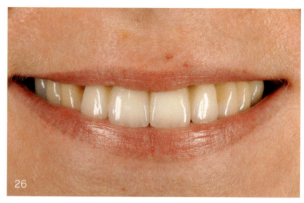
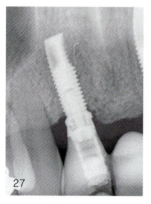
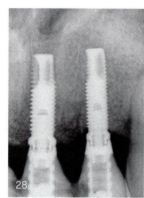
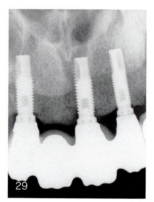

図 16-7 続き　(25) 最終補綴装置装着 12 年後の唇側面観。(26) 最終補綴装置を装着した患者のスマイル。患者はロースマイルラインで、治療に非常に満足していた。(27、28) 荷重 12 ヵ月後のデンタル X 線写真。(29) 機能 12 年後の安定した歯槽頂部の骨を示すデンタル X 線写真。歯槽頂部の骨が良好に維持されている。

本症例から学んだこと

1. 軟組織の厚みは、インプラントの歯槽頂部の骨に安定性を与える重要な要素である。このことは文献でも実証されており[33]、この症例は、本章で述べた原理を裏付けている。

2. この症例では、インプラント二次手術の際に根尖移動して獲得した角化組織はすぐに喪失した。この現象は文献によく記載されている[23,24]。しかしながら、その後の機能 11 年の間においてはごくわずかな軟組織が喪失しただけで、この症例は成功している。

16.5 結論

本章では、歯肉歯槽粘膜の重要な原理について述べた。これらの原理を、上顎前歯部の歯槽堤増大術に良好に適応させた改良型外科術式に応用した。

16.6 参考文献

1. Urban IA. Guided bone regeneration: Vertical Growth. In: Sonick M, Hwang D (eds). Implant Site Development. UK: Wiley-Blackwell, 2012:216–231.

2. Urban IA, Jovanovic S, Lozada JL. Vertical ridge augmentation using guided bone regeneration (GBR) in three clinical scenarios prior to implant placement: a retrospective study of 35 patients 12 to 72 months after loading. Int J Oral Maxillofac Implants 2009;24:502–510.

3. Urban IA, Nagursky H, Lozada JL. Horizontal ridge augmentation with a resorbable membrane and particulated autogenous bone with or without anorganic bovine bone-derived mineral: a prospective case series in 22 patients. Int J Oral Maxillofac Implants 2011;26:404–414.

4. Urban IA, Nagursky H, Lozada JL, Nagy K. Horizontal ridge augmentation with a collagen membrane and a combination of particulated autogenous bone and anorganic bovine bone-derived mineral: a prospective case series in 25 patients. Int J Periodontics Restorative Dent 2013;33:299–307.

5. Urban IA, Lozada JL, Jovanovic SA, Nagursky H, Nagy K. Vertical ridge augmentation with titanium-reinforced, dense-PTFE membranes and a combination of particulated autogenous bone and anorganic bovine bone-derived mineral: a prospective case series in 19 patients. Int J Oral Maxillofac Implants 2014;29:185–193.

6. Miyasato M, Crigger M, Egelberg J. Gingival condition in areas of minimal and appreciable width of keratinized gingiva. J Clin Periodontol 1977;4:200–209.

7. Hangorsky U, Bissada NF. Clinical assessment of free gingival graft effectiveness on the maintenance of periodontal health. J Periodontol 1980;51:274–278.

8. Lang NP, Löe H. The relationship between the width of keratinized gingiva and gingival health. J Periodontol 1972;43: 623–627.

9. Wennström J, Lindhe J, Nyman S. Role of keratinized gingiva for gingival health. Clinical and histologic study of normal and regenerated gingival tissue in dogs. J Clin Periodontol 1981;8: 311–328.

10. Wennström JL, Bengazi F, Lekholm U. The influence of the masticatory mucosa on the peri-implant soft tissue condition. Clin Oral Implants Res 1994;5:1–8.

11. Wennström J, Lindhe J. Role of attached gingiva for maintenance of periodontal health. Healing following excisional and grafting procedures in dogs. J Clin Periodontol 1983;10: 206–221.

12. Dorfman HS, Kennedy JE, Bird WC. Longitudinal evaluation of free autogenous gingival grafts. J Clin Periodontol 1980;7: 316–324.

13. Dorfman HS, Kennedy JE, Bird WC. Longitudinal evaluation of free autogenous gingival grafts. A four year report. J Periodontol 1982;53:349–352.

14. Chung DM, Oh TJ, Shotwell JL, Misch CE, Wang HL. Significance of keratinized mucosa in maintenance of dental implants with different surfaces. J Periodontol 2006;77: 1410–1420.

15. Zigdon H, Machtei EE. The dimensions of keratinized mucosa around implants affect clinical and immunological parameters. Clin Oral Implants Res 2008;19:387–392.

16. Rateitschak KH, Egli U, Fringeli G. Recession: a 4-year longitudinal study after free gingival grafts. J Clin Periodontol 1979;6:158–164.

17. de Trey E, Bernimoulin JP. Influence of free gingival grafts on the health of the marginal gingiva. J Clin Periodontol 1980;7: 381–393.

18. Ericsson I, Lindhe J. Recession in sites with inadequate width of the keratinized gingiva. An experimental study in the dog. J Clin Periodontol 1984;11:95–103.

19. Valderhaug J. Periodontal conditions and carious lesions following the insertion of fixed prostheses: a 10-year follow-up study. Int Dent J 1980;30:296–304.

20. Nabers JM. Free gingival grafts. Periodontics 1966;4:243–245.

21. Friedman N. Mucogingival surgery. The apically repositioned flap. J Periodontol 1962;33:328–340.

22. Corn H. Periosteal separation: its clinical significance. J Periodontol 1962;33:140–153.

23. Bohannan HM. Studies in the alteration of vestibular depth. II Periosteal retention. J Periodontol 1962a;33:354–359.

24. Bohannan HM. Studies in the alteration of vestibular depth. III Periosteal incision. J Periodontol 1962b;34:209–215.

25. Björn H. Free transplantation of gingiva propria [abstract]. In: Symposium in periodontology in Malmö. Odontologisk. Revy 1963;14:321–323.

26. Sullivan HC, Atkins JH. Free autogenous gingival grafts. I. Principles of successful grafting. Periodontics 1968;6:121–129.

27. Edel A. Clinical evaluation of free connective tissue grafts used to increase the width of keratinized gingiva. J Clin Periodontol 1974;1:185–196.

28. Karring T, Ostergaard E, Löe H. Conservation of tissue specificity after heterotopic transplantation of gingiva and alveolar mucosa. J Periodontal Res 1971;6:282–293.

29. Orsini M, Orsini G, Benlloch D, Aranda JJ, Lázaro P, Sanz M. Esthetic and dimensional evaluation of free connective tissue grafts in prosthetically treated patients: a 1-year clinical study. J Periodontol 2004;75:470–477.

30. Thoma DS, Buranawat B, Hammerle CHF, Held U, Jung RE. Efficacy of soft tissue augmentation around dental implants and in partially edentulous areas: A systematic review. J Clin Periodontol 2014; 41(suppl 15):S77–S91.

31. Berglundh T, Lindhe J. Dimension of the periimplant mucosa. Biological width revisited. J Clin Periodontol 1996;23:971–973.

32. Lorenzo R, García V, Orsini M, Martin C, Sanz M. Clinical efficacy of a xenogeneic collagen matrix in augmenting keratinized mucosa around implants: a randomized controlled prospective clinical trial. Clin Oral Implants Res 2012;23:316–324.

33. Linkevicius T, Apse P, Grybauskas S, Puisys A. The influence of soft tissue thickness on crestal bone changes around implants: a 1-year prospective controlled clinical trial. Int J Oral Maxillofac Implants 2009;24:712–719.

34. Schrott AR, Jimenez M, Hwang JW, Fiorellini J, Weber HP. Five-year evaluation of the influence of keratinized mucosa on peri-implant soft-tissue health and stability around implants supporting full-arch mandibular fixed prostheses. Clin Oral Implants Res 2009; 20:1170–1177.

35. Urban IA, Monje A, Wang HL. Vertical Ridge Augmentation and Soft Tissue Reconstruction of the Anterior Atrophic Maxillae: A Case Series. Int J Periodontics Restorative Dent 2015;35: 613–623.

36. Bengazi R, Wennström JL, Lekholm U. Recession of the soft tissue margin at oral implants. A 2-year longitudinal prospective study. Clin Oral Implants Res 1996;7:303–310.

歯槽堤増大術後の
歯肉歯槽粘膜手術における
新たな観点

大幅な粘膜部分の移植を行う際、理想的な結果を得るためには十分なサイズの移植片を採取する必要が生じる。これにより、患者に大きな侵襲を強いることになるかもしれない。したがって、より侵襲の少ない外科処置の進歩が必要となる。

昨今、インプラントや歯の周囲に角化組織を増生するための軟組織に代わる新しい異種コラーゲンマトリックス（以下CMX）が登場した。臨床試験において平均2.5mm〜3mmの角化歯肉あるいは角化粘膜幅が増生し、結合組織移植（以下CTG）を行った場合と比較して同等の効果が得られると評価された[1,2]。この結果はそう多い量ではないものの、歯やインプラント周囲の歯肉あるいは粘膜の健康と安定に「十分である」と考えられるが[3]、フラップを伸展し水平垂直的に歯槽堤増大を図った非常に重篤な状況ではその成果は制限されるかもしれない。

著者らはそのテクニックを発展させ、strip gingival graftテクニックとCMXを併用した広範囲にわたる歯槽粘膜の改変を目的とした外科的アプローチについての前向き臨床報告を紹介し、その結果を評価した[4]。

CMXの作用機序は、血餅の保持、隣接組織からの血管新生および細胞の足場を提供することと推測される。

CMXは「培養培地」のように機能する。すなわち組織の大部分が粘膜であれば、粘膜組織の表面は粗造になり新生組織の大半を占めるようになる。大きな歯槽堤増大術を行った後のような顕著な歯槽粘膜の変形は、これに該当すると考えられる。

遊離歯肉（strip gingival graft）をCMXの根尖側に位置付けた場合、細胞が遊走し健康な角化組織を形成すると考えられる。また、外科的に受容床を形成し、根尖側に位置付けたstrip gingival graftは、角化能力を持たない歯槽粘膜の伸展に対する防御壁としてもはたらく。側方境界部分からの組織はCMXという足場内に伸展し、角化粘膜に分化する。

17 歯槽堤増大術後の歯肉歯槽粘膜手術における新たな観点

この異種生体材料は実際の実験において高い生体親和性を持ち、顕著な炎症反応なしに即時に線維芽細胞および血管の増殖を示した。したがって、遊離歯肉移植（以下FGG）とCMXのコンビネーションは理にかなった有効な方法であると考えられる[5,6]。

17.1　代表的な症例と臨床データ

この章では前向き臨床症例の中から代表的な症例を提示する。最初の症例は図17-1に示すように著明な垂直的欠損である。歯槽粘膜の著明な変形の修復を目的にstrip gingival graftでのFGGとCMXのコンビネーショングラフトを行った。

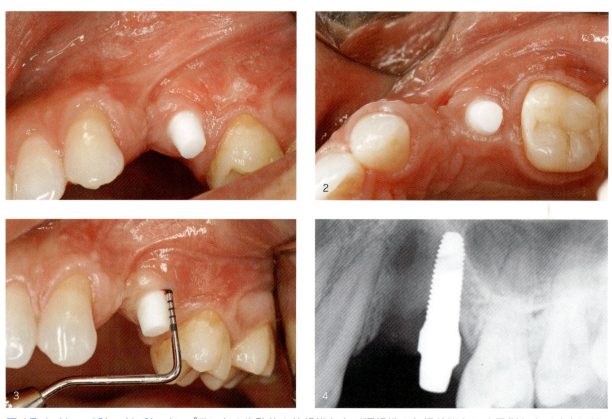

図17-1（1～49）　（1、2）インプラントの失敗後の軟組織および硬組織の欠損状態を示す唇側および咬合面観。（3）ジルコニアインプラントの周囲に著明な骨吸収を認める。近心のインプラントは1年前に失敗した。（4）インプラント周囲の骨吸収を示すデンタルX線像。

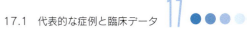

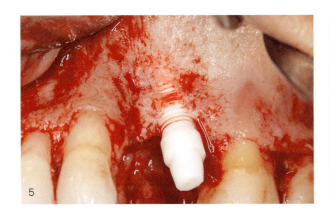
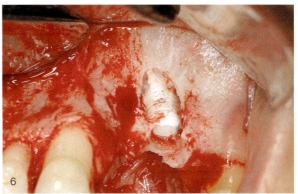
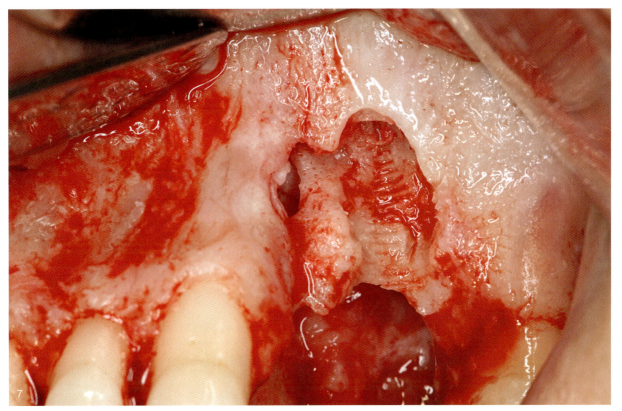

図17-1 続き (5) インプラント周囲の頬側および歯間部に骨吸収を認める。Remote flapにて歯肉弁を剥離していることに注目。(6) インプラント体に逆回転を加えて撤去を試みたところ、わずかに力を加えたところでインプラントの歯冠部分が破折。(7) 著明な水平的・垂直的欠損の唇側面観。口蓋側への骨の穿孔を認める。

17 歯槽堤増大術後の歯肉歯槽粘膜手術における新たな観点

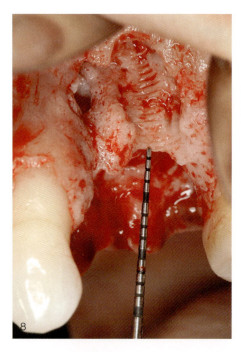
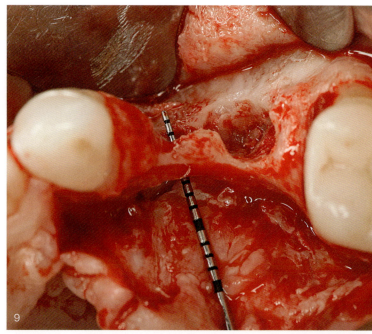
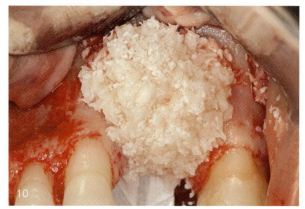
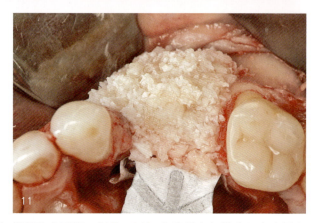

図 17-1 続き　(8) もう 1 枚の欠損部唇側面観。(9) 欠損部咬合面観。(10、11) 自家骨と無機ウシ由来骨ミネラル（以下 ABBM）の混合補填材料を設置時の唇側および咬合面観。

17.1 代表的な症例と臨床データ

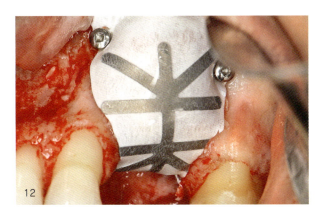
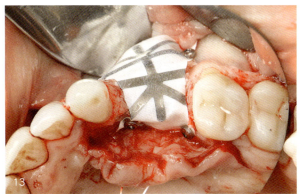
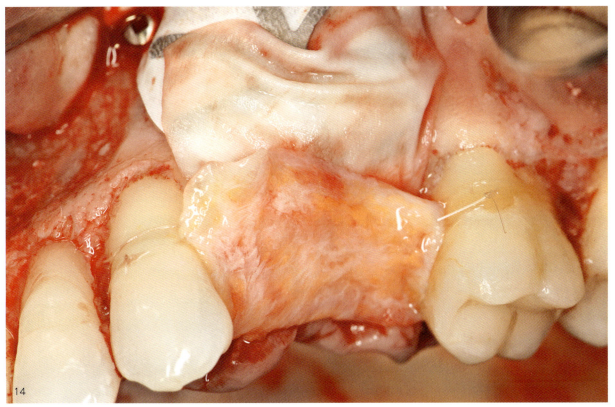

図 17-1 続き （12、13）チタン強化型延伸ポリテトラフルオロエチレン（以下 e-PTFE）メンブレンを固定した唇側および咬合面観。遠心部の骨とメンブレンの間にわずかに隙間を認める。（14）歯槽頂部に採取した CTG を設置し、マイクロ縫合を行った唇側面観。チタン強化型 e-PTFE メンブレンと骨の隙間を埋める目的で、CTG とチタン強化型 e-PTFE メンブレンの間に天然コラーゲンメンブレンを設置した。

17 歯槽堤増大術後の歯肉歯槽粘膜手術における新たな観点

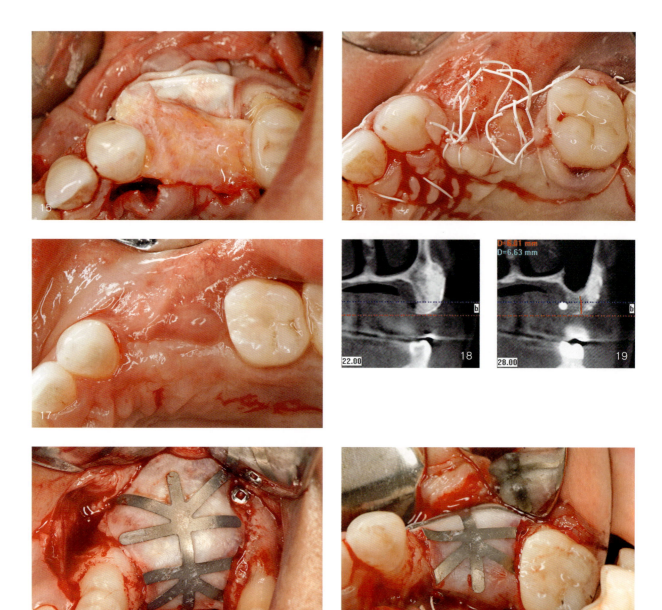

図17-1 続き　(15) CTGの咬合面観。(16) PTFE縫合糸を用いてCTG頂部にテンションフリーの縫合を行った。(17) 9ヵ月後の咬合面観。良好な治癒を呈している。(18、19) 骨移植材料が良好に生着していることを示すCBCT画像。遠心側のインプラント埋入予定部位の骨頂から上顎洞底までの距離は6mm。(20、21) チタン強化型e-PTFEメンブレンを設置した唇側および咬合面観。

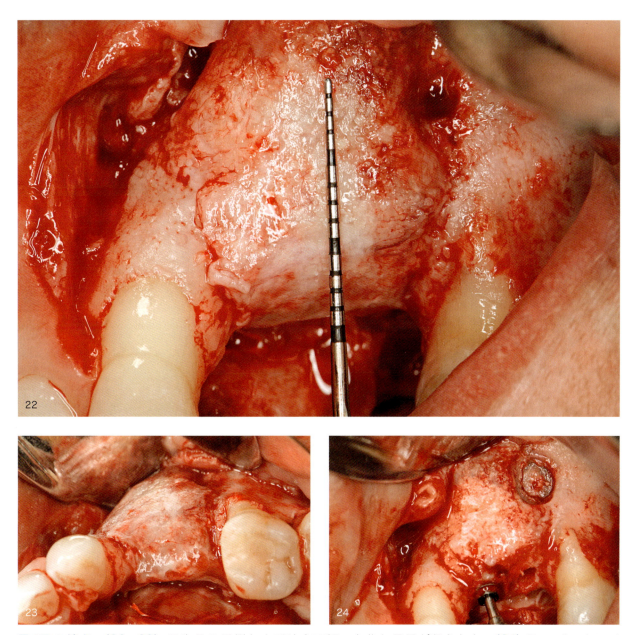

図17-1 続き （22、23）再生骨の唇側および咬合面観。十分な骨量が得られた。（24）Tunneling lateral window sinus technique のための "mini sinus window" を形成した唇側面観。

17 歯槽堤増大術後の歯肉歯槽粘膜手術における新たな観点

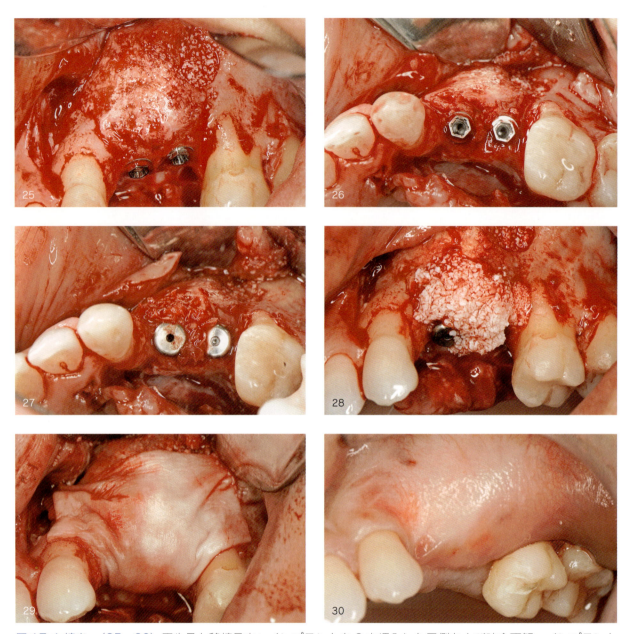

図17-1 続き （25、26）再生骨と移植骨内へインプラントを2本埋入した唇側および咬合面観。インプラントの頬側の骨は2mm未満であることに注目。（27）顆粒状自家骨をインプラントの頬側に設置。（28）さらに骨形態付与[7]のためABBMを移植自家骨の上に設置。（29）天然コラーゲンメンブレンを骨移植材料の上に設置。（30）再生外科処置によって著明な歯槽粘膜の変形をきたし、口腔前庭が減少した唇側面観。

17.1 代表的な症例と臨床データ

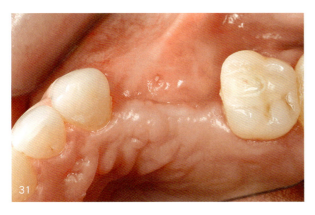
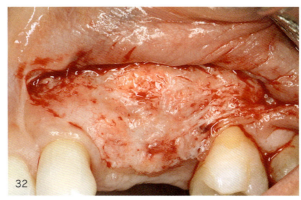
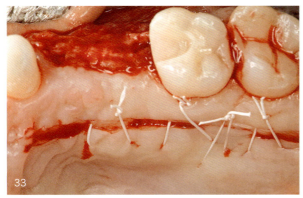
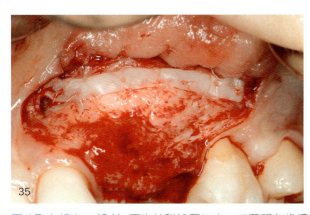
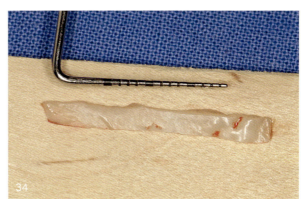
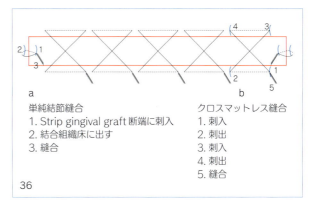

図17-1 続き　(31) 再生外科処置によって著明な歯槽粘膜の変形と口腔前庭の減少を呈した咬合面観。
(32) MAPF（改良型歯肉弁根尖側移動術）の唇側面観。(33) Strip gingival graft の移植片採取後、PTFE 縫合糸により口蓋側を縫合、咬合面観。(34) 採取した幅2 mm、厚み1 mm の strip gingival graft の移植片。
(35) 移植片を 6-0 吸収性モノフィラメント縫合糸（6-0, PDS II, Ethicon, USA）でマイクロ縫合にて固定。
(36) 移植片縫合固定の手順を示す模式図。

249

17 歯槽堤増大術後の歯肉歯槽粘膜手術における新たな観点

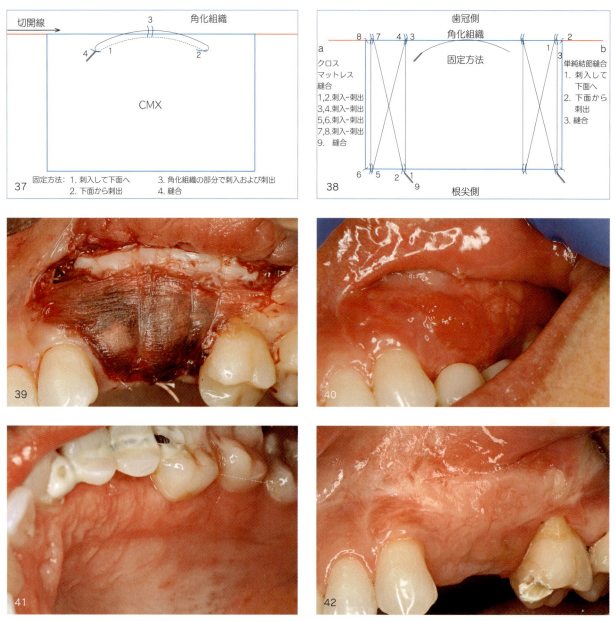

図 17-1 続き （37）CMX の位置付けの手順を示す模式図。（38）CMX の縫合の手順を示す模式図。（39）受容床上に縫合された strip gingival graft と CMX のコンビネーショングラフト。（40）1週間後の治癒の状態、唇側面観。（41）口蓋の治癒、咬合面観。1週間でほぼ創面が治癒していることに注目。（42）治癒2ヵ月の新生角化組織と口腔前庭の状態、唇側および咬合面観。

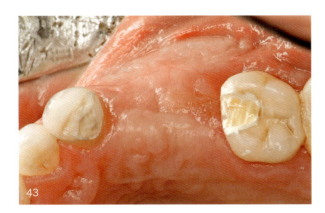
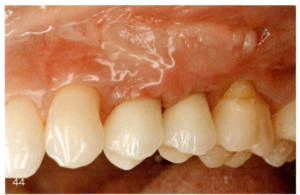
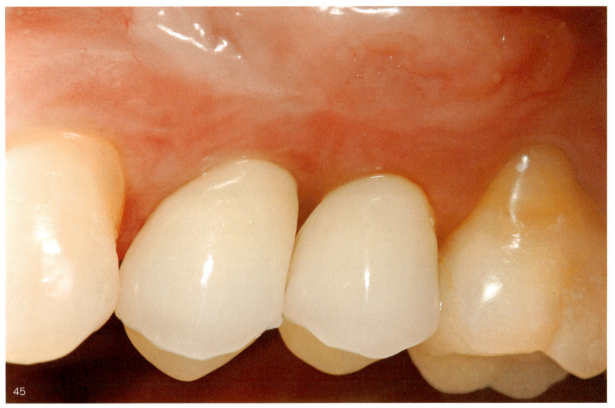

図17-1続き　(43) ジルコニアクラウン装着前。(44) ジルコニアクラウン装着時。未成熟ではあるが十分な歯肉の厚みと歯間乳頭が存在している。(45) 最終補綴装着2年後。周囲組織の審美性と歯肉の豊隆に注目。

17 歯槽堤増大術後の歯肉歯槽粘膜手術における新たな観点

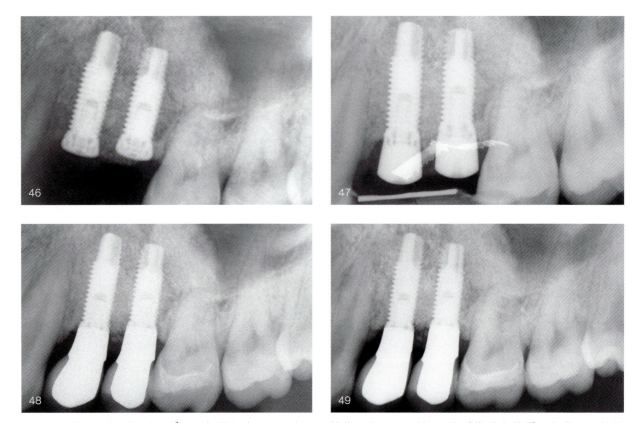

図17-1 続き （46）インプラント埋入時のデンタルX線像。（47〜49）二次手術時と荷重1年後、4年後のデンタルX線像。[図17-1-8、31、39〜41、45〜48はQuintessence Publishing社より許可を得て転載：Urban IA, Lozada JL, Nagy K, Sanz M. Treatment of severe mucogingival defects with a combination of strip gingival grafts and a xenogeneic collagen matrix: A prospective case series study. Int J Periodontics Restorative Dent 2015;35(3):345-353.]

17.1 代表的な症例と臨床データ 17

本症例から学んだこと

1. 本症例では通常と異なり骨増生をインプラント撤去と同時に行った。これは術野に炎症性反応を認めなかったからである。われわれは頬側の骨吸収を以前のインプラントの失敗に起因するものと判断した。通常われわれは2ヵ月の軟組織の治癒期間の後、歯槽堤増大術を行う。本症例では、インプラント周囲に感染が認められなかった。プロービング時の出血も、ボーンサウンディングの際以外認められなかった（図17-1-3）。

2. 本症例においてコラーゲンメンブレンはあまり必要なかった。骨と非吸収性メンブレンの隙間は小さく、骨移植材料は安定していたため、2枚目の吸収性メンブレンの使用は避けることができたかもしれない。

3. 当初、歯槽頂アプローチによる対応を計画したが、実際は側方アプローチによる上顎洞底挙上術を行った。著者は上顎洞の外側壁に十分に再建された頬側骨と歯槽骨頂への増生骨とを連続させることにした。そのためにmini sinus windowを再生骨上に設定し、トンネリングインスツルメントを用いて上顎

洞粘膜を慎重に剥離し、骨移植する必要があった。これは非常に難しいテクニックで、歯槽堤増大術を同時に行ったほうが簡単であっただろう。

4. 歯槽骨頂部へのCTGを、インプラント上部の歯肉の厚みを増加する目的で行った。難しい方法ではあったが、これを骨移植と同時に行った。著者は、術者の経験が少ない場合にはこの方法は推奨しない。CTGはインプラントの埋入時か、その後のステージでも行うことができる。

5. 本症例では骨の再生量は十分であるが、著者は移植材料の安定と保護のために"mini graft"を推奨する。この術式の必要性についてはこの本の中で繰り返し示している。骨再生が疑わしい部分でmini graftを行わない場合、歯槽頂部の骨吸収、歯肉退縮を生じてほとんどが理想的な長期結果に至っていない（本章および第8章参照）。

6. 本章に示すコンビネーショングラフトは、これまでの方法と比較してより低侵襲で優れた審美性と安定性を示した。

次のセクションではこのテクニックを使用した結果を評価する（図17-2）。

CMXを用いた前向き臨床報告では、ベースラインから術後1年間での角化組織幅の増加を主要評価項目とした[4]。この幅の変化については術後1、3、6、9、12ヵ月に評価した。患者の感じる疼痛の状態も、必要な投薬量と、疼痛の度合いを0から10（0：痛みなし　10：もっとも痛い）で示したビジュアルアナログスケール（VAS）を用いて術後1週後と2週後に評価した[1]。移植材料の感染や出血、咀嚼障害などの術後合併症についても記録した。

対象患者は2011年1月から2012年10月までにコンビネーショングラフトを行った20名。1名の患者は1ヵ月後と6ヵ月後の再評価に、もう1名は

1ヵ月後と9ヵ月後の再評価には全員が参加しなかったものの、12ヵ月の再評価には全員が参加した。平均年齢は51歳、ほとんどが女性患者であった（n＝17、85％）。ほとんどの症例が上顎（n＝17、85％）で、9症例が臼歯部、8症例が前歯部であった。下顎では2症例が前歯部、1症例が臼歯部であった。

表17-1に主要評価項目の変化を示す。12ヵ月後、すべての術野で平均6.33mmの著明な角化組織幅の増加を示した（標準偏差2.16mm、95％信頼区間5.31mm、7.34mm）。術後1日から12ヵ月の間、移植片の収縮率は平均43％であった（標準偏差11.0％、95％信頼区間37.9％、48.2％）。

253

17 歯槽堤増大術後の歯肉歯槽粘膜手術における新たな観点

表17-1 主要評価項目の計測結果：角化組織幅（単位：mm）

角化組織の幅 (mm)	術前	術後	1m	3m	6m	9m	12m	収縮率 (術後12ヵ月)
中央値	0.00	11.00	8.00	6.50	6.00	6.00	6.00	43.7
平均	0.00	11.07	8.49	6.88	6.45	6.46	6.33	43.0
SD	0.00	3.10	3.11	2.57	2.41	2.34	2.16	11.0
95％信頼区間の下限値	0.00	9.62	6.95	5.67	5.28	5.33	5.31	37.9
95％信頼区間の上限値	0.00	12.52	10.04	8.08	7.61	7.59	7.34	48.2

m＝月

表17-2 被験者が感じた痛みに関する結果

痛み	術後1週でのVAS	術後2週でのVAS	薬剤の服用総量 (mg)
中央値	2.00	0.00	25.0
平均	2.35	0.00	215.0
SD	19.0	0.00	332.5
95％信頼区間の下限値	1.46	0.00	59.4
95％信頼区間の上限値	3.24	0.00	370.6

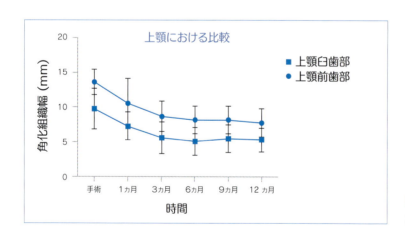

図17-2 上顎前歯部および臼歯部での角化組織幅の増加量の違い。

図17-2では上顎の前歯部と臼歯部での角化組織幅の増加量の違いを示す。12ヵ月の結果では前歯部のほうが大きな角化組織幅の増加量を示した（前歯部7.81mm、臼歯部5.50mm）。しかし退縮量では似たような値を示した（前歯部43.1％、臼歯部44.9％）。

患者が感じる痛みの評価を表17-2に示す。ほとんどの患者が移植部位にわずかな痛みを感じ、1名の患者だけが移植片採取部位の疼痛を訴えた。20名中10名は鎮痛剤を服用しなかったが、2名だけが術後1週間、継続的な鎮痛剤の投与を必要とした。また、8名の患者がこの期間中散発的に鎮痛剤の投

17.1 代表的な症例と臨床データ

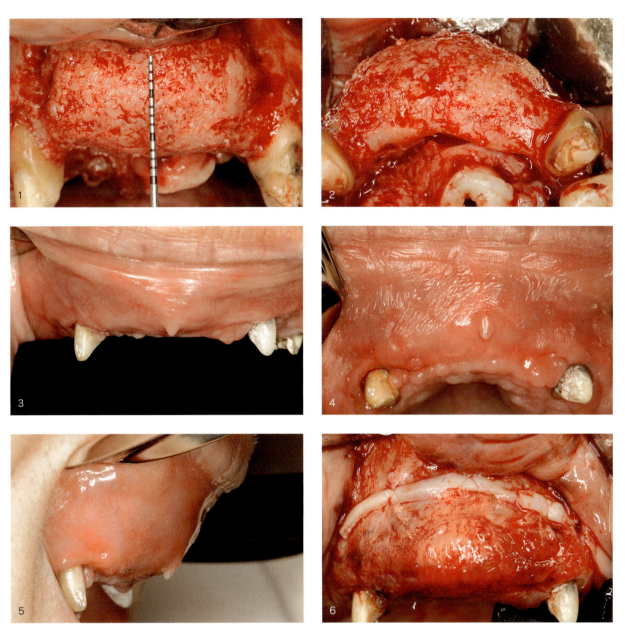

図17-3(1〜29) 大幅な歯槽堤増大術後にコンビネーショングラフトを行った代表的な症例。本症例は第14章図14-5の続きである。(1、2) 大幅な垂直的・水平的歯槽堤増大術を行った状態。上下顎のディスクレパンシーの補正やリップサポートの不足があるため、水平方向へさらに骨増生が必要であった。(3、4) 骨再生外科処置によって生じた著しい歯槽粘膜の変形を示す唇側および咬合面観。(5) 顕著な軟組織欠損を呈している側方面観。(6) Strip gingival graft を縫合固定した唇側面観。

与を必要とした。術後1週間以降は疼痛、鎮痛剤の必要、咀嚼障害を訴える患者はいなかった。

　臨床的にこの軟組織再建方法では、根尖側に位置付けた strip gingival graft の移植片に相当する部分は明らかに周囲組織との一貫性を欠いた色調の不調和を呈していたが、それ以外の部分は周囲組織との良好な色調の調和を得ることができた。

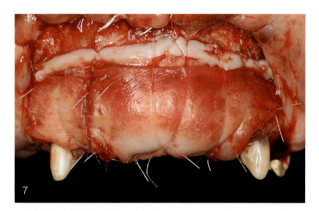
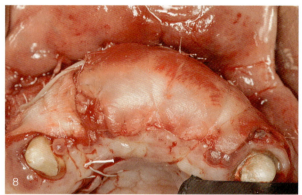
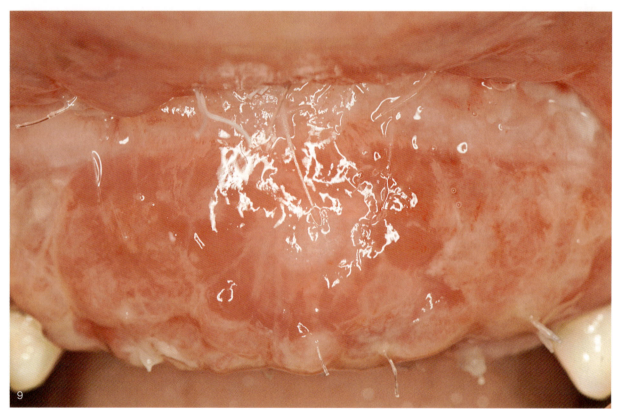

図 17-3 続き　(7、8) Strip gingival graft と CMX のコンビネーショングラフトを受容部位に縫合した状態の唇側および咬合面観。(9) 移植1週間後の治癒状態、唇側面観。

17.1 代表的な症例と臨床データ

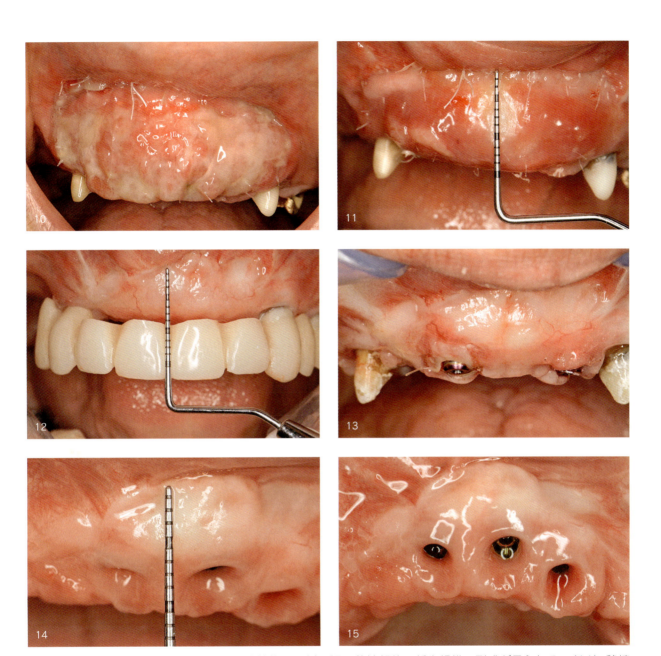

図 17-3 続き （10）移植2週間後の治癒状態、唇側面観。移植部位に新生組織の形成が見られる。（11）移植4週間後の治癒状態、唇側面観。（12）移植3ヵ月後の新生組織の状態、唇側面観。角化組織が縮小している。（13）移植6ヵ月後の治癒状態、唇側面観。（14、15）移植12ヵ月後の状態、唇側および咬合面観。

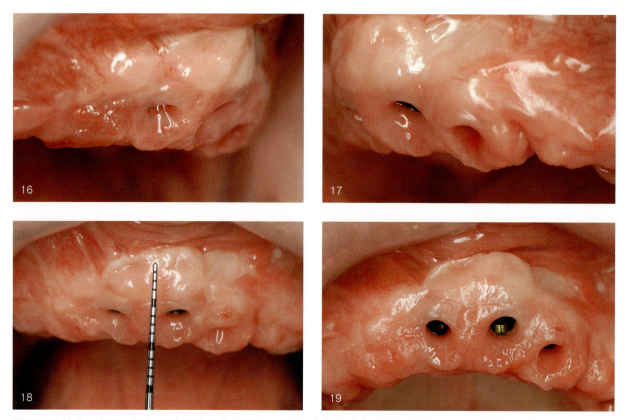

図 17-3 続き　（16、17）再生組織の側方面観。安定した新生角化組織と再建された口腔前庭に注目。
（18、19）術後3年の安定した軟組織、唇側および咬合面観。

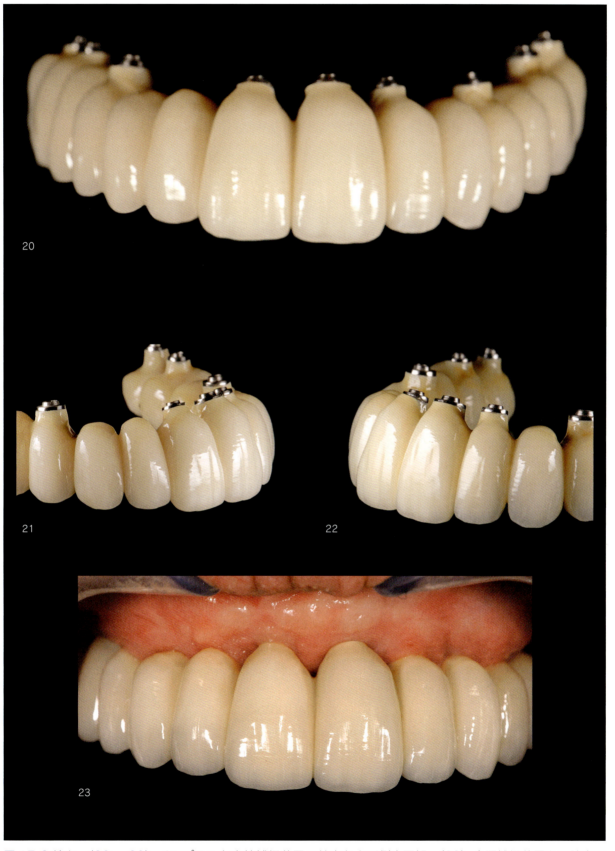

図17-3 続き （20〜22）インプラント支持補綴装置の前方および側方面観。（23）全顎補綴装置を口腔内に装着した状態。

17 歯槽堤増大術後の歯肉歯槽粘膜手術における新たな観点

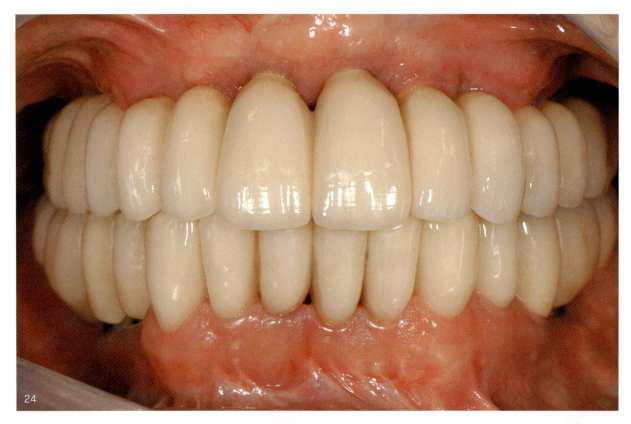

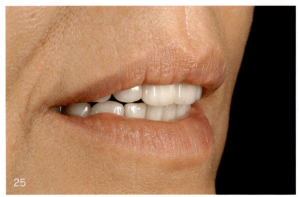
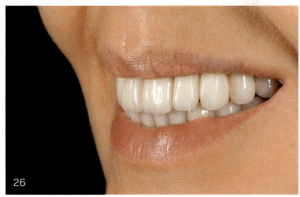

図 17-3 続き （24～27）良好なリップサポートと審美性を得られた唇側および側方面観。

17.1 代表的な症例と臨床データ

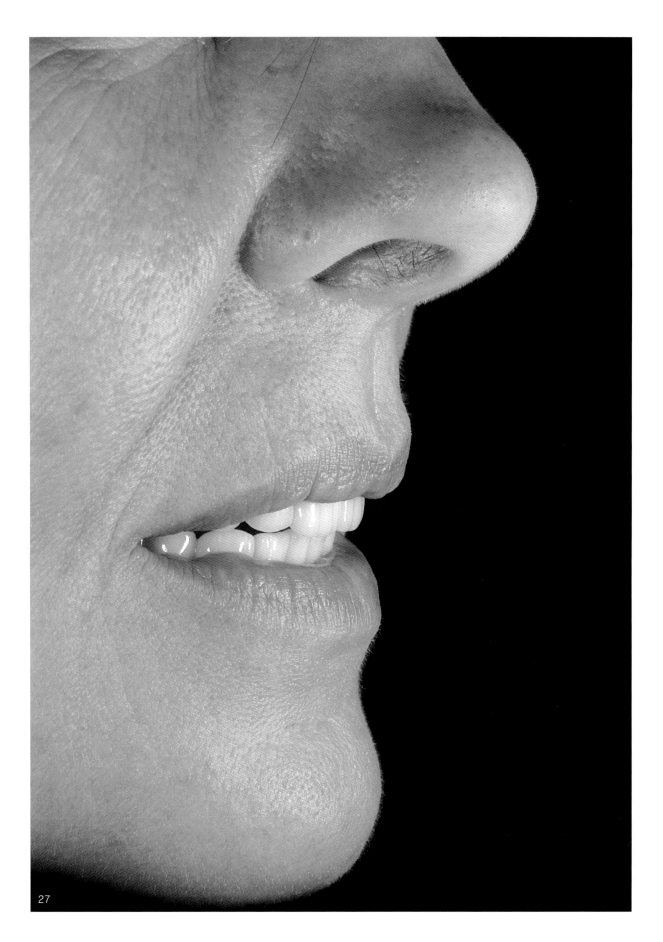

27

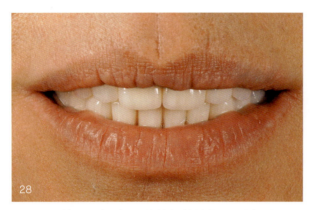
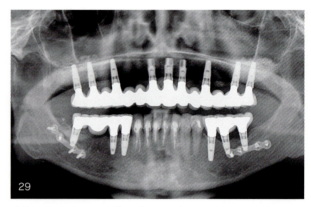

図17-3続き （28）最終補綴装着後の唇側面観。左右対称で十分なリップサポートが得られた。（29）最終補綴装着時のパノラマX線像。[図17-3-3、4、7、10～15、19、23はQuintessence Publishing社の許可を得て転載：Urban IA, Lozada JL, Nagy K, Sanz M. Treatment of severe mucogingival defects with a combination of strip gingival grafts and a xenogeneic collagen matrix: A prospective case series study. Int J Periodontics Restorative Dent 2015;35(3):345-353.]

本症例から学んだこと

1. 骨の再生療法は「遺伝的なボーンハウジング」の外側に骨を再生し、そのボリュームを維持することができる。特にリップサポートの再建には非常に効果的である。これは、自家骨と混合したABBMに起因するものであった。
2. コンビネーショングラフト後、患者は数日間最小限の鎮痛剤を服用することで非常に快適に過ごすことができた。CMXを使わず自家移植を行ったとしたら、広範囲の移植片採取によって大きな創傷を与えることになっていただろう。患者にとって、より小さいサイズのCTGのインプラント上への移植や、閉鎖創で治癒させるというのは許容されやすいが、広範囲の移植片の採取は許容されにくい[1,8]。
3. 獲得した角化組織は、術後最初の3ヵ月に起きる収縮の後には安定した。
4. 上顎前歯部の骨移植は、本症例が示すように顔貌の審美外科治療にも応用することができる。

本前向き症例報告は、水平・垂直方向に大幅な歯槽堤増大術を行った結果生じたきわめて重度の歯肉歯槽粘膜の欠損を、CMX と strip gingival graft のコンビネーショングラフトで安全かつ効果的に修復できるということを明らかにした。こうした欠損部位では著明な角化組織および前庭の喪失とともに、歯肉歯槽粘膜境が埋入されたインプラントより口蓋側あるいは舌側に移動してしまっている。このような状況においては、角化組織量を増生するための歯槽粘膜手術を行ううえでの明確な指標が存在する。Strip gingival graft と CMX を用いたコンビネーショングラフトは、感染や移植片の喪失といった術後の合併症を伴わない、良好な治癒を示した。

システマティックレビューの中で Thoma らは、角化組織幅の増生に関して FGG、CTG、他家移植片を比較し、角化組織幅の増生における有意な優位性を評価した[9]。他家移植片として無細胞性皮膚基質[10]、またはバイオエンジニアリングにより生成した他家線維芽細胞[11]から成るメンブレンも用いられたが、こうした方法は、侵襲と患者負担を軽減した一方で 50% を上回る収縮を認めた。この臨床研究の中で、コンビネーショングラフトの収縮率は12 ヵ月で 43.0% であり、FGG と同等の結果を示した[12]。CTG と CMX ではさらに成績が悪く 50% 以上の収縮が報告されている[1, 2, 13, 14]。本研究での移植部位の収縮率の低さは、strip gingival graft が受容床の根尖側に安定をもたらし、大きな歯槽粘膜欠損に CMX 単体が使用された際に見られる歯槽粘膜の歯冠方向へのリバウンドを阻害する働きをすることに起因しているかもしれない[15]。

この一連の症例報告で治療されたすべての患者において、 strip gingival graft の移植部位に相当するもっとも根尖側の領域は、隣接組織と明瞭に異なる性状および色を有していた。しかし、もし術者や患者が気になるようであれば、移植片が成熟してから簡単に修正することができる。CMX 移植相当部位に関しては隣接組織との良好な色調調和と組織生着を示した。コンビネーショングラフトの応用は自己申告疼痛の程度が低く、鎮痛剤の必要性も低いことから低侵襲な術式であり、患者に受け入れられた。この点は、供給部位からの採取により侵襲が増える FGG や CTG のような他の術式よりも有利であろう[1, 2]。

17.2　参考文献

1. Sanz M, Lorenzo R, Aranda JJ, Martin C, Orsini M. Clinical evaluation of a new collagen matrix (Mucograft prototype) to enhance the width of keratinized tissue in patients with fixed prosthetic restorations: a randomized prospective clinical trial. J Clin Periodontol 2009;36:868–876.

2. Lorenzo R, Garcia V, Orsini M, Martin C, Sanz M. Clinical efficacy of a xenogeneic collagen matrix in augmenting keratinized mucosa around implants: a randomized controlled prospective clinical trial. Clin Oral Implants Res 2012;23:316–324.

3. Lang NP, Löe H. The relationship between the width of keratinized gingiva and gingival health. J Periodontol 1972;43:623–627.

4. Urban IA, Lozada JL, Nagy K, Sanz M. Treatment of severe mucogingival defects with a combination of strip gingival grafts and a xenogeneic collagen matrix: a prospective case series study. Int J Periodontics Restorative Dent 2015;35:345–353.

5. Vignoletti F, Nuñez J, Discepoli N, et al. Clinical and histological healing of a new collagen matrix in combination with the coronally advanced flap for the treatment of Miller class-I recession defects: an experimental study in the minipig. J Clin Periodontol 2011;38:847–855.

6. Thoma DS, Villar CC, Cochran DL, Hämmerle CH, Jung RE. Tissue integration of collagen-based matrices: an experimental study in mice. Clin Oral Implants Res 2012;23:1333–1339.

7. Buser D, Chen ST, Weber HP, Belser UC. Early implant placement following single-tooth extraction in the esthetic zone: biologic rationale and surgical procedures. Int J Periodontics Restorative Dent 2008;28:441–451.

8. Zucchelli G, Mele M, Stefanini M, et al. Patient morbidity and root coverage outcome after subepithelial connective tissue and de-epithelialized grafts: a comparative randomized-controlled clinical trial. J Clin Periodontol 2010;37:728–738.

9. Thoma DS, Benić GI, Zwahlen M, Hämmerle CH, Jung RE. A systematic review assessing soft tissue augmentation techniques. Clin Oral Implants Res 2009;20(suppl 4):146–165.

10. Wei PC, Laurell L, Geivelis M, Lingen MW, Maddalozzo D. Acellular dermal matrix allografts to achieve increased attached gingiva. Part 1. A clinical study. J Periodontol 2000;71:1297–1305.

11. McGuire MK, Scheyer ET, Nevins ML, et al. Living cellular construct for increasing the width of keratinized gingiva: results from a randomized, within-patient, controlled trial. J Periodontol 2011;82:1414–1423.

12. Rateitschak KH, Egli U, Fringeli G. Recession: a 4-year longitudinal study after free gingival grafts. J Clin Periodontol 1979;6:158–164.

13. Orsini M, Orsini G, Benlloch D, Aranda JJ, Lázaro P, Sanz M. Esthetic and dimensional evaluation of free connective tissue grafts in prosthetically treated patients: a 1-year clinical study. J Periodontol 2004;75:470–477.

14. Park, J. B. Increasing the width of keratinized mucosa around endosseous implant using acellular dermal matrix allograft. Implant Dent 2006;15:275–281.

15. Herford AS, Akin L, Cicciu M, Maiorana C, Boyne PJ. Use of a porcine collagen matrix as an alternative to autogenous tissue for grafting oral soft tissue defects. J Oral Maxillofac Surg 2010;68:1463–1470.

歯槽堤増大術後の 歯槽骨頂保存における 新たな観点

著者はこの本を通して再建された歯槽骨頂の保存の困難さと重要性を示した。事実これは難題である。インプラント学においてこれを達成するのは、もっとも難しい。インプラントを既存骨または1歯分の再建された欠損部に埋入し、安定した良い状態の骨頂の症例を見せるのはよりたやすい。上顎洞底挙上術後であっても、歯槽頂は既存骨であるので、保存するのは簡単である。

読者は常にどのように症例が発表され、フォローアップされているかについて考えるべきである。ほとんどの調査において、調査者は長期経過を追跡するためにデンタルX線を使わなければならない。調査者は水平的骨増大の症例において、既存骨の一部があるがゆえに、もし仮に水平的に増生された骨がほとんど吸収したり、インプラントの唇／頬側の骨がなくなってしまったときでさえ、デンタルX線が十分に不透過像を示しうることを心に留めておかなければならない。

垂直的骨増大後の場合、骨吸収がはっきりと写るため、これは起こらない。

この本に提示された多くの症例はもっと理想的に治療できたかもしれず、完璧な症例はほとんどない。症例を振り返り再評価したり、オリジナルの術式や、長期経過を比較することは素晴らしい学習経験である。再評価による訓練は日に日に少しずつ結果の向上をもたらす。10年以上にわたる新しい軟組織治療手順の改良に加え、移植骨の層による再建骨の保護が重要視されてきている。多くの世界中の術者と同様に、著者の第一選択はインプラント埋入時に無機ウシ由来骨ミネラル（以下ABBM）とコラーゲンメンブレンを再建部位に置くことである。これは予知性が低く、ほとんどの症例においてABBMが軟組織を通して消失している。これは図17-1-28、図17-1-46〜図17-1-49ではっきりと示されている。ABBMの大部分は移植部位に結合していない。

この症例の後、新生された歯槽堤に二度目の骨移植が結合するのを助ける目的で、著者は30%の自家骨をABBMに混ぜ始めた。二度目の骨移植の背景には、インプラント埋入後のいかなる骨吸収も防ぐという考えがあった。この治療法は第16、17章で詳細を述べた軟組織の考え方と組み合わせている。

18 歯槽堤増大術後の歯槽骨頂保存における新たな観点

表 18-1　インプラント埋入後から異なる期間における、インプラント上方の垂直的骨増大量

期間	測定したインプラント間の数	垂直的増大量の平均（mm）
ベースライン	12	2.21 ± 1.21
12 ヵ月	9	1.20 ± 1.46
24 ヵ月	9	1.69 ± 0.76
36 ヵ月	7	1.40 ± 0.99
48 ヵ月	7	1.82 ± 0.81
60 ヵ月	3	1.72 ± 1.41
72 ヵ月	4	1.37 ± 1.08
84 ヵ月	3	1.39 ± 1.21

18.1　ケースシリーズ：長期結果

　最近、著者と共同研究者はこの種の治療に伴う歯槽骨頂の安定性の長期結果をケースシリーズにて発表した[1]。驚くべきことに、骨吸収が起きなかっただけでなく、骨は再生され、歯槽骨頂部はインプラント荷重下で最大 7 年保存されていた。このケースシリーズの結果は表 18-1 に示す。

　インプラントの骨レベルは ImageJ64（http://rsb.info.nih.gov/ij/docs/install/osx.html）を用いて平行法デンタル X 線から測定した。1 名の試験者（AM）がインプラントのフィクスチャーレベルを越えて獲得された骨量を異なる期間で計算し測定した。測定値はインプラント頸部から隣接面の骨レベル部のもっとも歯冠側の距離を記録した。評価者内および評価者間の信頼性をテストするため、Cohen の κ 係数を使用した。

　ベースライン時に獲得されたインプラント上方の骨の平均は、荷重後 12 ヵ月と比べると有意に減少している（2.2 ± 1.21 vs 1.20 ± 1.46mm）。とはいえ、以降 84 ヵ月までは有意な骨レベルの変化はなかった（1.20 ± 1.46vs 1.39 ± 1.21mm）。

18.2　代表的な症例と学んだこと

　この章では前章と同じ考え方を扱い、また、多数歯欠損を伴う症例における単独植立インプラントの使用について考察する（図 18-1）。

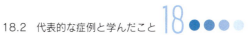

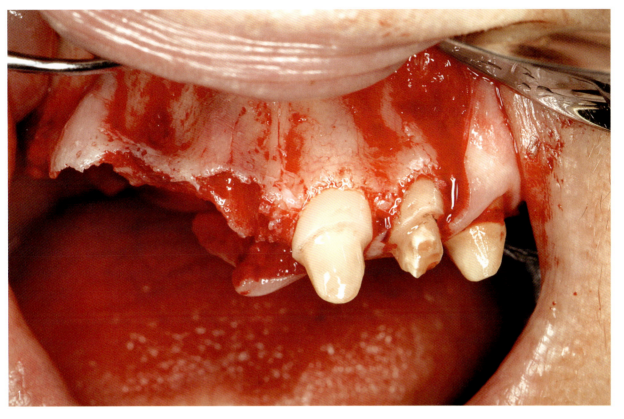

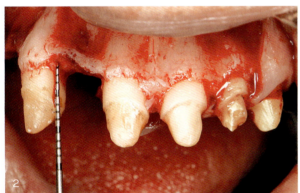
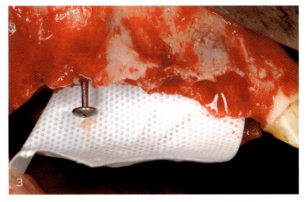

図18-1（1〜36） 上顎前歯部における骨の保存の代表的な症例。（1）右側中切歯と犬歯を抜歯した。患者はクラウンとブリッジによる修復を希望した。（2）天然歯も含む上顎右側における骨欠損の状態を表す。（3）チタン強化型d-PTFEメンブレンが設置された唇側面観。この症例では反対側と対称なレベルにするためテンティングスクリューを使用したことに注目。

18 歯槽堤増大術後の歯槽骨頂保存における新たな観点

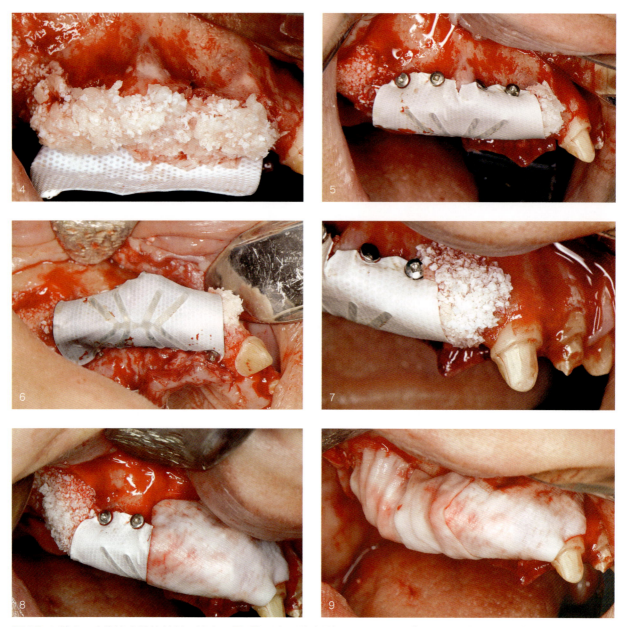

図18-1 続き (4)複合移植材料の填塞。(5、6)チタン強化型d-PTFEメンブレンを固定した唇側および咬合面観。上顎洞底挙上術も行ったことに注目。(7) 骨移植の近心部はチタン強化型メンブレンで覆っていない。(8) 移植近心部を覆った天然コラーゲンメンブレンの唇側面観。(9) もう1つの天然コラーゲンメンブレンを使用して移植遠心部を覆い新たな歯槽堤と骨窓を形成した。これがいわゆる「ミイラ型のデザイン」である。

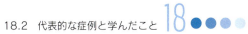

18.2 代表的な症例と学んだこと

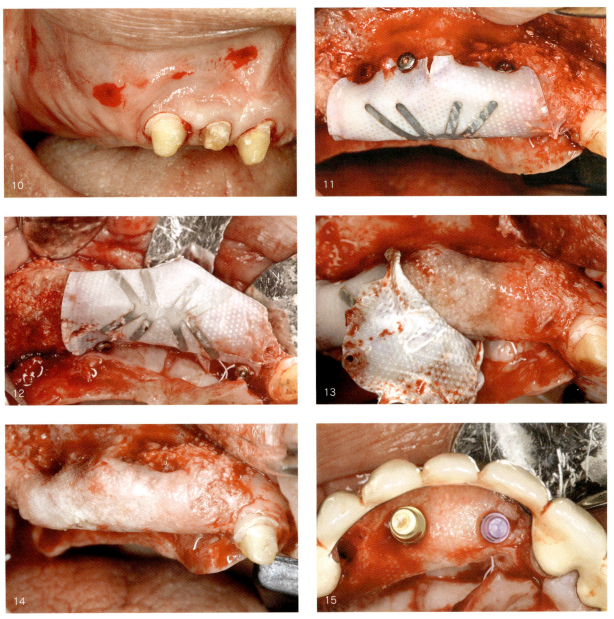

図 18-1 続き （10）問題なく経過した9ヵ月後の軟組織の唇側面観。（11、12）チタン強化型メンブレン除去時の唇側および咬合面観。（13）メンブレン除去時の唇側面観。（14）再生された歯槽堤の唇側面観。（15）インプラント窩を形成中の歯槽堤の咬合面観。

18 歯槽堤増大術後の歯槽骨頂保存における新たな観点

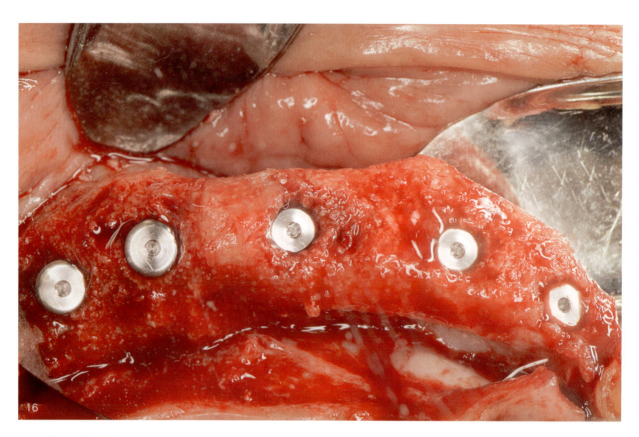

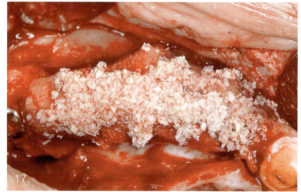
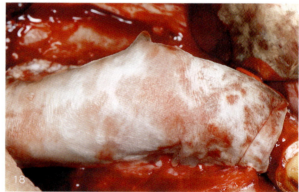

図 18-1 続き　(16) インプラント埋入時の咬合面観。骨質が悪いことに注目。(17) 30％の自家骨と70％のABBMから成る二次骨移植時の咬合面観。(18) 移植材料を覆ったコラーゲンメンブレンの咬合面観。

18.2 代表的な症例と学んだこと

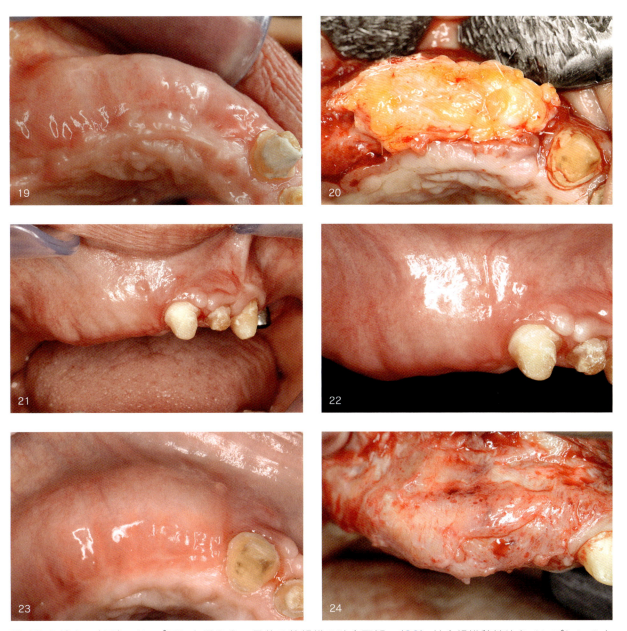

図 18-1 続き （19）インプラント埋入2ヵ月後の軟組織の咬合面観。（20）結合組織移植片をメンブレンの上に置き、軟組織で覆った。これは軟組織を厚くするために行った。（21～23）重度の付着歯肉の形態異常の唇側および咬合面観。（24）改良型歯肉弁根尖側移動術（以下 MAPF）の唇側面観。

18 歯槽堤増大術後の歯槽骨頂保存における新たな観点

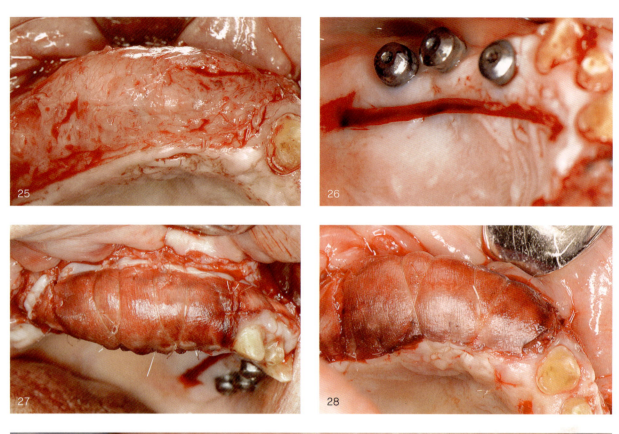

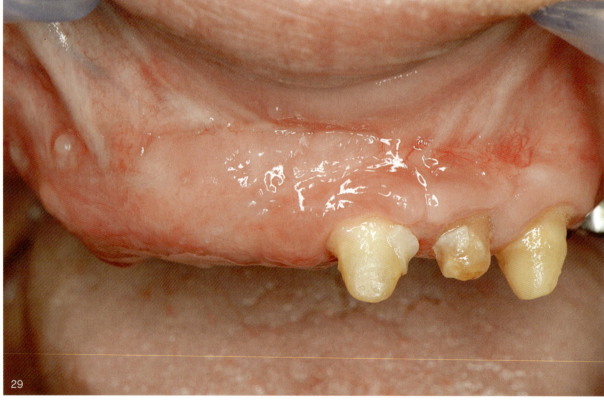

図18-1 続き （25）MAPFの咬合面観。（26）Strip gingival graft 採取部位の咬合面観。（27、28）Strip gingival graft とコラーゲンマトリックス（以下CMX）の混合移植部位の唇側および咬合面観。（29）術後2ヵ月の再構築された角化組織および口腔前庭の唇側面観。

18.2 代表的な症例と学んだこと

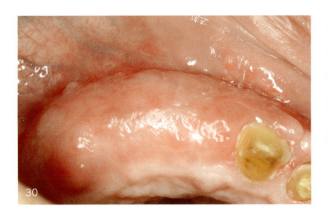
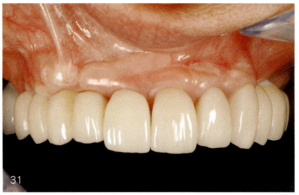
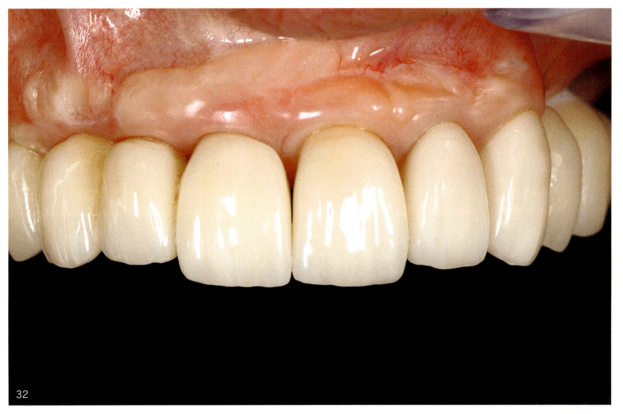

図 18-1 続き （30）術後 2 ヵ月の再構築された角化組織および口腔前庭の咬合面観。（31、32）最終補綴装置装着時の唇側面観。

18 歯槽堤増大術後の歯槽骨頂保存における新たな観点

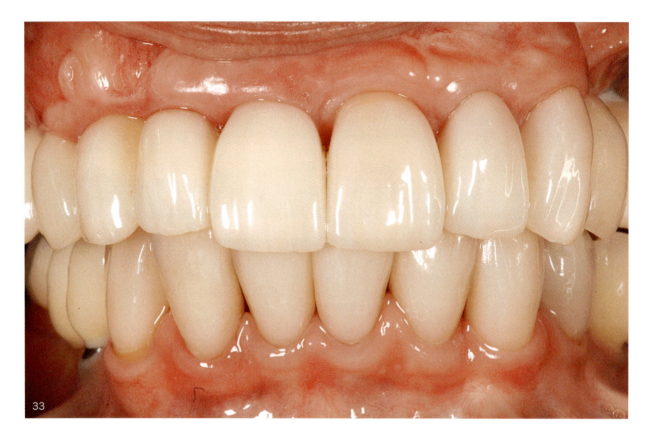

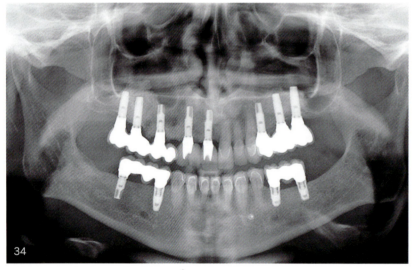

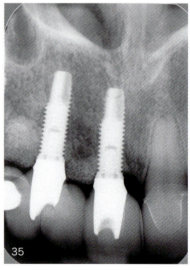

図18-1 続き （33）最終補綴装置装着時の別の唇側面観。患者の天然歯列に近似した再建ができた。（34）再生された歯槽堤の周囲の安定した骨がパノラマX線に示されている。上顎左側は上顎洞底挙上術、下顎臼歯部は（第11章で述べた）ソーセージテクニックにて再建された。天然歯はセラミッククラウンとベニアにより修復された。（35）荷重3年後の、インプラント上方の骨を示すデンタルX線像。

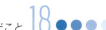

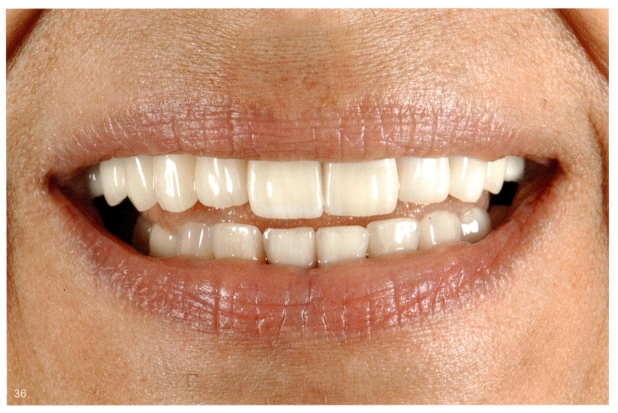

図 18-1 続き (36) リラックスした口元の、フルスマイルの正面観。かつて右側ではリップサポートが失われていたが、患者の左右対称なリップサポートが得られていることに注目。

本症例から学んだこと

1. この症例は残存歯を抜歯してから骨削除を行い、上顎洞間に4本のインプラント埋入ができたと思われる。この方法については、患者と十分話し合い、2つの治療法の違いを詳細に説明した。長期間の治療や複雑な手術法にもかかわらず、迷わず患者は再生療法を選択し、この方法について満足している。
2. 再生された骨は質が劣っていた。経験に基づくと、著者は二度目の骨移植を行わなかった場合1.5～2mmの骨吸収が起きると予測した。
3. 再生された骨が保存されるだけではなく、二度目の移植材料が生着すると、歯槽骨頂はインプラントプラットフォームの上方に位置するようになった。
4. 小帯状の内部成長があることに注目。2片のstrip gingival graftを使用した。この2片の間には約1mmの隙間があった。これは可動粘膜に対してドアを開けたようなものであり、数mmがCMXの中に入り込んできた。もしも、このことを患者が気にするのであれば、再度手術をやり直すことはできる。著者が気になっている点ではあるが、最後の写真の見栄えを気にして、必要でもない手術を行うことは、著者は好まない。
5. これらのインプラントはエクスターナルタイプのインプラントである。このタイプのインプラントは骨吸収が予想される。しかしながらこの患者においては明らかにあてはまっていない。インターナルタイプやプラットフォームスイッチングタイプがより良い選択なのかもしれない。しかしながら、インプラントデザインや表面性状のタイプにかかわらずすべての臨床家は、この歯槽骨頂の維持に満足するであろうと著者は考えている。言い換えれば、これより良い結果は得られない。

18.3 結論

この章で報告した症例はインプラント上方の骨の獲得に関する新たな展開や長期にわたる維持を証明しており、前向きランダム化比較対照臨床試験にて実証を進めるべきである。

18.4 参考文献

1. Urban IA, Monje A, Wang HL. Vertical Bone Ridge Augmentation and Soft Tissue Reconstruction for the Anterior Atrophic Maxillae: A Case Series. Int J Periodontics Restorative Dent 2015;35:613–623.

複数歯欠損における、単独植立インプラントを使用しての歯肉豊隆構造の形成および維持

上顎前歯部は審美性がもっとも重視される特異な領域である。最近では骨欠損や複数の喪失歯を伴う患者においては、インプラント支持の固定性補綴（FDPs）が前章で示されたように最適な治療である。しかしながら、臨床医は天然歯と似ても似つかない外観となるような治療法で問題解決すべきではない。事実、患者のほとんどは以前あった単独の天然歯のような修復を切に望んでいる（図 19-1）。

これはインプラント治療においてもっとも大きな課題である。われわれは、経年的な安定を示す理想的な歯肉豊隆構造を伴う硬・軟組織を再生するという究極の目標にいまだ到達していない。これまでの章で詳細に述べた硬・軟組織の考え方から、複数歯欠損においては、単独植立インプラントを使用した硬・軟組織増大によって満足のいく長期結果が期待できる。

19 複数歯欠損における、単独植立インプラントを使用しての歯肉豊隆構造の形成および維持

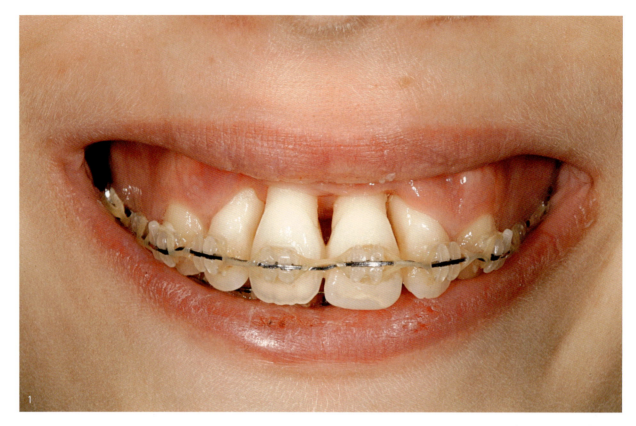

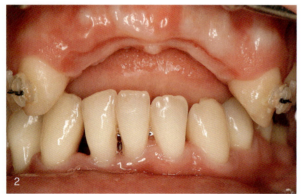

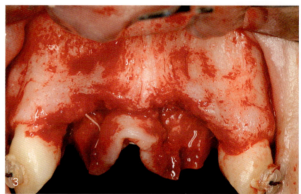

図 19-1（1〜56）前述したすべての原則を組み合わせて使用した症例。（1）前歯の歯列不正を伴う若年患者の唇側面観。（2、3）4前歯を抜歯して2ヵ月後の欠損部の唇側面観。

複数歯欠損における、単独植立インプラントを使用しての歯肉豊隆構造の形成および維持

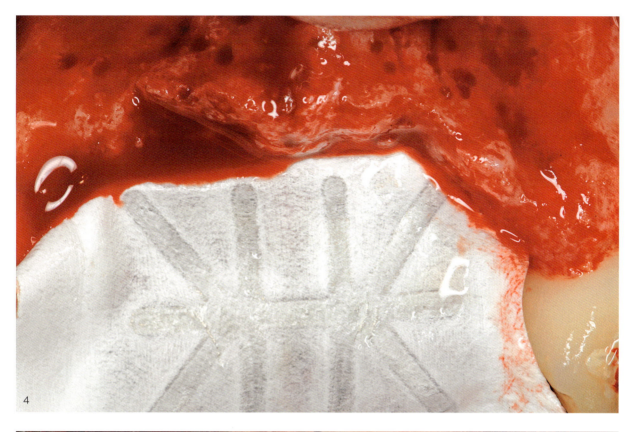

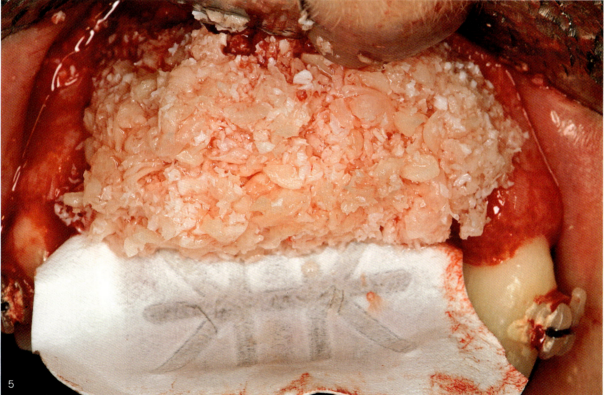

図19-1 続き (4) チタン強化型e-PTFEメンブレンを固定した唇側面観。(5) 自家骨と無機ウシ由来骨ミネラル（以下ABBM）の混合物から成る複合移植材料を置いた唇側面観。自家骨は下顎枝から採取した。

19 複数歯欠損における、単独植立インプラントを使用しての歯肉豊隆構造の形成および維持

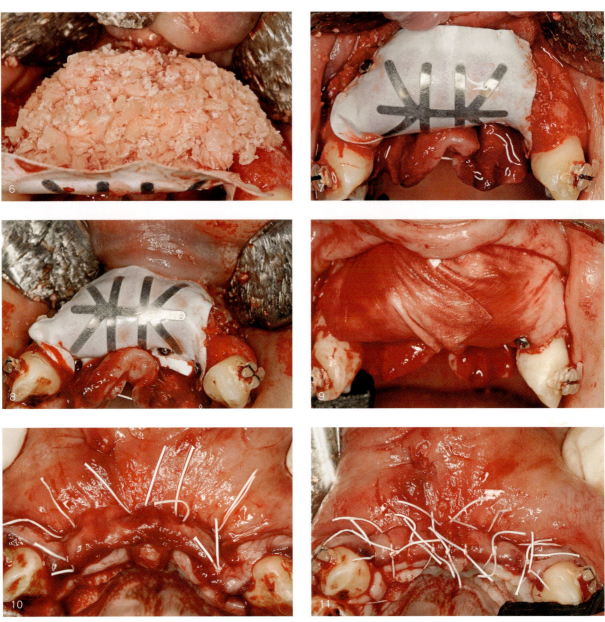

図 19-1 続き （6）複合移植材料を置いた咬合面観。（7、8）e-PTFE メンブレンを固定した唇側および咬合面観。メンブレンの左側遠心は短くなっていることに注目。（9）さらに移植材料を追加、固定し、天然コラーゲンメンブレンで覆った。（10、11）二層縫合の咬合面観。

複数歯欠損における、単独植立インプラントを使用しての歯肉豊隆構造の形成および維持

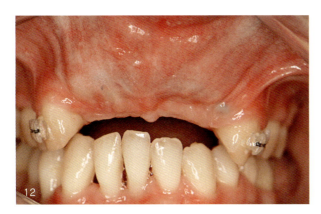
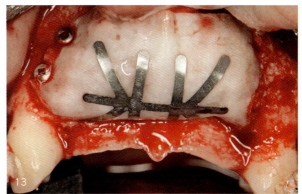
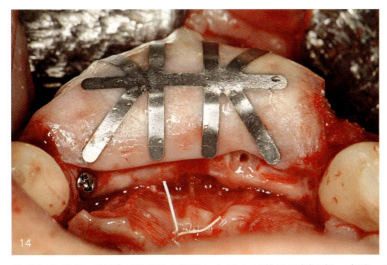
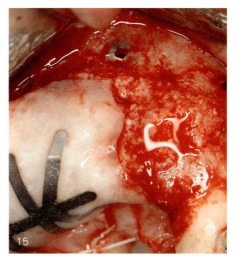

図19-1 続き (12) 問題なく経過した9ヵ月後の唇側面観。(13、14) チタン強化型メンブレンを除去する前の唇側および咬合面観。(15) e-PTFE メンブレンを越えて増生した骨を表す唇側面観。これは異なるメンブレンを組み合わせて用いた結果生じた。

19 複数歯欠損における、単独植立インプラントを使用しての歯肉豊隆構造の形成および維持

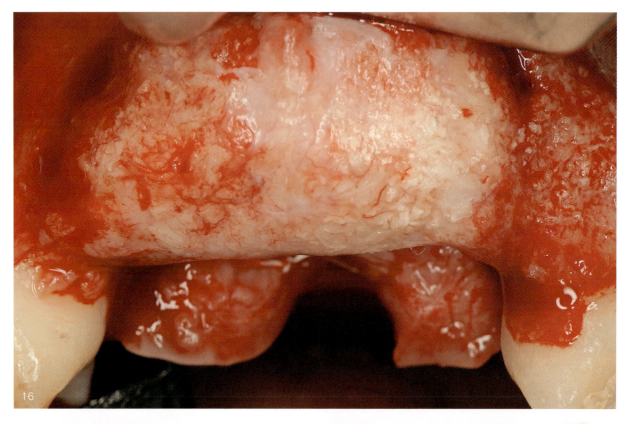

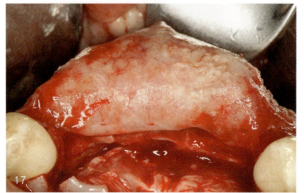

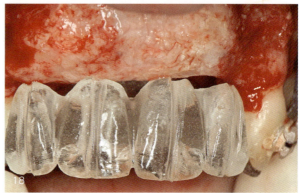

図19-1 続き （16、17）水平、垂直的に再生された骨の唇側および咬合面観。（18）再生された骨とサージカルガイドの位置関係を示す唇側面観。

複数歯欠損における、単独植立インプラントを使用しての歯肉豊隆構造の形成および維持 19

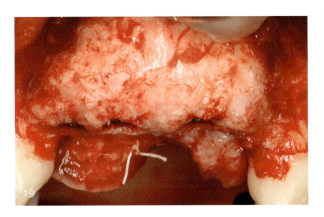
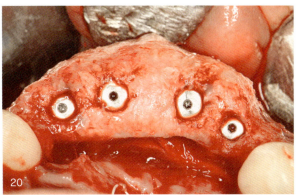
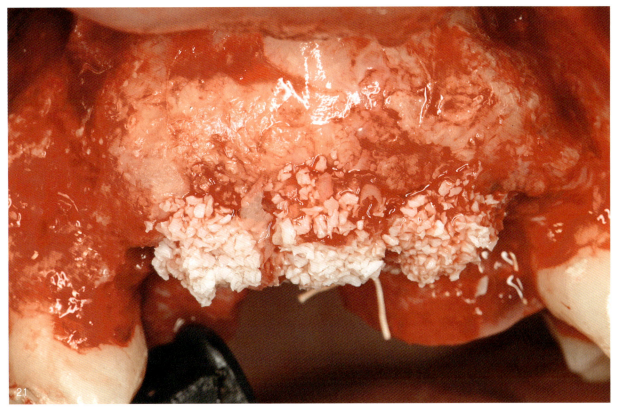

図19-1 続き （19、20）再生された骨に埋入された4本の単独植立インプラントの唇側および咬合面観。
（21）30％の自家骨と70％のABBMの混合物の唇側面観。

283

19 複数歯欠損における、単独植立インプラントを使用しての歯肉豊隆構造の形成および維持

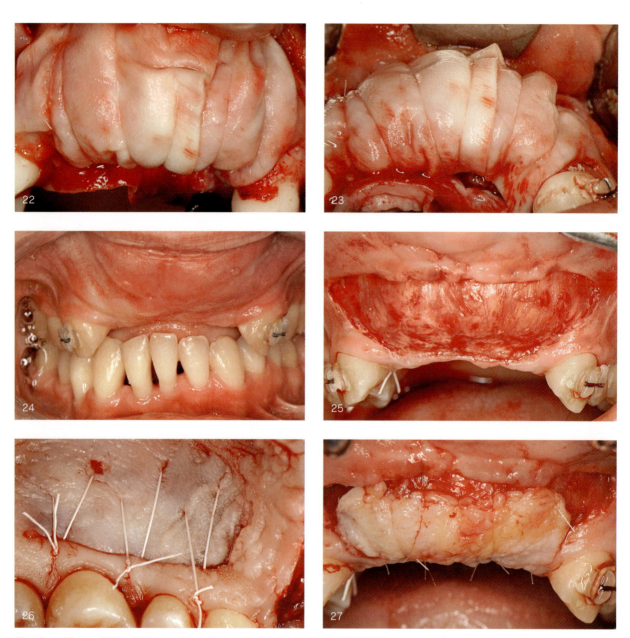

図 19-1 続き　（22、23）マイクロ縫合によって固定した天然コラーゲンメンブレンの唇側および咬合面観。（24）インプラント埋入し、2回目の骨移植2ヵ月後の軟組織の治癒を示す唇側面観。（25）術野を部分層弁で挙上した唇側面観。（26）縫合した口蓋の創部の咬合面観。圧迫している斜位の垂直マットレス縫合に注目。（27）縫合した結合組織の唇側面観。

19 複数歯欠損における、単独植立インプラントを使用しての歯肉豊隆構造の形成および維持

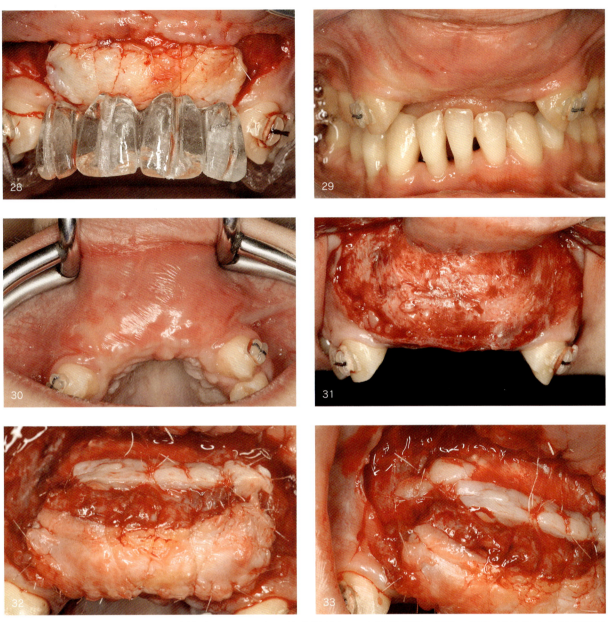

図 19-1 続き　(28) 結合組織移植片とステントの位置関係を示す唇側面観。(29、30) 付着歯肉の形態異常を示す軟組織の唇側および咬合面観。結合組織移植で厚くなった軟組織に注目。(31) 改良型歯肉弁根尖側移動術（MAPF）の唇側面観。(32) 遊離結合組織移植と strip gingival graft を縫合した唇側面観。(33) 長い strip gingival graft の右端に加えた2つめの小さな strip gingival graft（"mini strip"）の唇側面観。

19 複数歯欠損における、単独植立インプラントを使用しての歯肉豊隆構造の形成および維持

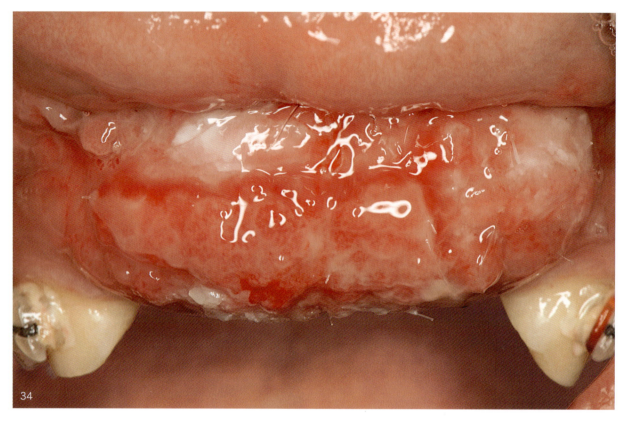

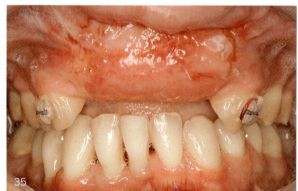

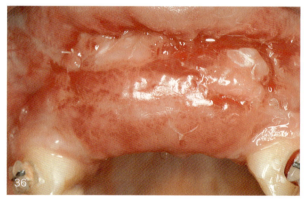

図 19-1 続き （34）軟組織移植後2週目の治癒の唇側面観。（35、36）軟組織移植後4週目の治癒の唇側面観。移植片の美しい生着と成熟に注目。

複数歯欠損における、単独植立インプラントを使用しての歯肉豊隆構造の形成および維持

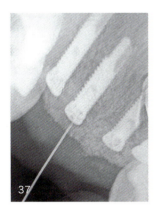
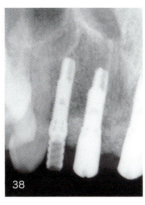
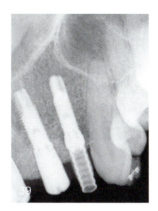
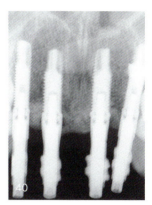
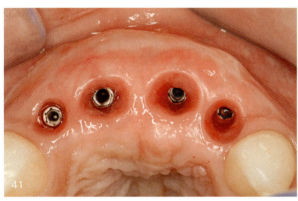
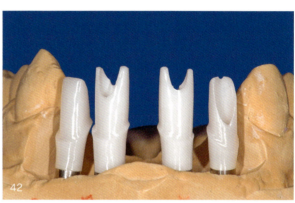
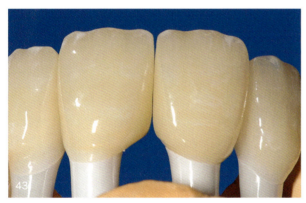
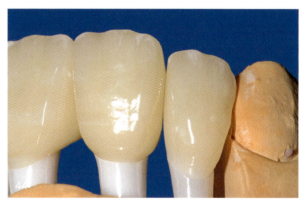

図19-1 続き　（37～39）インプラント二次手術のデンタルX線像。2回目の移植部位に埋入したインプラントの位置を示すため針を使用していることに注目。（40）最終印象のためのカスタムインプレッションポストのデンタルX線像。インプラントより上部の骨形成に注目。（41）軟組織の成熟後の咬合面観。（42）4つのジルコニアアバットメントが製作された。増生された骨の干渉を防ぎ、またインプラントの歯槽骨縁下の状態に適合させるための薄いデザインに注目。（43、44）4つの単冠オールセラミッククラウン（e.max）が製作された。クラウンの隣接面形態に注目。

19 複数歯欠損における、単独植立インプラントを使用しての歯肉豊隆構造の形成および維持

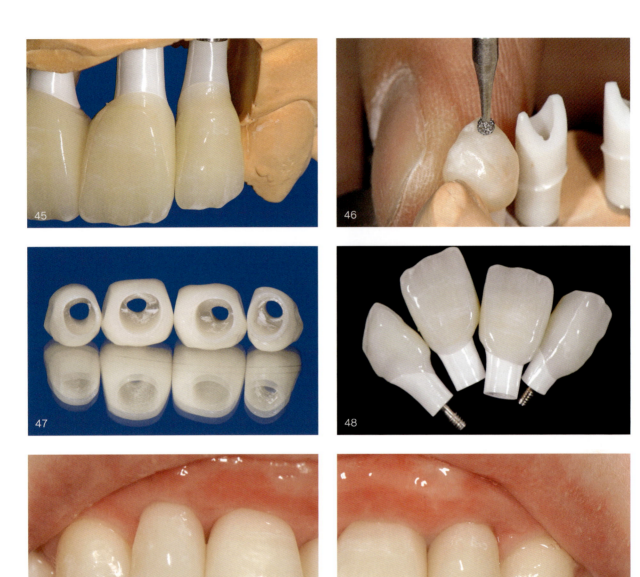

図19-1 続き （45）4つの単冠オールセラミッククラウンの別の写真。（46）スクリュー固定できるようにするため歯科技工所でクラウンを仮着した。ていねいに測定しクラウンの中に孔を開ける。（47）クラウンの中に孔を開けた写真。（48）アバットメントにセメント固定した4つのクラウンの技工写真。（49、50）最終補綴装置を試適し、装着した。

複数歯欠損における、単独植立インプラントを使用しての歯肉豊隆構造の形成および維持

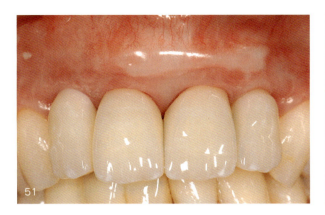
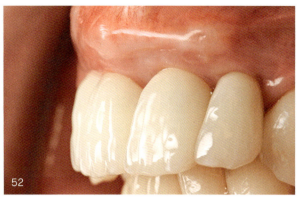
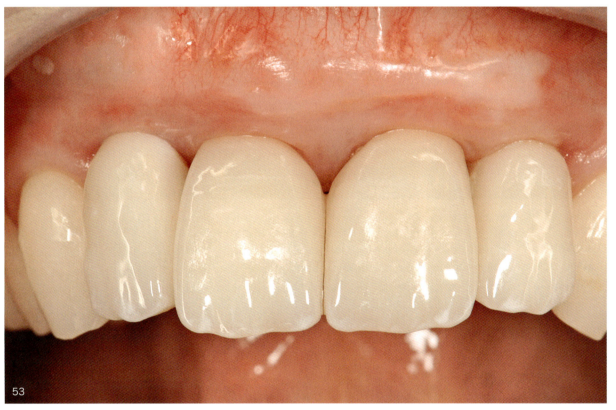

図19-1 続き （51）荷重3年後の補綴装置の唇側面観。（52）荷重4年後の補綴装置の斜側方面観。（53）荷重5年後の唇側面観。経時的に安定する軟組織に注目。

19 複数歯欠損における、単独植立インプラントを使用しての歯肉豊隆構造の形成および維持

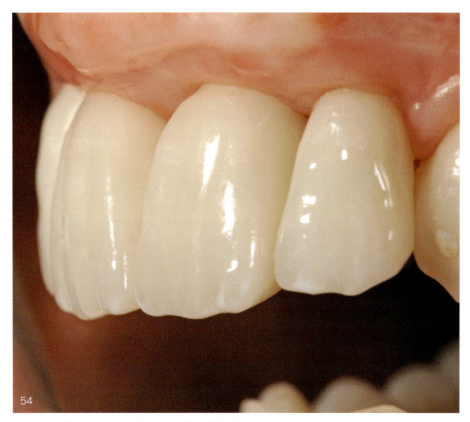
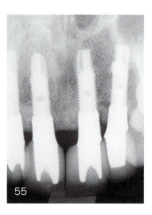
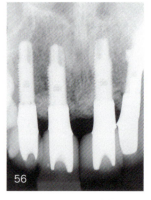

図19-1続き （54）荷重5年後の補綴装置の斜側方面観。（55、56）荷重3〜5年後のデンタルX線像。インプラント上方の増生された骨の安定性に注目。[Quintessence Publishing 社より許可を得て転載：Urban IA, Monje A, Wang HL. Vertical Ridge Augmentation and Soft Tissue Reconstruction of the Anterior Atrophic Maxillae: A Case Series. Int J Periodontics Restorative Dent 2015;35(5):613-623.]

本症例から学んだこと

1. 若い患者には侵襲性歯周炎の既往歴があった。それにもかかわらず骨再生はうまくいき、維持することができた。再生手術に先立ち、数ヵ月にわたる歯周治療と患者応答の評価が行われたことを強調しておきたい。

2. 臨床医は審美性の点で難しいハイスマイルラインの若い患者に対して、ピンクセラミック補綴装置ですませるべきではない。

3. 症例において、コラーゲンメンブレンを用いて約3mmの垂直的骨増生が成しえられた。これは、広く水平的に再生された骨が、2回目の移植材料がしっかり固定されるうえで良いプラットフォームとしてはたらいていたと考えられる。もし骨幅が少なくとも8mm未満の場合、臨床医はチタン強化型メンブレンを使用せずに、このような成果を見込んではならない。

4. 患者に対する3回目の外科処置は一次閉鎖の結合組織移植を用いて行われた。著者はインプラント上方に少なくとも4mmの厚みの軟組織の増大を望んだ。1回の結合組織移植ではそのような軟組織の厚みは得られなかったのかもしれない。

5. 口腔前庭や角化組織の増大は strip gingival graft と結合組織移植を組み合わせて行われた。今日ならば、臨床医は strip gingival graft と CMX の組み合わせを選択するだろう。そして、もしインプラント上方により厚みが欲しければ、小さな遊離結合組織移植を行う。このようなケースではきわめて重要な選択である。

6. インプラント‐アバットメント連結部が骨縁下にあるにもかかわらず、それはフォローアップ期間を通して安定していた。X線上では「付着」様の組織が、インプラント‐アバットメント連結部に近接して形作られていた。

7. 本症例において、エクスターナルタイプのインプラントが用いられ、連結はしなかった。

8. 接合部の種類は骨の安定化に悪い影響を与えなかったようだ。今日であれば、本症例において良い結果を達成するために、著者はインターナルタイプのインプラントやプラットフォームスイッチングタイプのインプラントを選択するだろう。次の章ではそのようなタイプのインプラントを用いた症例を提示する。

19 複数歯欠損における、単独植立インプラントを使用しての歯肉豊隆構造の形成および維持

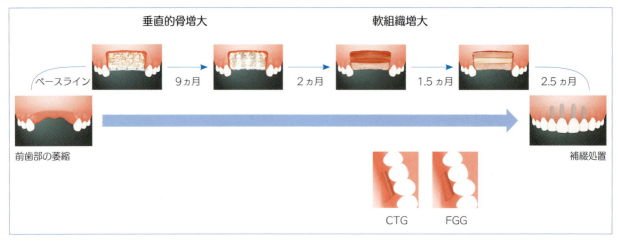

図 19-2 術式のステップと時系列。

　この結果に到達しようとするなかで、多くの手術と合計の治療期間を増やさなければならなかったのは明らかである。それでも、ここに示されている治療手順で心強い結果が得られた。ケースシリーズの原則[1]をこの症例に適用し、インプラント上方の骨の獲得はうまくいき、維持された。インプラント間の歯肉の再構築に骨と2種類の軟組織移植の組み合わせが必要だった。

　図 19-2 に術式のステップと時系列を示す。

　結合組織移植を用いて歯肉の厚みを厚くする手術の目的は、歯槽骨頂の喪失を一切伴わずにインプラントに生物学的幅径の安定を確立するための十分な粘膜の厚みを達成することである[2]。目標はインプラント上に少なくとも4mm以上の歯肉の厚みを達成することである。しかしながら、前述したとおり自家歯肉移植（閉鎖創にしない結合組織移植）は角化組織の増加につながらない[3]。第16章と第17章で述べた遊離歯肉移植を、この症例においてまだ利用しなければならなかった。

　垂直的硬・軟組織の増大の組み合わせによって、上顎前歯部の重度萎縮症例において理想的な審美性、機能性、安定したインプラント支持のFPDが達成された。加えて、ABBMと自家骨を用いることで、将来のインプラント間の乳頭の形成を支えるインプラント上方の骨の獲得を十分に達成した[1]。それでもなお、ここに示した治療手順を確証するために前向きのランダム化比較対照試験が必要である。

19.1　参考文献

1. Urban I A, Monje A, Wang HL. Vertical Ridge Augmentation and Soft Tissue Reconstruction of the Anterior Atrophic Maxillae: A Case Series 2015 Int J Periodontics Restorative Dent 2015;35:613–623.
2. Berglundh T, Lindhe J. Dimension of the periimplant mucosa. Biological width revisited. J Clin Periodontol 1996;23:971–973.
3. Pini Prato GP, Clauser C, Bertelli E, Agudio G, Cortellini P. Clinical indications for the use of free autogenous grafts of keratinized fibromucosa of the mouth. I. Periodontal indications [in Italian]. G Stomatol Ortognatodonzia 1983;2:45–50.

吸収した上顎無歯顎堤の再建

インプラント支持による修復が必要な患者において、無歯上顎骨は特徴のある様相を呈している。そこで術者と補綴医はともに抜歯後に生じる骨吸収のパターンを理解しておくことが重要である。

CawoodとHowellは無歯顎堤の吸収のパターンを研究した。彼らは水平的、垂直的な骨吸収は上顎の前方歯部でも後方歯部でも起こりうるとし[1]、この吸収はほとんどの患者で見られるが、骨吸収の度合いは顎骨の部位により差があるとしている。

図20-1はCawoodとHowellによって描かれた骨吸収様式と分類である。

個々の患者の骨吸収のステージに応じて、対処すべき臨床的なアプローチの方法が決定されることとなる。臨床医としては、すべての歯槽骨が喪失し基

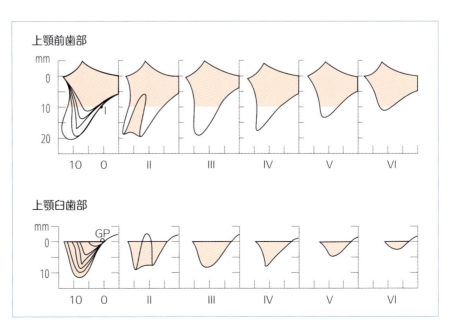

図20-1　CawoodとHowellによる骨吸収パターンと分類。

20 吸収した上顎無歯顎堤の再建

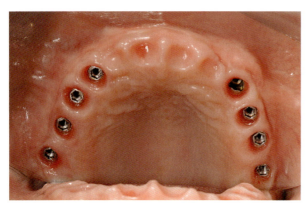

図20-2 再建された上顎歯槽堤へ埋入されたインプラントの咬合面観。

底骨のみが残るようになるまで歯槽堤の吸収は進むということを知っておくべきである。

　このような患者の一つの治療法として、上顎洞との間に存在する将来吸収する歯槽突起の部分を削除し、歯槽骨と基底骨にインプラントの固定を求め埋入する方法がある。このアプローチ（"all-on-4"と呼ばれている）は世界的にも成功裏に用いられ、移植材料を必要としない術式として知られている[2]。しかしながら、この方法には3つの欠点があるということも知っておく必要がある。もっとも重大な欠点として、口唇をサポートしている骨まで除去することにより、口唇全体のサポートが最終補綴装置に組み込まれることになる。2つめは、一度骨吸収が進むと、上顎洞との間にインプラントを埋入する十分な骨が存在しないことになり、このようなケースでは、上顎洞を貫いて頬骨弓あるいは、さらに厳しいケースでは、上顎骨の外側にインプラントを埋め込むといった解決策を推奨している点である。これらのインプラントにもリスクは存在する[3]。3つめの欠点として、臨床医が骨の削除を行っているため、厳格な口腔衛生プロトコールを実践するうえで重要な、インプラントのプラットフォームの位置がよりアクセスしづらくなることである。

　このような患者のその他の治療法として、骨移植がある。これまでブロック骨移植が長期的な骨萎縮から骨量が大きく不足している無歯上顎骨において、もっとも代表的な治療法として推奨されてきた[4]。これら異なる骨移植のアプローチを比較したレビュー論文によると、オンレーグラフトは結果にばらつきがあり、十分な文献が存在しない一方、骨誘導再生法（以下GBR）では信頼のおけるデータが多く存在することがわかった[5]。また、ブロック骨における骨吸収の程度は、採取した骨の部位と関連して差異が見られることも明らかとなった[4]。

　上顎洞との近接は、不十分な骨の高径をもたらし、臨床医はインプラントの埋入に際し、何らかの骨移植を用いる必要に迫られる。

　著者らは10年以上にわたって、高度に吸収した上顎骨の再建にGBRと上顎洞底挙上術を応用してきたが、一般的には、近遠心径の長い、大きな無歯顎堤の再建にはGBRは使われていない[6, 7]。部分歯牙欠損患者におけるGBRと上顎洞底挙上術のコンビネーションに関する基本は、第10章に記載した。

　本章では、GBRと上顎洞底挙上術により再建された完全無歯顎患者における臨床的アプローチについて記載する。歯槽堤増大術の必要のない患者、あるいは埋入と同時に行えるような小さな症例は比較的単純なので、本章の考察からは除外する。

　吸収した上顎骨の再建で考慮すべき一般的概念としては、以下のものがある。

1. **インプラントの数と配置：** 最前方と最後方のインプラントの前後的幅径（すなわちAPスプレッド）は最低でも20mmは必要で、6～8本を埋入することが推奨される。インプラントの配置は、時には計画の段階ですべてのインプラントが増生された骨内に埋入されるということもあり得るため、インプラントの数を力学的にも余裕をもって決定することが賢明である。

2. **インプラントの位置**：一般的に歯槽堤増大術と上顎洞底挙上術において、最前方のインプラントの位置は犬歯部であり、最後方のインプラントの位置は典型的には第一大臼歯、あるいは第二大臼歯部になる（図20-2 と 20-3）。
3. 大きな移植が必要でなければ、犬歯間にもインプラントが応用されることもある。しかしながら、このルールには例外もある（図20-8、17-3 参照）。多くの場合、犬歯間にインプラントを埋入せず、良好な口腔衛生状態、患者の快適性、発声機能、審美性を達成することは難しくはない（図20-4）。
4. 骨増生は、このインプラントの配置の原則に従って埋入するためにも、可能な限り短い近遠心幅（a span）で計画すべきである。このことにより、手術による侵襲、移植に必要とされる自家骨の量、手術時間を減ずることができ、このことは、起こりうる合併症の発生率も抑えることになり、ひいてはより良い患者の満足度を得られることにもなる。
5. もし可能なら、移植と同時あるいは移植前に少数のインプラントを設置し、これらのインプラントは骨増生に干渉しないようにする。1つの例として、中切歯の部位に埋入したインプラントを、早期荷重のプロトコールにおけるプロビジョナルレストレーションの支持に応用したケースが挙げられる。これは "all-on-1" コンセプトと呼ばれているものである（図20-5）。
6. 患者は暫間修復物を装着することは可能であるが、補綴装置は移植部位にいかなる圧もかからないものでなければならない。
7. **時期**：先に述べたように、吸収した無歯顎においては、再建が終了した時点からの骨移植とインプラント埋入には通常の治癒期間が適用されるべきである。

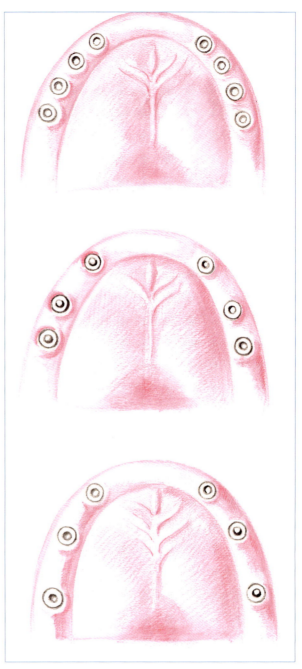

図 20-3　再建された上顎における典型的なインプラント配置を示した模式図。

20 吸収した上顎無歯顎堤の再建

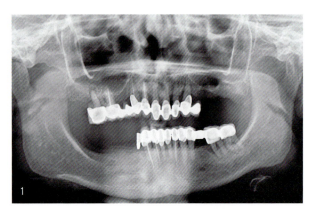
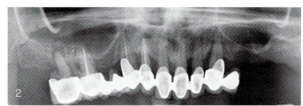
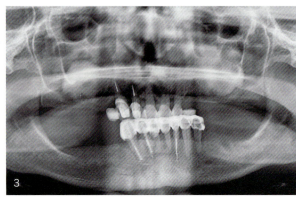
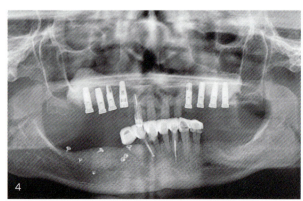
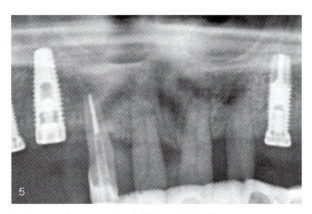
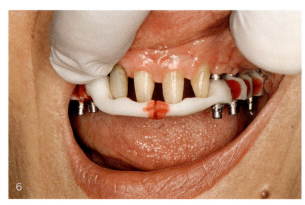

図 20-4（1〜74） 中等度の欠損（CawoodとHowell Class Ⅲ）の代表的な症例。上顎洞底挙上術と軟組織の維持および再生を同時に行った。(1、2) 審美的要求をもった中年の女性のパノラマX線像を示す。前歯部の歯槽骨の吸収と上顎洞の含気空洞化が著しい。(3) 両側の上顎洞底挙上術後のパノラマX線像。上顎洞底挙上術に関する詳細は第10章を参照いただきたい。(4) インプラント埋入後6ヵ月のパノラマX線像。(5) 右側側切歯において、インプラントのプラットフォームに十分な垂直的な骨縁を維持することを目的に、露出根面に対して歯周組織の垂直的な再生療法を行った。露出根面における骨再生については第13章図13-3を参照いただきたい。(6) 前歯部の抜歯の前の、全顎印象採得の唇側面観。

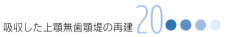

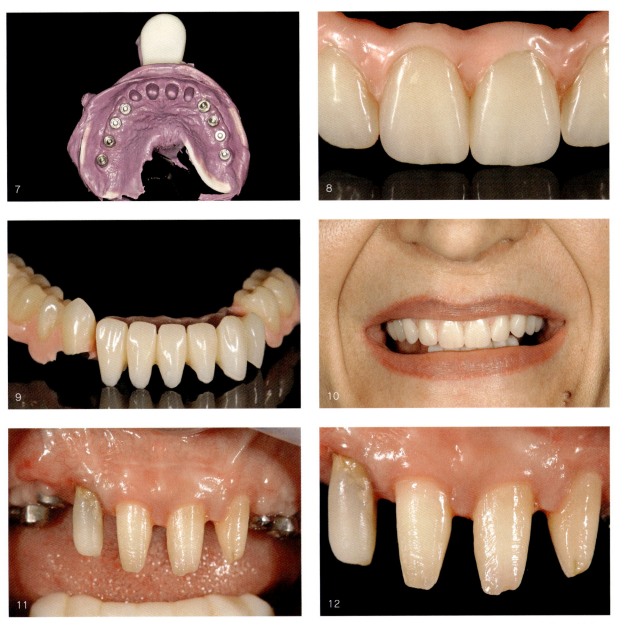

図20-4続き (7)連結された印象用ポストとカスタム印象用トレーを用いた最終印象。(8〜10)同時に、前もって作製したワックスアップ（モックアップ）の試適を行う。(11、12)次回アポイントでの抜歯直前の残存歯唇側面観。

20 吸収した上顎無歯顎堤の再建

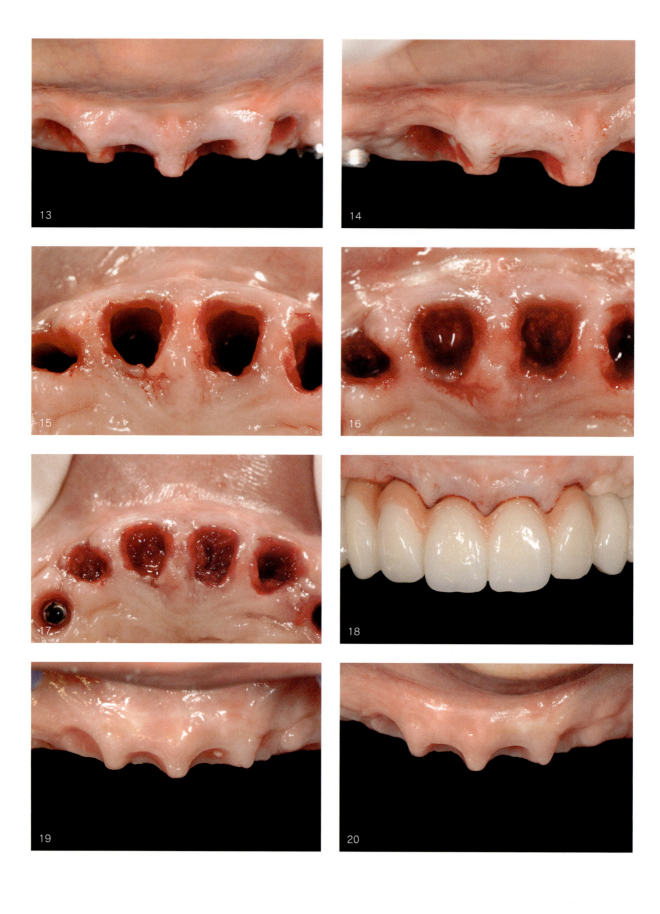

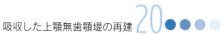
吸収した上顎無歯顎堤の再建

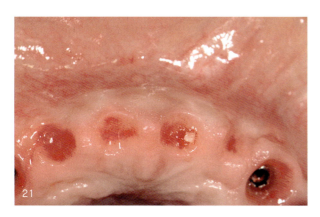
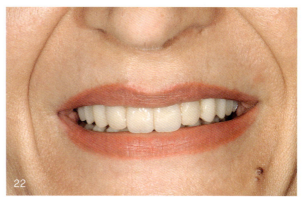
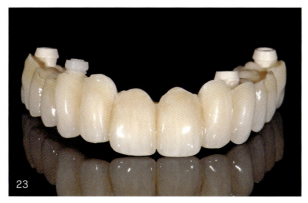
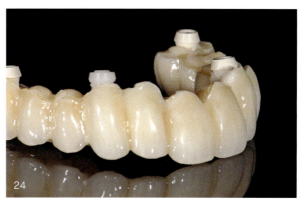
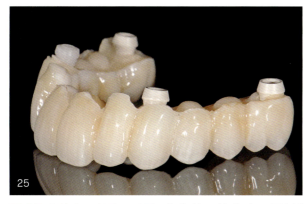
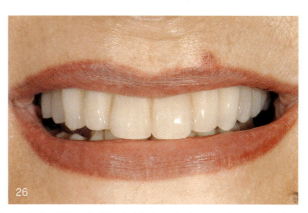

図20-4 続き （13〜15）抜歯後の抜歯窩の唇側および咬合面観。（16）無機ウシ由来骨ミネラル（以下ABBM）が塡入された抜歯窩の咬合面観。（17）天然コラーゲンマトリックスによって封鎖された抜歯窩の咬合面観。（18）同日に、前もって用意されたインプラント支持ブリッジが装着された。ポンティックはわずかに抜歯窩に入り込むようになっている。（19〜21）4ヵ月の治癒後の抜歯窩の唇側および咬合面観。いくらかのABBM顆粒が軟組織から排出されてきているのが見える。（22）スマイル時のプロビジョナルレストレーション、唇側面観。（23〜26）ファーストプロビジョナルレストレーションに修正を加えた新しいモックアップ。

20 吸収した上顎無歯顎堤の再建

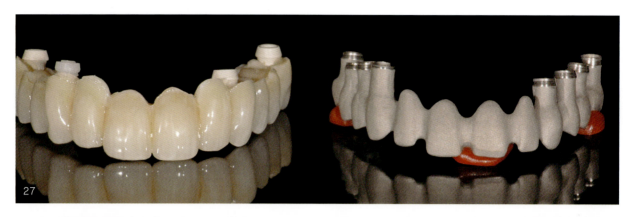

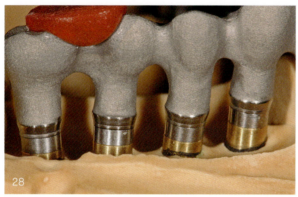
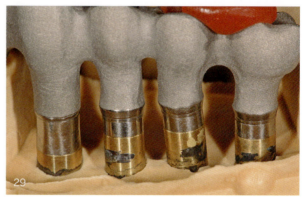

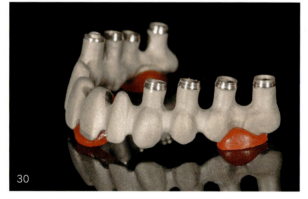
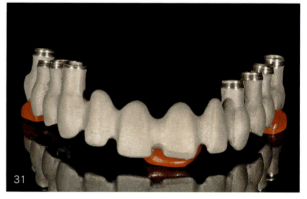

図20-4 続き （27）完成したメタルフレームワーク。寸法形態はモックアップに基づいている。（28、29）フレームワークのマスター模型への適合の状態。（30、31）違った角度からの完成したフレームワーク。

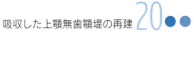
吸収した上顎無歯顎堤の再建

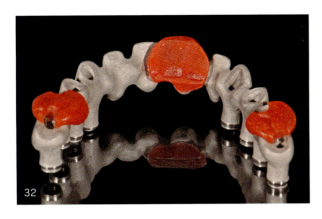
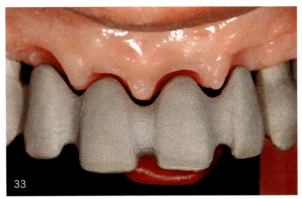
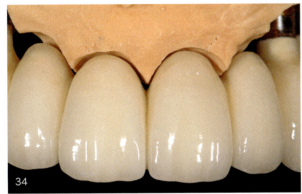
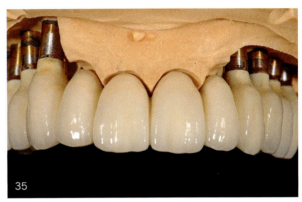
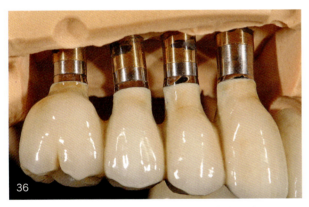
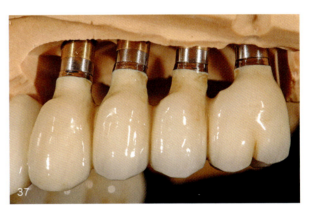

図20-4 続き　(32) 別の角度からの完成したフレームワーク。(33) 試適時のフレームワーク。軟組織の形態に適合している。(34〜37) マスター模型上の最終メタルセラミックフルブリッジのデザインと適合。

20 吸収した上顎無歯顎堤の再建

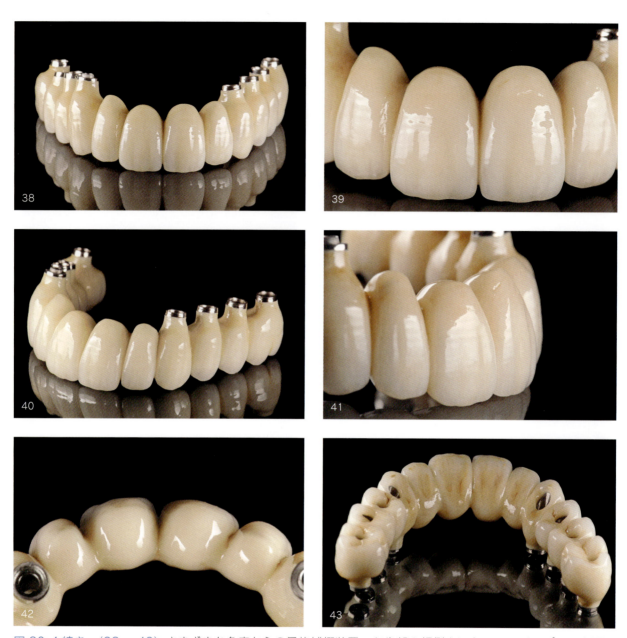

図 20-4 続き （38～43）さまざまな角度からの最終補綴装置。臼歯部の頬側カントゥア、インプラント間の清掃性が確保されたポンティックデザインに注目。

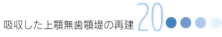
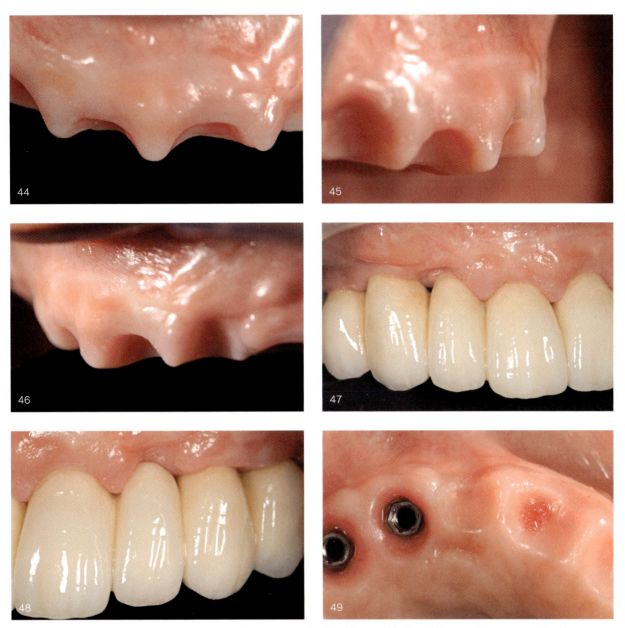

図20-4 続き （44〜46）最終補綴装置装着時の前歯部軟組織の唇側および斜側方面観。（47、48）ポンティック部の斜側方面観。側切歯部において軟組織が水平的に欠損しているのがわかる。患者はこの部位の回復のため、軟組織増大術の手術を選択した。（49）右側側切歯の咬合面観。わずかな水平的欠損を認める。

20 吸収した上顎無歯顎堤の再建

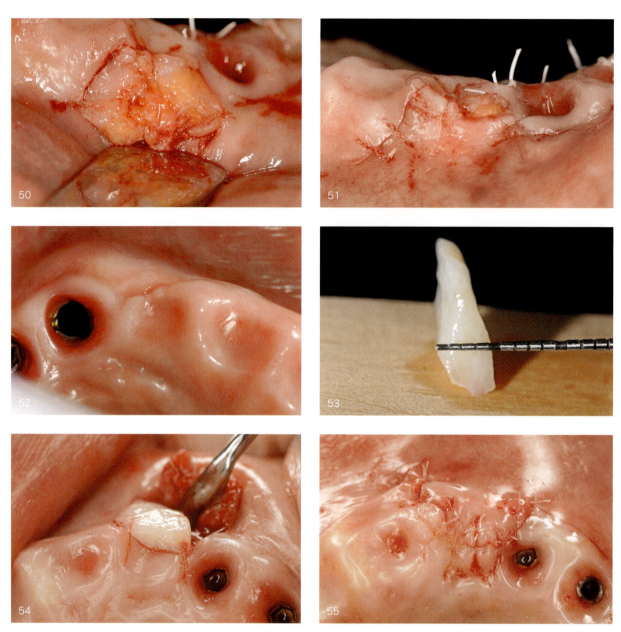

図20-4続き　(50、51)右側側切歯部の厚みを増すために結合組織が移植された。(52)右側側切歯部の咬合面観。わずかながら水平的な欠損を認める。(53〜55)左側切歯部にも唇側の厚みを増すために結合組織移植が行われた。

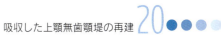

吸収した上顎無歯顎堤の再建

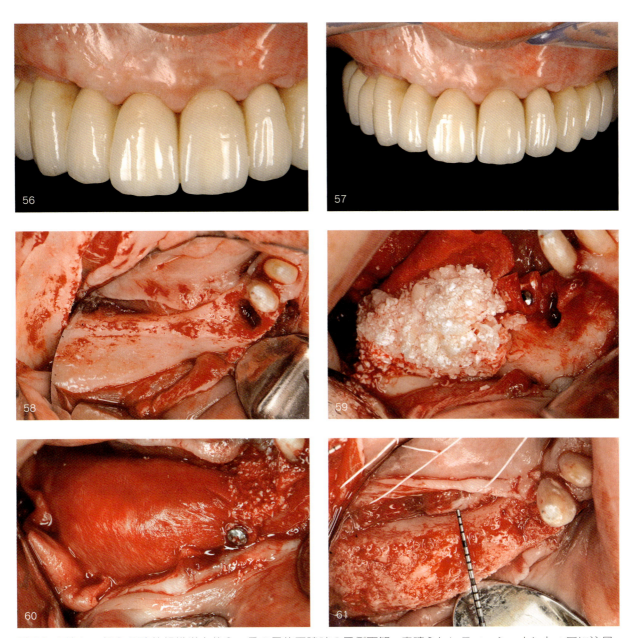

図20-4 続き (56, 57)軟組織増大後2ヵ月の最終再建時の唇側面観。素晴らしいティッシュカントゥアに注目。術後3週間の治癒期間はプロビジョナルレストレーションを使用し、ポンティック部分が移植部位に圧をかけないよう調整した。(58～61)上顎再建術中写真。右側下顎骨から自家骨採取を行い、第11章のソーセージテクニックを用いて水平的増大術を行った。8ヵ月治癒後のすばらしい水平的な骨の増大を示す。

20 吸収した上顎無歯顎堤の再建

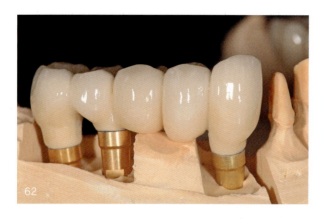
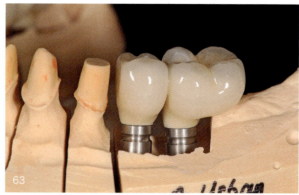
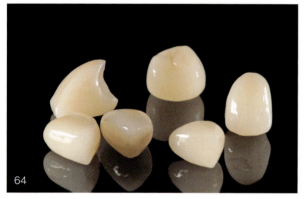
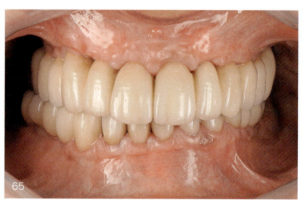
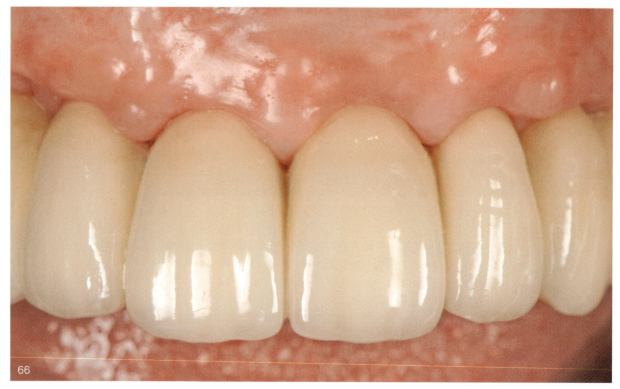

図20-4 続き　（62〜64）さまざまな角度からの下顎の補綴修復。（65）上下顎最終補綴装置装着時の唇側面観。下顎前歯部はオールセラミッククラウン、臼歯部はメタルセラミックにて修復した。（66）3年咬合荷重時の前歯部最終補綴の唇側面観。軟組織の形態が改善している。

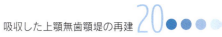

吸収した上顎無歯顎堤の再建

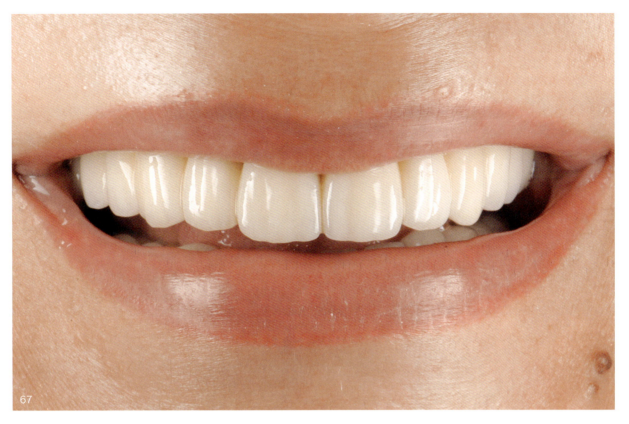

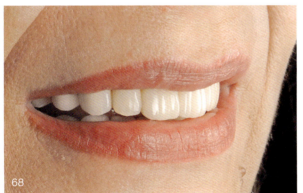
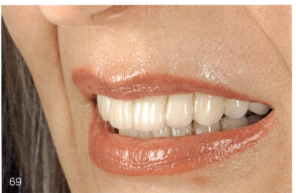

図 20-4 続き （67〜69）最終補綴装置を装着した唇側および斜側方面観。歯肉色の修復材料を用いることなく良好な審美性とリップサポートが得られている。

20 吸収した上顎無歯顎堤の再建

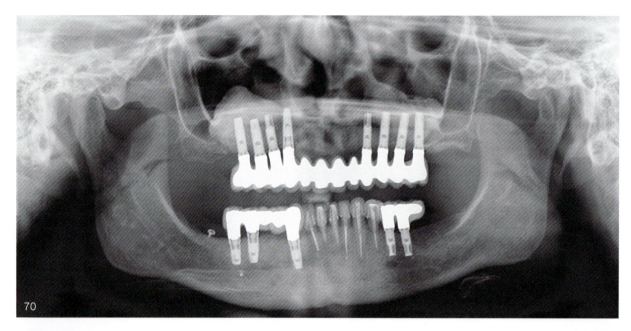

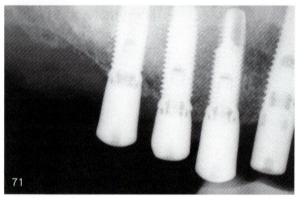
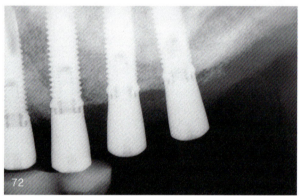

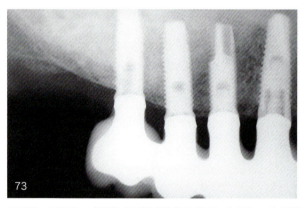
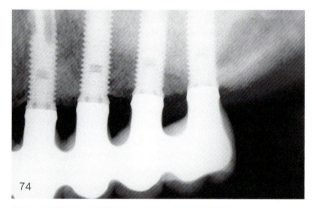

図20-4 続き （70）最終補綴終了後のパノラマX線像。（71、72）二次手術時のデンタルX線像。
（73、74）補綴終了から3年後の辺縁骨の良好な辺縁骨の反応を示すデンタルX線像。

本症例から学んだこと

1. 本症例は上顎前方の歯槽堤を削除し、上顎洞間にインプラントを埋入することにより容易に治療することも可能であった。しかし、この術式を選択することによって起こりうる欠点については前述したとおりである。この症例で鍵となるのは、再生療法、ソケットプリザベーション、局所的な軟組織移植を用いることは、上顎骨の垂直的な骨の高さの維持、改善に寄与するだけでなく、その結果、良好なリップサポートを得ることができるということである。

2. これらのテクニックを用いることにより、この症例では天然歯と同等の歯冠長を構築することができ、同時に治療の難しい患者に良好なリップサポートと審美性を獲得できた。臨床医は再生治療に対する根拠のない消極的な発想を信じ、安易に上顎歯槽堤を削除す

るのではなく、個々のケースに応じて治療計画の設定を行うべきである。この症例では、軟組織は単に維持されただけではなく、経年的に改善が見られている。

3. 著者の臨床経験から、Cawood と Howell の分類 Class ⅣからⅥが歯槽堤の萎縮パターンとしてはもっとも頻度が高い。このように骨吸収の進んだケースの治療を後述する。これらの症例では、上顎洞底挙上術とソーセージテクニックを併用した外科手技を用いていることが多い。歯槽堤増大術は図 20-5-21 に示すように、側切歯と第二大臼歯との間に行う。中切歯部は口蓋骨に沿ったインプラントの傾斜埋入に利用する。このインプラントはプロビジョナルレストレーションを維持するのに用いられる。

20 吸収した上顎無歯顎堤の再建

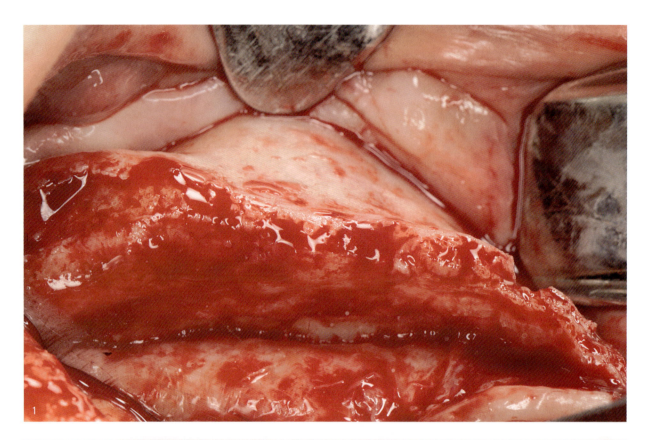

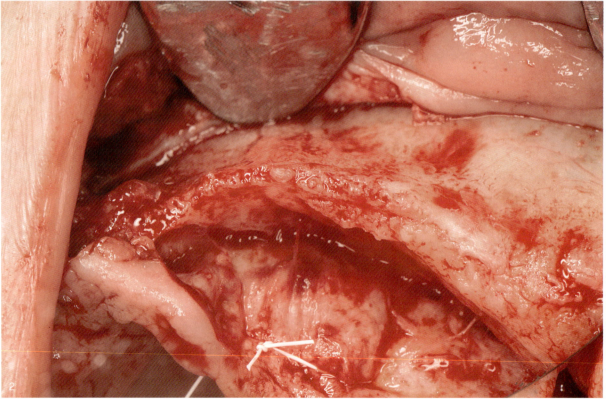

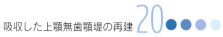

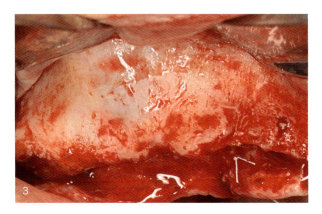

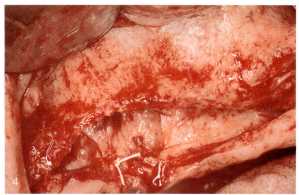

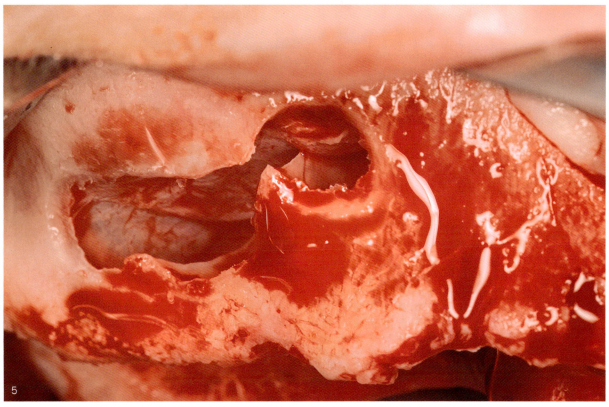

図20-5（1〜40） 高度に吸収した無歯上顎骨に上顎洞底挙上術とGBRを同時に行った代表的な症例。
（1〜4）高度に吸収した無歯上顎骨の咬合および唇側面観。1.5〜2mmの歯槽堤が残存している。（5）側方アプローチにより両側性に挙上された上顎洞底粘膜の唇側面観。両側にわたって、前方に部分隔壁が存在するのがわかる。

20 吸収した上顎無歯顎堤の再建

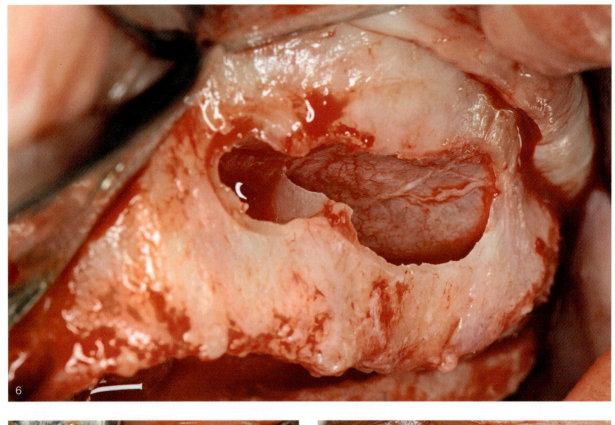

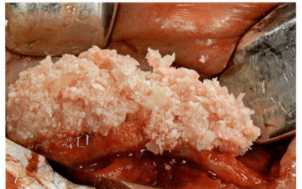

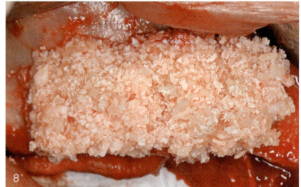

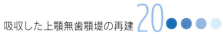

吸収した上顎無歯顎堤の再建 20

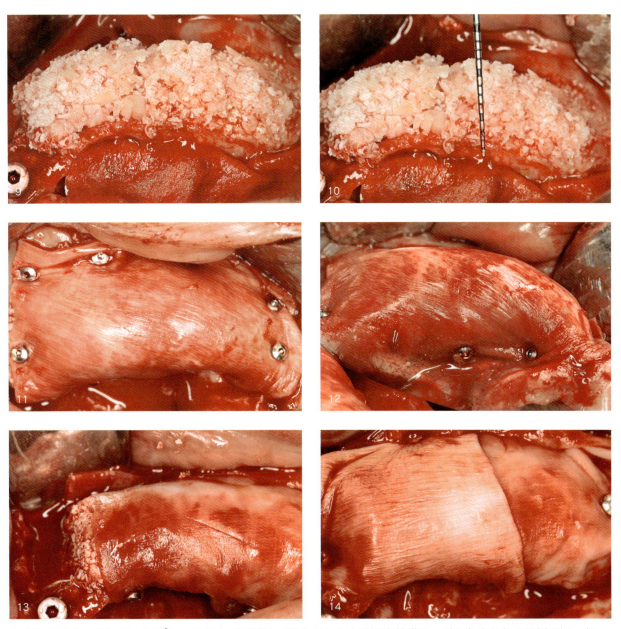

図20-5 続き (6) 側方アプローチにより両側性に挙上された上顎洞底粘膜の、別の角度からの唇側面観。(7〜10) 両側に移植された複合骨移植材料（自家骨とABBM 1：1の混合比）の咬合および側方面観。(11〜14) ソーセージテクニックを用いた両側の水平的骨増大の咬合および側方面観。上顎洞は第10章で述べた矢状面に沿って積層するサンドイッチテクニックにて移植が行われた。移植骨の延長範囲は、前方は側切歯部から始まり、第二大臼歯部で終わっている。インプラントの埋入に用いるため、中切歯部には移植は行わなかった。

313

20 吸収した上顎無歯顎堤の再建

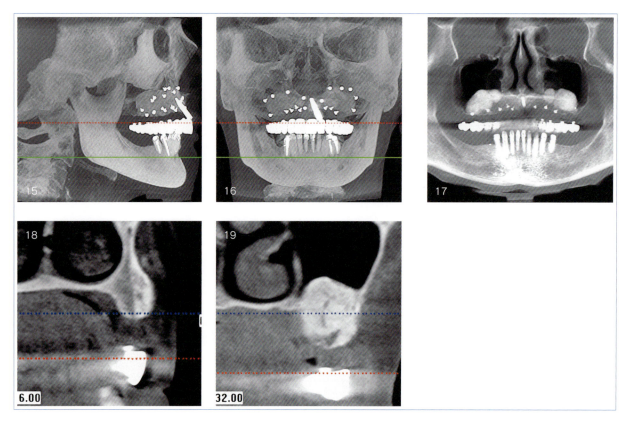

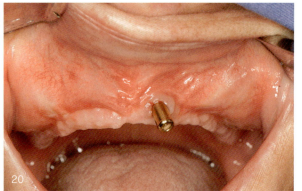
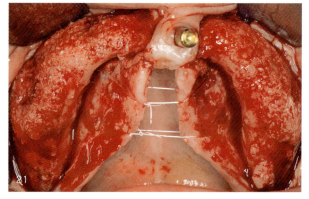

図20-5続き （15〜19）歯槽堤の外側と上顎洞内に取り込まれた移植骨のイメージを表すCT像。プロビジョナルレストレーションに用いられた単独植立インプラントの部位と角度に注目して欲しい。（20） 8ヵ月後の何事もなく経過した治癒を示す唇側面観。（21） 再生された上顎骨の咬合面観。みごとな水平的歯槽堤増大が得られている。

吸収した上顎無歯顎堤の再建 20

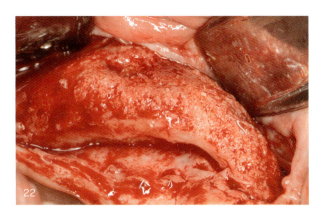
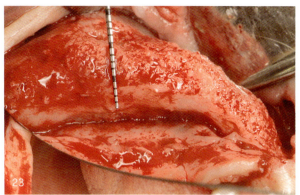
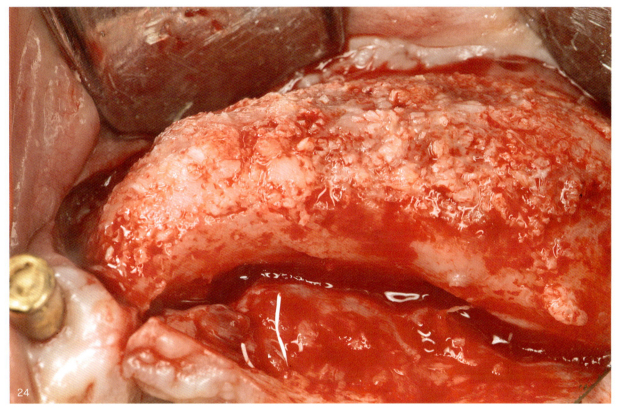

図20-5続き （22、23）右側の再生された上顎骨の咬合面観。（24）左側の再生された上顎骨の咬合面観。

20 吸収した上顎無歯顎堤の再建

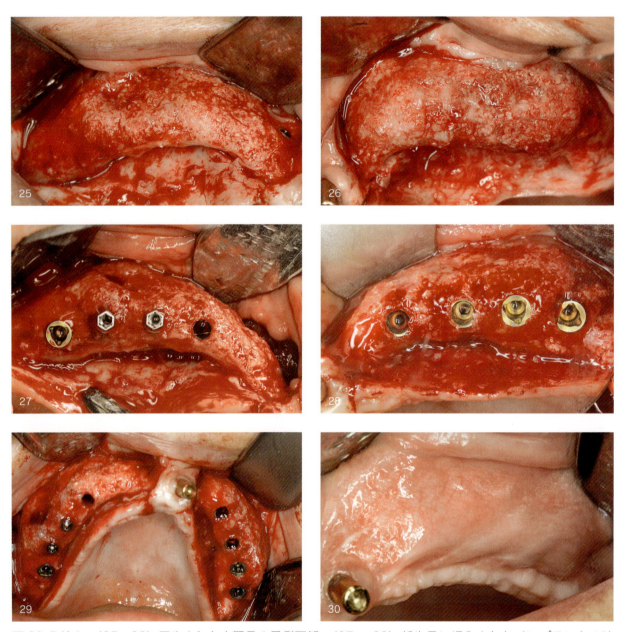

図20-5 続き （25、26）再生された上顎骨の唇側面観。（27〜29）新生骨に埋入されたインプラントの咬合面観。（30）再生療法の結果生じた歯槽粘膜の歯槽頂方向への進展を示す咬合面観。角化組織獲得のために、strip gingival graft/CMX（異種コラーゲンマトリックス）による歯肉増大テクニックが計画された（第17章参照）。

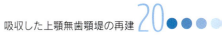

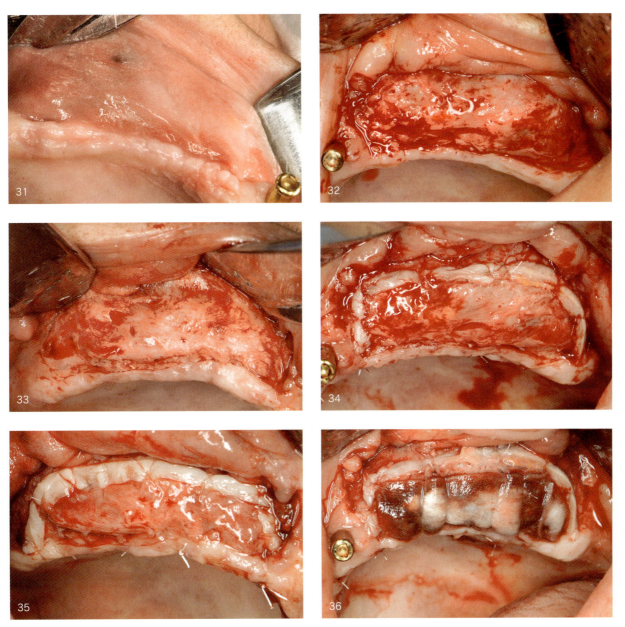

図 20-5 続き　(31) 別方向からの、再生療法の結果生じた歯槽粘膜の歯槽頂方向への進展を示す咬合面観。(32、33) 両側の MAPF（改良型歯肉弁根尖側移動術、第 16 章に記載）の唇側面観。(34、35) Strip gingival graft を設置したところの唇側面観。(36) マイクロ縫合された strip gingival graft/CMX の唇側面観。

20 吸収した上顎無歯顎堤の再建

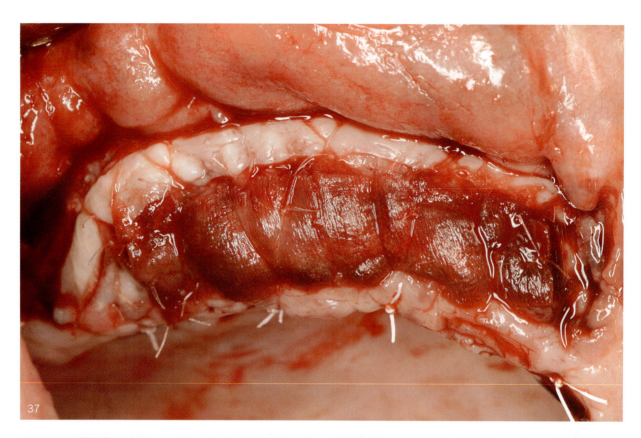

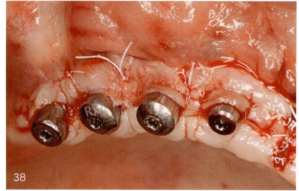
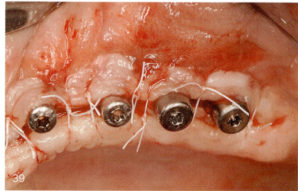

図20-5 続き （37）別方向からのマイクロ縫合された strip gingival graft/CMX の唇側面観。（38、39）再生された角化組織の咬合面観。

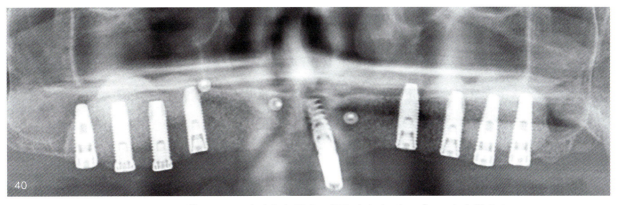

図 20-5 続き　(40) パノラマX線では、再生された骨内に埋入されたインプラントを認める。

本症例から学んだこと

1. この症例は、高度に吸収した上顎骨の水平的歯槽堤増大術の外科的手順を良く表している。骨移植はインプラントを埋入する部位にのみ行った。補綴的に人工歯肉で形態を回復するつもりであったので、リップサポートのための中切歯部への骨移植は行わなかった。

2. プロビジョナルレストレーションを支持するために、"all-on-1" コンセプトを応用した。このインプラントは口蓋骨に固定を求めるために傾斜埋入されている。

3. 自家骨は両側の下顎臼後部から採取した。そのため、口腔外からの採取や入院治療は必要としなかった。

著者の臨床経験では、ここで紹介したテクニックはきわめて良好なインプラントの生存率と辺縁骨の安定性を維持している。次の症例（図 20-6）は、このテクニックを示す適例である。

20 吸収した上顎無歯顎堤の再建

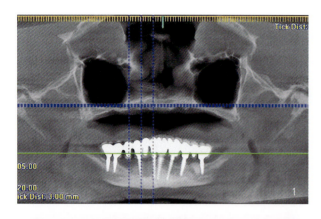
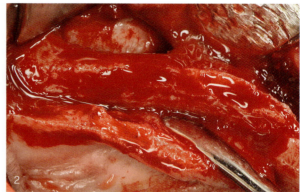
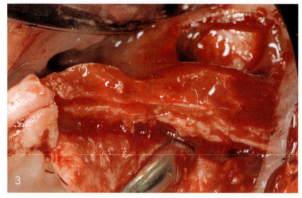
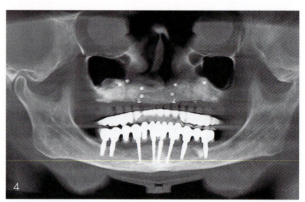
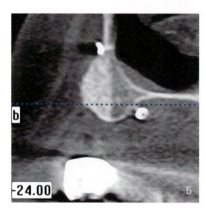
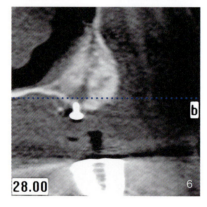
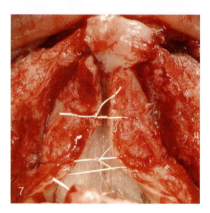
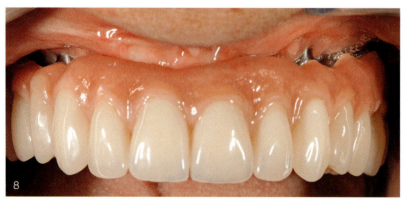

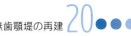

吸収した上顎無歯顎堤の再建 20

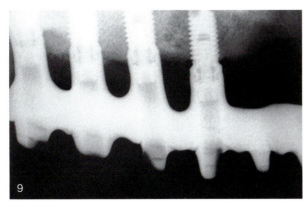

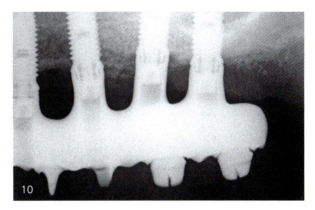

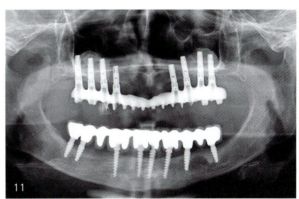

図20-6（1〜11）　60歳女性、高度吸収上顎無歯顎の再建後の5年経過症例。(1) 高度吸収上顎骨を有する患者のパノラマX線像。(2、3) 萎縮した歯槽堤の咬合面観。(4〜6) 再建された歯槽堤のパノラマとクロスセクションのX線像。(7) 再生された上顎骨の咬合面観。(8) インプラント支持による最終固定性上顎フルブリッジの唇側面観。(9、10) 咬合荷重から5年後のデンタルX線像。(11) 再建後のパノラマX線像、下顎は、著者からの治療を受ける前にすでに再建されていた。

本症例から学んだこと

1. 再建された上顎歯槽堤も天然の骨と同様にインプラントの荷重に耐えうる。
2. ほとんどの患者は人工歯肉付きの補綴装置を受け入れており、ほとんどのケースで犬歯間にインプラントを適用する必要はない。

リップサポートには人工歯肉による補綴処置を用いるので、垂直的歯槽堤増大術（以下VRA）は、通常上顎骨の再建には必須というわけではない。しかしながら、次のようなケースではVRAを考慮しなければならない。

1. 歯槽堤の限局した領域に垂直的骨欠損が存在する場合。
2. 自然なリップサポートが求められ、審美的理由から、全顎的に骨レベルを改善する必要がある場合。

321

20 吸収した上顎無歯顎堤の再建

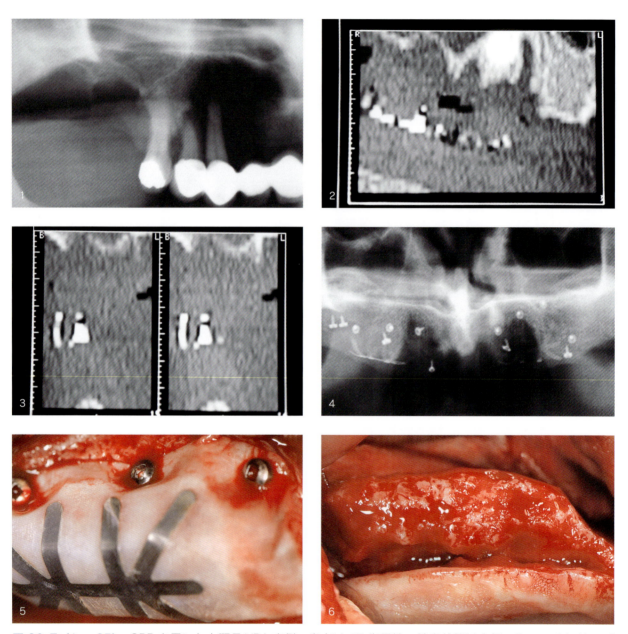

図20-7（1～25） GBRを用いた上顎骨VRA症例。患者は45歳男性、健康状態は良好。CawoodとHowell Class Ⅵ、上顎右側臼歯部に著しい骨吸収を認める。また上顎骨前方はCawoodとHowell Class Ⅳを呈している。この患者の顎骨再建には寛骨から採取した顆粒状自家骨を用いた。（1～3）上顎骨の高径において10mmを超す垂直的な骨欠損を示す、パノラマX線とCT像。（4）両側の垂直的なGBRと上顎洞底挙上術を示すパノラマX線像。移植材料は寛骨から採取した顆粒状自家骨と寛骨から採取した骨髄を混ぜ、歯槽堤と上顎洞内に対し矢状面に沿って積層するサンドイッチテクニックに用いた。（5）2枚のチタン強化型e-PTFE（延伸ポリテトラフルオロエチレン）メンブレンを用いた。（6）右側の再生された歯槽堤の咬合面観。

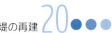
吸収した上顎無歯顎堤の再建

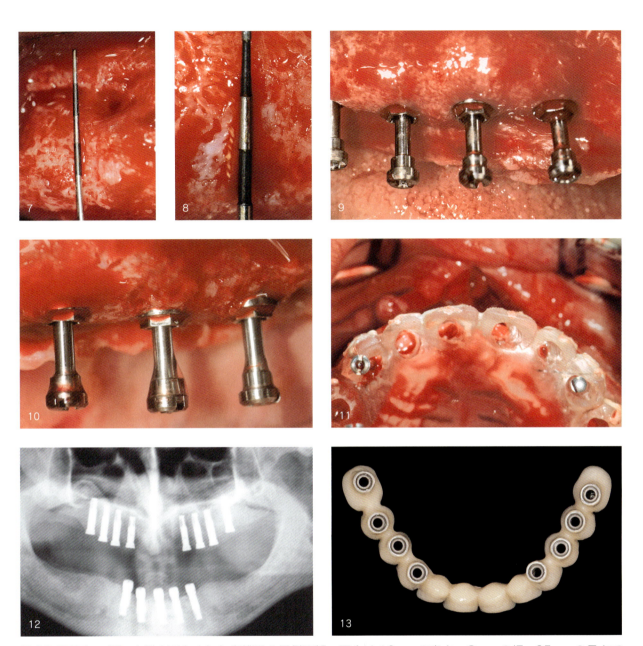

図20-7 続き (7) 右側の再生された歯槽堤の唇側面観。再生は12mmの高さ、8mmの幅、35mmの長さで達成されている。(8) 左側の唇側面観。10mmの垂直的骨増大が達成されている。(9、10) 埋入時のインプラントの唇側面観。インプラントは骨内に深く埋入されておらず、骨縁上にわずかにプラットフォームが出ているのがわかる。(11) インプラント埋入時のサージカルガイドの咬合面観。理想的な位置に埋入されているのがわかる。(12) インプラント埋入直後のパノラマX線像。8本のインプラントが埋入された（最近心は犬歯部、最遠心は第一大臼歯部に位置している）。(13) 最終補綴装置の根尖方向から見たインプラントの埋入ポジション。補綴的にも後方の適正なインプラントポジションによって、補綴装置に最適な頬舌的幅径が得られている。

20 吸収した上顎無歯顎堤の再建

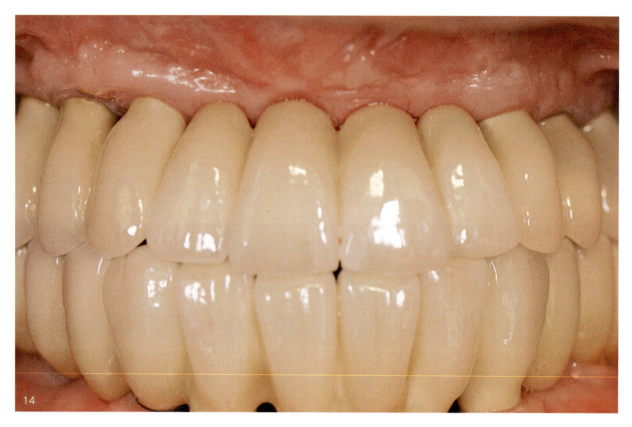

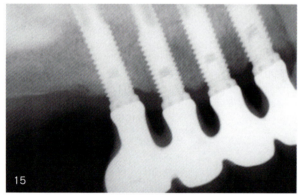
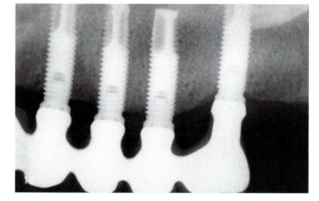

図20-7 続き （14）最終補綴装置装着時の唇側面観。（15、16）咬合荷重から1年後のデンタルX線像。

本症例から学んだこと

1. この症例はGBRを応用したもっとも大きな歯槽堤増大術のひとつである。著者の臨床の中で、高度に吸収した上顎骨において、GBRが垂直的にも水平的にも優れた歯槽堤増大術の治療オプションとして応用が可能であると実証されたことで、著者の臨床に「発想の転換」をもたらした症例でもあった。

2. この症例はこの本の中でも唯一口腔外から骨を採取し、使用した症例である。寛骨から骨は採取したものの、ブロック骨としては使用していない。その代わりボーンミルで粉砕し、粉砕した顆粒状の皮質骨と骨髄を混合して使用した。著者は、骨髄と混合することが骨の形成、成熟、形態保持に役立つと考えている。

324

吸収した上顎無歯顎堤の再建 20

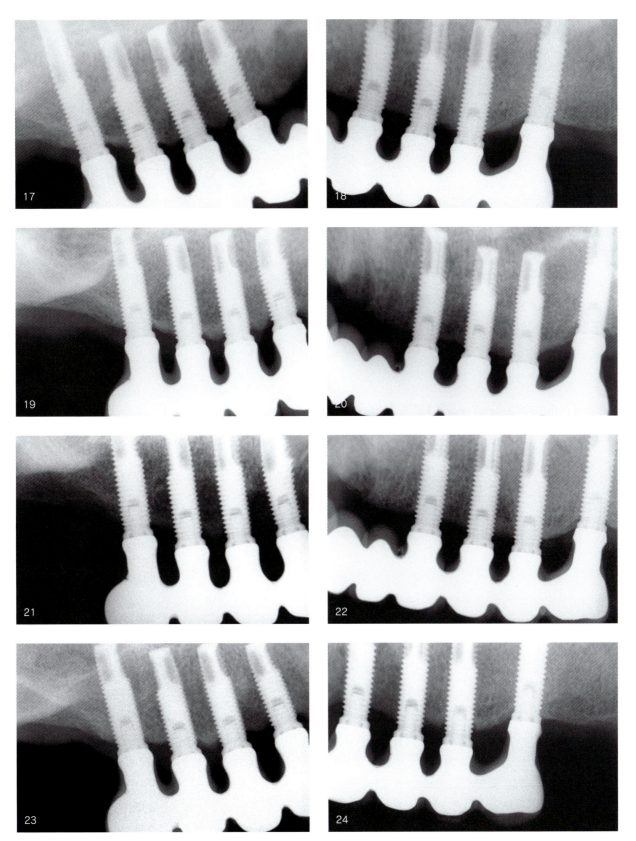

図20-7 続き （17、18）咬合荷重から3年後のデンタルX線像。（19、20）咬合荷重から5年後のデンタルX線像。（21、22）咬合荷重から8年後のデンタルX線像。（23、24）咬合荷重から12年後のデンタルX線像。

20 吸収した上顎無歯顎堤の再建

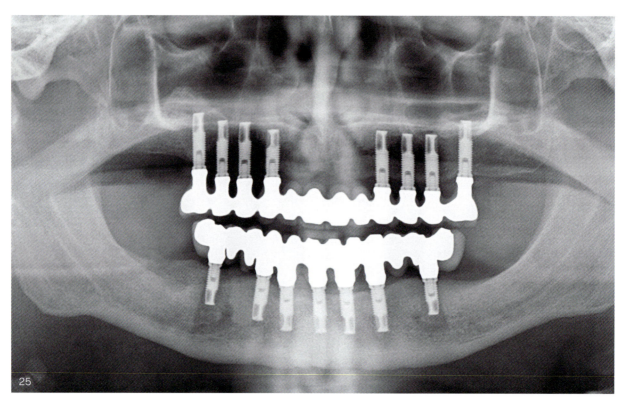

図 20-7 続き　(25) 12年機能後のパノラマX線像。不十分なAPスプレッドを増やすために2本のインプラントが下顎に追加埋入されている。

3. もっとも近心のインプラントでは、さらに骨のリモデリングは進むと考えられる。これは経年的に移植材料に含まれるミネラル成分の吸収によって引き起こされる。しかしながら、図20-7-6、20-7-11の結果を見ると、近心のインプラントは前方のナイフエッジ状に尖った歯槽骨と癒合し新しい骨の中に埋入されていることがわかる。ということは、インプラントは薄い母骨の一部にも埋め込まれていることになり、本書を通して述べているように、さらに骨のリモデリングが生じている可能性があることを意味する。著者はこれこそが骨のリモデリングの真理であると確信している。

4. 上顎前歯部では良好な垂直的高さは存在したが頬舌的にはナイフエッジ状に吸収していた（CawoodとHowell Class Ⅳ）ため、垂直的骨増大が選択された。上顎骨骨頂の削除を行ったとしても、この部位はインプラントの埋入には用いられることはなかったと考えられる。臼歯部の欠損は、再建後インプラントを埋入し良好な結果が期待できる部位であった。したがって、著者と患者はともに歯槽頂の再建を選択した。当時このような大きな欠損にこのテクニックを適用するというのは勇気のいる決断であった。しかし、時間の経過とともにこれは正しい決断であったことが証明された。

5. これらのインプラントは垂直的に増生された骨の中でうまく生存している。補強のために行われた上顎洞底挙上術はあまり効果的に利用されていない。

吸収した上顎無歯顎堤の再建 20

　高度に吸収した無歯上顎骨の再建は、この10年間で非常に良い結果をもたらしてきている。一般的に、患者は上顎骨の垂直的なレベルは維持し、水平的骨増大のみを受け入れる傾向にある。しかしながら、中には自然な天然歯のような修復物と完璧なリップサポートを望む患者も存在し、必要に応じて、顎骨を均等なレベルに改善するために、限局的なVRAと水平的骨増大を併用することも必要になる。一例を図20-8に示す。

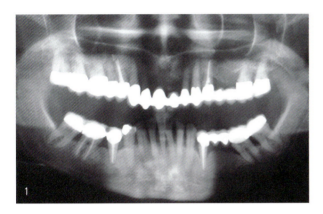
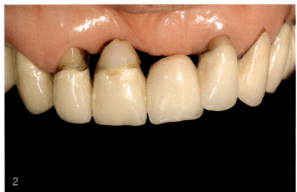
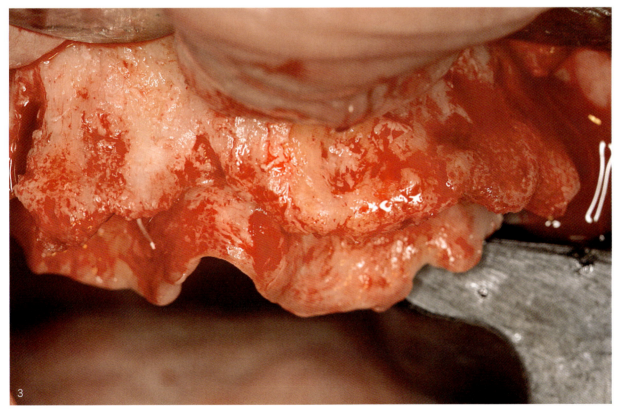

図20-8（1～28）　高度に吸収した無歯上顎骨において垂直的、水平的にも再建を徹底して行った代表的な症例。（1）50歳の男性、健康状態良好、広汎型重度歯周炎を呈するパノラマX線像。上顎の歯はすべて抜歯となった。（2）失われつつある歯の唇側面観を示す。上顎前歯部における組織喪失が著しい。（3）吸収した上顎歯槽堤の唇側面観。垂直的、水平的な欠損が著しい。

327

20 吸収した上顎無歯顎堤の再建

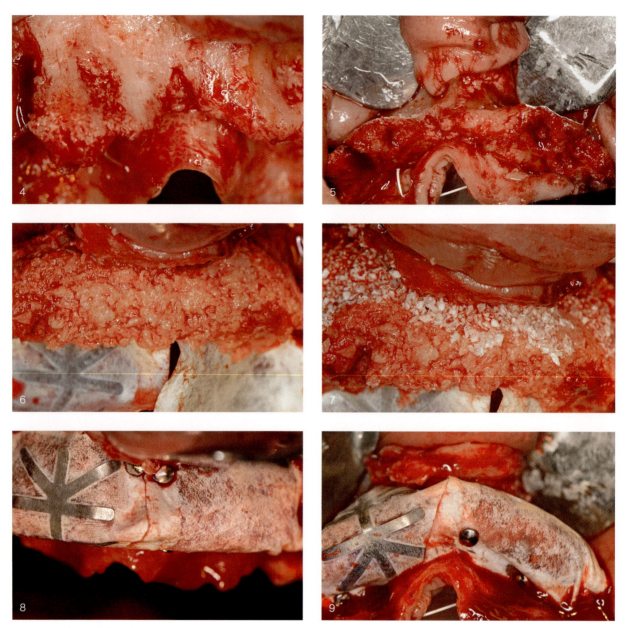

図20-8 続き （4）垂直的欠損の唇側面観。（5）水平的にも厳しい状況の上顎骨の咬合面観。中切歯部位は基底骨の近くまで破壊されていることがわかる。上顎前歯部はリップサポートを失っており、患者はこのことに不満を持っている。（6、7）顆粒状の骨移植材料が移植された唇側面観。オトガイから採取した自家骨を用いた。自家移植片はABBMと混ぜ、根尖部に用いた。（8、9）複数のe-PTFEメンブレンを用いた垂直的、水平的歯槽堤増大術。

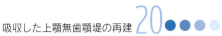

20 吸収した上顎無歯顎堤の再建

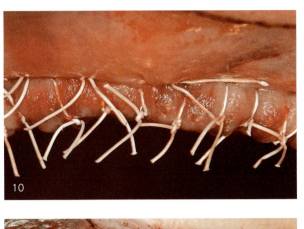
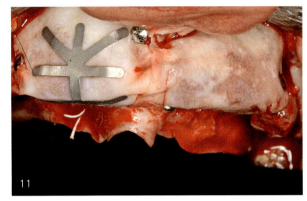
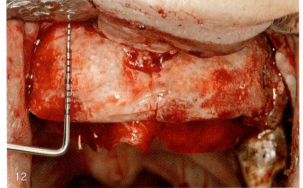
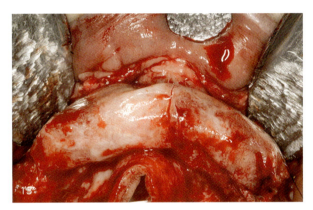
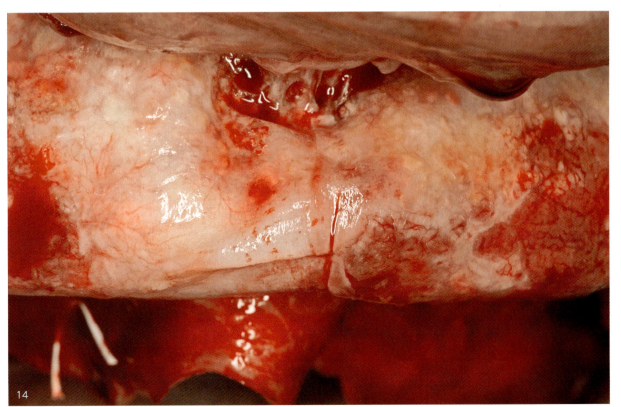

図20-8 続き （10）フラップの二層縫合を示す唇側面観。上顎臼歯部では両側に上顎洞底挙上術と歯槽堤増大術が行われた。（11）除去前のe-PTFEメンブレンの唇側面観。（12、13）垂直的に再建増大された上顎骨の唇側および咬合面観。（14）垂直的に増大された上顎骨の唇側面観。

329

20 吸収した上顎無歯顎堤の再建

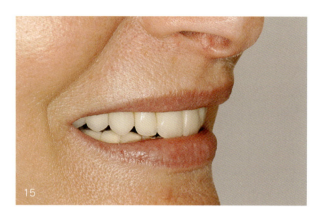
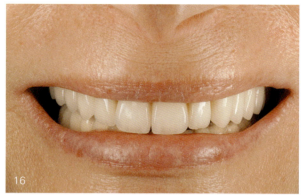
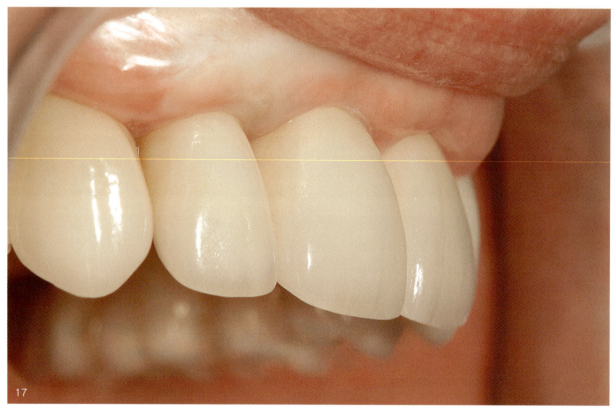

図20-8 続き （15）患者のプロファイルの斜側方面観。すばらしいリップサポートが得られている。（16）患者のスマイルの唇側面観。（17）咬合荷重後5年の最終補綴の斜側方面観。

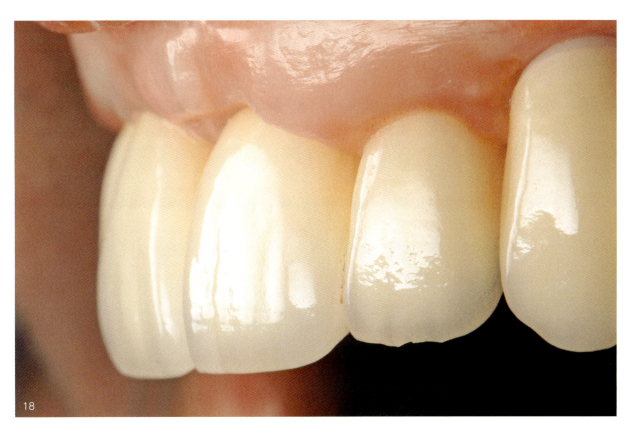

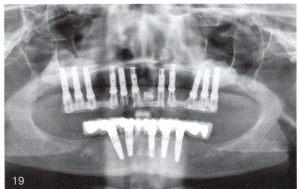
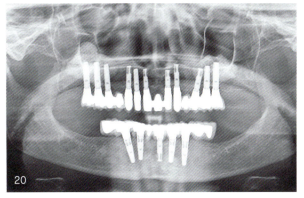

図20-8 続き （18）咬合荷重後8年の最終補綴の斜側方面観。（19、20）咬合荷重後1年と8年後のパノラマX線像。

20 吸収した上顎無歯顎堤の再建

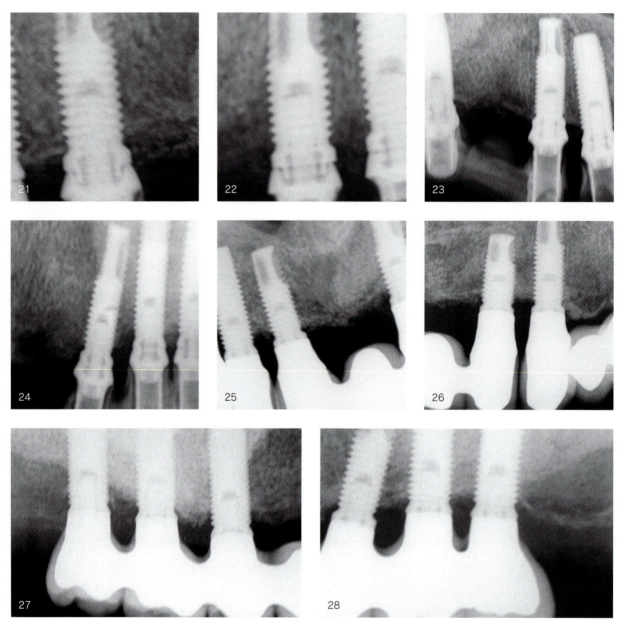

図20-8 続き （21〜24）咬合荷重1年後のデンタルX線像。（25〜28）咬合荷重後8年のデンタルX線像。

本症例から学んだこと

1. メンブレンを利用した GBR による再生療法は、長さ、高さ、幅といった欠損の大きさや、部分歯牙欠損や無歯顎といった患者の欠損の状況には制限されない。

2. この症例は、再生治療のテクニックを用いることにより、臨床医が患者の歯冠長や歯肉の高さを正常な状態に再構築できるということを証明している。

3. この患者には、上顎骨頂を削除することによって、上顎前歯部あるいは頬骨弓にインプラントを埋入するという治療法も可能で

あった。しかしながら、ここで示した治療法は、移植を用いない治療法よりもテクニックセンシティブで治療時間も長くなるが、患者のQOLを高める結果をもたらすことになる。この患者は、移植を用いない治療法による修復を拒否した。

4. この症例では、上顎臼歯部に加え前歯部でも再建が施された。これは、最終補綴装置に人工歯肉を一切付けて欲しくないという患者の要望を満たすための例外的な処置である。

第 17 章に同様の症例の細かい手順を記載しているので参照いただきたい（図 17-3）。

20.1　結論

この章では高度に吸収した上顎骨の再建に GBR が有用であるということを示した。また、われわれの知るかぎりではこのテクニックが多くの患者に応用され、成功を収めてきたということを証明する機会となった[7]。

臨床で遭遇するさまざまな厳しい条件下で、GBR と上顎洞底挙上術を併用する主な利点には次のようなことが挙げられる。

1. 外科処置は開業歯科の一般的な装備で行うことができ、入院設備は必要としない。

2. ABBM と混合して使う自家骨は通常、口腔内から採取する。外科的処置が簡便なうえ、低侵襲であり、費用も少なくてすむ。

3. 自家骨 /ABBM を混ぜることにより、「吸収のない」上顎骨を再建できる。このコンビネーション骨移植を用いてから骨吸収は経験していない。継続した吸収は、移植した上顎骨の維持に大打撃となる。これは、供給部位として寛骨などの口腔外からの自家骨を適用した症例と比較すると、大きな利点と言える。

4. このことは、移植を行わなかった上顎骨における経年的な変化と比較しても利点と言えるのかもしれない。なぜなら、たとえインプラントを埋入したとしても、歯槽骨の吸収は引き続き起こるからである。

5. 完全な上顎骨の再建は、広範囲に再建された歯槽堤、完璧なリップサポート、自然な修復物による再建等を考慮し、それに応じた十分なケースセレクションが行われて初めて達成される。

20.2　参考文献

1. Cawood JI, Howell RA. A classification of the edentulous jaws. Int J Oral Maxillofac Surg 1988;17:232–236.

2. Maló P, de Araújo Nobre M, Lopes A, Francischone C, Rigolizzo M. "All-on-4" immediate-function concept for completely edentulous maxillae: a clinical report on the medium (3 years) and long-term (5 years) outcomes. Clin Implant Dent Relat Res 2012;14(suppl 1):e139–e150.

3. Reychler H, Olszewski R. Intracerebral penetration of a zygomatic dental implant and consequent therapeutic dilemmas: case report. Int J Oral Maxillofac Implants 2010;25:416–418.

4. Chiapasco M, Zaniboni M, Boisco M. Augmentation procedures for the rehabilitation of deficient edentulous ridges with oral implants. Clin Oral Implants Res 2006;17(suppl 2):136–159.

5. Aghaloo TL, Moy PK. Which hard tissue augmentation techniques are the most successful in furnishing bony support for implant placement? Int J Oral Maxillofac Implants 2007;22(suppl):49–70.

6. Urban IA, Jovanovic SA, Lozada JL. Vertical ridge augmentation using guided bone regeneration (GBR) in three clinical scenarios prior to implant placement: a retrospective study of 35 patients 12 to 72 months after loading. Int J Oral Maxillofac Implants 2009;24:502–510.

7. Urban IA, Monje A, Lozada JL, Wang HL. Long-term evaluation of peri-implant bone Level after reconstruction of severely atrophic edentulous maxilla via vertical and horizontal guided bone regeneration in combination with sinus augmentation: a case series up to 15 years of loading Clin Oral Impl Rel Res 2017;19(1):46–55.

歯槽堤の骨増大術の
合併症

患者選択、外科手術のための患者準備、正確な外科的手法、そして術後管理は、骨移植合併症（例えば、感染を伴う／あるいは伴わないメンブレンの露出）率を低減させる重要な要因である。これらの要因の慎重な遵守は、骨移植治癒合併症を有する症例が5％未満という結果をもたらすはずである；著者のクリニックでは、この数値は3％である[1-4]。

一般に、ひとつの術後合併症が、妥協的な骨再生を招く。合併症が深刻であればあるほど、ますます骨再生は起こらなくなる。合併症の適切な管理が患者の快適性を高め、結果的に最大限可能な骨の獲得をもたらす。また、もし合併症を発症した場合、細菌はインプラント表面に付着するため、インプラントを伴っていなければ（すなわち段階法による骨増大術）、治療はより簡単かつ成功しやすい。それゆえ段階法は、同時法より望ましい。

合併症率は、非吸収性および吸収性メンブレンの両者に関する研究およびシステマティックレビューにおいて報告されている。吸収性メンブレンに関する合併症率についての結論を導き出すことは困難であるが[5]、クロスリンクメンブレンは天然コラーゲンメンブレンよりもより頻繁にメンブレンの露出をきたす傾向にあるようである[6,7]。クロスリンクメンブレンに関するある研究においては、62％の露出率が報告された[8]。高い露出率にもかかわらず、良好な結果が得られた。天然コラーゲンメンブレンを用いた水平的歯槽堤増大術に関しては、より低い合併症率が報告された。31部位が治療され、1部位が術後感染に進展したのに対し、30の歯槽堤が問題なく治癒した[4]。

延伸ポリテトラフルオロエチレン（以下 e-PTFE）メンブレンに関するレビュー論文は、887名の患者における再生治療で60％〜97.5％という成功率を報告している[5]。こうした数値は、これらの材料を用いる際に学習曲線があることを示している。

骨誘導再生法（以下 GBR）を用いた垂直的増大術に関する早期の臨床研究において報告された合併症率は、12.5％〜17％であった[10-12]。これらの研究報告には、メンブレンの露出および／または露出後感染が含まれた。e-PTFE メンブレンとコラーゲンメンブレン併用チタン製骨接合プレートを比較したランダム化臨床試験において、2つのテクニックの

21　歯槽堤の骨増大術の合併症

間に合併症率に関する統計学的有意差は認められなかった[13]。このことは、経験豊富な技術を持っていれば、非吸収性 e-PTFE メンブレンの使用が、コラーゲンメンブレンの使用よりも高い合併症率を招くことにはならないことを示している。

　36 の歯槽堤欠損を有する 35 名の患者に関するある後ろ向き臨床研究においては、1 つの欠損が骨移植合併症を起こした（2.78％）[1]。この研究は、第 6 章で記述されている垂直的歯槽堤増大術（以下 VRA）と同様のテクニックを利用した。もう 1 件の前向きケースシリーズは、高密度ポリテトラフルオロエチレン（以下 d-PTFE）メンブレンを用いた垂直的 GBR について報告し、20 の歯槽堤欠損に合併症は 1 つもなかった[14]。しかしながら、この低い合併症率はおそらく、これらの後ろ向き研究とケースシリーズが、VRA が日常的な臨床診療とみなされ、標準化された手技に従って行われた時期に相当するという事実に起因するものであろう[1, 14]。同様の成功率を獲得するための主要因は、本書で徹底的に議論されてきた。

　この章では、以下の術後合併症と代表的な症例について考察する：
・治癒の合併症（例：メンブレンの露出、骨喪失）
・術後感染とその治療
・神経損傷
・インプラント埋入時の合併症
・長期のインプラントの生物学的合併症

21.1　治癒の合併症

　治癒の合併症は、（早期そして晩期の）メンブレンの露出を含む。治療で用いられた再生用メンブレンのタイプだけでなく、露出後の骨獲得に対する影響を、この節で考察する。さらに、治療される欠損タイプの観点から骨喪失を考察する。

21.1.1　メンブレンの露出

　すべてのメンブレンの露出が多少の移植小片の喪失をもたらすことを、臨床医は理解すべきである。この理由は、移植片が口腔と交通するからである。異なるタイプのメンブレンを使用することで骨喪失が少なくなり、いくつかの症例では骨喪失が無視できるほどになるかもしれない。しかしながら、このタイプの合併症を評価した研究は少ない[7, 15]。

　メンブレンの露出は、異なる方法で分類され得る。露出は、治癒過程の初期にも晩期にも起こり得るし、単純にも複雑にもなり得る。

早期のメンブレン露出

　早期のメンブレン露出は初期の治癒期間中に起こり、感染を併発することは通常ないが、感染を引き起こす可能性はある。外科手技における失敗の結果として起こることが多い（図 21-1）。メンブレンは早期に撤去されるべきで、移植材料の成熟と移植材料への細菌侵入との間で、臨床医は適切な時期を選択しなければならない。目標は少なくとも 6 週間メンブレンを維持することである。なぜなら、その時期に歯槽堤が形成されるためである。たとえチタン強化型（TR）メンブレンが 6 週で撤去されたとしても、垂直的高径も維持できる可能性が非常に高い。患者は 0.12％クロルヘキシジン溶液で湿らせた綿棒でメンブレンを清潔に保つよう指示され、臨床医はその部位を毎週確認するべきである。6 週後、非吸収性 e-PTFE メンブレンを撤去し、吸収性コラーゲンメンブレンに置き換える。ほとんどの症例で、より長く置いたままにしておくこともできるが、d-PTFE メンブレンもまた 6 週で撤去可能である。通常、露出は経時的に大きくなり、大きな軟組織欠損を引き起こす可能性があるので、10 週前後に撤去したほうがよい。

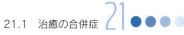

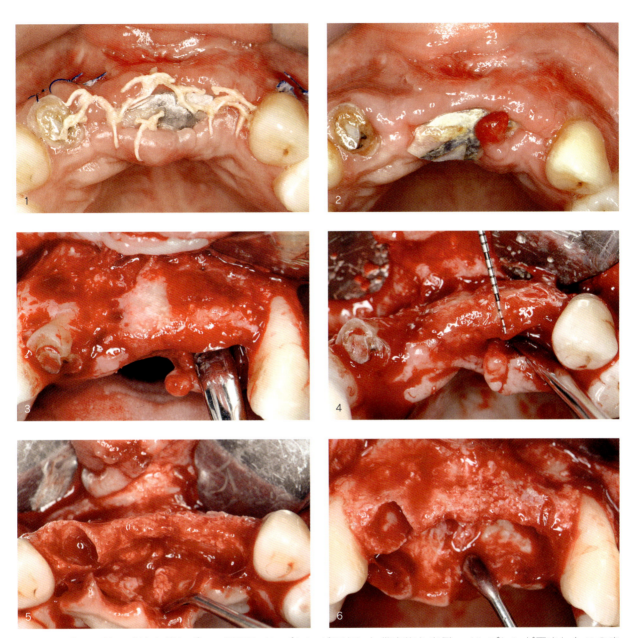

図21-1（1〜6） 感染を伴わず、e-PTFEメンブレンが露出した代表的な症例。メンブレンが露出したこの症例は、外科処置後2週で著者に紹介された。(1) 露出したe-PTFEメンブレンの咬合面観。臨床診査において感染の徴候はなかった。(2) 6週間管理したメンブレンの咬合面観。いかなる感染も認められない。(3、4) メンブレン撤去後の唇側および咬合面観。移植材料は未成熟だがそのまま維持されていることに注目。最初の移植材料の量が不十分であったため、移植のボリュームは不十分である。(5、6) 治癒6ヵ月後の咬合および唇側面観。この時点で骨は成熟しているにもかかわらず、ボリュームはインプラント埋入には不十分であることに注目。（この症例は、第14章図14-9において、合併症治療とその後の骨移植の経過を追うことができる）。

本症例から学んだこと

1. 露出の原因は外科手技の失敗であった。第14章で述べられたフラップの代わりに、乳頭保存術がなされていたことに注目。
2. メンブレン露出の治療プロトコールは、この節で述べられたものと同様である。
3. e-PTFE メンブレンがより感染の影響を受けやすいにもかかわらず、移植材料は感染しなかった。
4. この症例から得られた主な教訓は、そのつどフラップを計画し十分なカントゥアのある骨移植を行うべきである、ということである。第14章図 14-9 において、合併症発症後この症例がどのように治療されたかを示している。

メンブレン露出が感染を併発した場合には、ただちに感染症として治療するべきである。その場合は、この後半で述べられている術後感染についてのプロトコールを参照されたい。

晩期のメンブレン露出

晩期のメンブレン露出は、通常治癒2ヵ月後に起こる。一般的に、不適切な暫間補綴装置による増大部位への外傷により引き起こされる。このような場合、非吸収性 e-PTFE メンブレンも撤去し、吸収性コラーゲンメンブレンに置き換える。

使用されるメンブレンのタイプもまた、露出後に期待される骨の獲得に大きな影響を及ぼす。以下の段落で、e-PTFE メンブレン、d-PTFE メンブレン、クロスリンクコラーゲンメンブレンおよび天然コラーゲンメンブレンを考察する。

e-PTFE： e-PTFE メンブレンは生体適合性があるが、口腔内に露出すると、細菌はその表面に集積する。これらのメンブレンは多孔質であるため、細菌は孔を通過して侵入し、最終的には下層の骨移植材料を感染させ得る。実際に、e-PTFE メンブレンが露出した場合のほとんどで、結果として感染と移植材料の喪失を認めている[16-18]。研究は、不適切なフラップマネージメントがメンブレンの露出とそれに続く感染をもたらしており、そのことが再生の失敗の大きな理由であることを示唆している[19, 20]。e-PTFE メンブレンへの不満が、外科的により使いやすく、予知性のある、吸収性かつ分解可能なメンブレンの開発をもたらした[18, 21, 22]。

これらのメンブレンには（適合性のような）良好な機械的特性があるため、著者は非常に良い経験を積んできており、適切に使用されれば、ほとんどの場合露出しないままであることもわかっている。それゆえ、あくまで著者の意見であるが、このタイプのメンブレンはほぼ完璧であり、経験の浅い臨床医が、フラップデザインやメンブレンの設置、二層縫合といった、もっとも重要な原則を学ぶ前に臨床を行い始めたことにより、好ましくない結果が報告されてきたと考えられる。

d-PTFE： これらのメンブレンには、細菌が通過して侵入することができないため、メンブレンが露出した場合、より安全であると思われる[23]。それゆえ、d-PTFE メンブレンの露出は通常、合併症を伴わず、感染を引き起こさない。しかしながら、このタイプのメンブレンを用いた場合の骨喪失量を評価した研究や報告はひとつもない。著者の症例の推定値に基づくと、露出の間に約30％の移植材料が喪失する。このメンブレンは通常、重度歯槽堤欠損に用いられることを考慮すると、これは素晴らしい結果である。

クロスリンクコラーゲンメンブレン： 前述したように、クロスリンクメンブレンは、本来のメンブレンの構造を変えて、より長い吸収時間を得るために、化学薬品を使用することによって製造される。しかし、これらのメンブレンは線維芽細胞との付着が乏しいことが示されている。また、口腔に露出した際、メンブレンを分解しようとするコラゲナーゼ酵素に

対しより抵抗する[8, 24]。これらの要素から、もしこのタイプのメンブレンが露出すると、軟組織閉鎖は天然コラーゲンメンブレンを用いた症例と比較してかなり長くかかることになる。十分に裏付けられたランダム化比較対照試験（RCT）では、長い治癒期間中に治療部位から移植小片が脱離するため、露出したクロスリンクメンブレンでは48.5%の骨喪失を起こすと述べられていた[7, 8]。

天然コラーゲンメンブレン: このタイプのメンブレンは線維芽細胞を誘引し、急速に吸収するため、露出した場合の創傷閉鎖も急速である。起こりうる骨喪失量を調査した研究はないが、喪失量は最小限と考えられる。著者は、もし天然コラーゲンメンブレンが露出した場合、最大20%の移植小片の喪失が起きるであろうと確信している。多くの臨床医は天然コラーゲンメンブレンの露出をさしたる問題ではないと考えているが、著者はそのように考えてはいない。なぜなら、いかなる露出もある程度の移植材料の喪失をもたらすからである。

骨喪失と欠損タイプ: 今日までの研究は、垂直的なGBR後のメンブレンの露出によって、骨増加量がどの程度失われたかは正確に評価していない。しかし垂直的な欠損は、完全な骨の成長に強化型メンブレンの支持が必要とされることから、もしメンブレンを早く除去しなければならない場合、もっとも骨喪失を起こしやすいということは理にかなっている。水平的欠損はマイクロムーブメントの影響を比較的受けにくいため、治癒不良の症例でも、より良好な骨増大を得やすい。上顎洞移植は、移植材料が上顎洞内に完全に固定されているため、臨床応用がもっとも安全である[3]。

21.2　術後感染

著者の経験上、感染には種々のタイプがある。侵襲のより少ない感染を軽度、より侵襲の大きい感染を重度として分類できる。

上顎洞移植の感染を調査した臨床研究で、顆粒状骨移植材料は感染症例において管理可能であること

が証明されている[3]。ほとんどの症例で、感染は局所的な範囲から始まり、骨移植材料を通して拡大する。もし感染が臨床医によって早期に診断され、骨移植材料全体にまだ感染していない場合、治療は可能である。ここで述べられている臨床研究では、厳密な治療プロトコールが適用され、骨移植材料の一部は維持された。これは、ブロック骨と顆粒状移植材料との大きな違いのひとつである。ブロック骨移植は、感染しているあるいは感染していない領域に分かれない。事実、もしブロック骨（自家であれ他の供給源であれ）が露出あるいは感染した場合、最終的には喪失してしまう。これは、いったんある程度の細菌がブロックに侵入すると、それらはまるで檻の中にいるように閉じ込められるからである。それゆえ、すべての移植材料が感染の程度により緩徐あるいはより急速に喪失することになる。これは、顆粒状骨移植材料には該当しない。

骨移植の感染は、増大術の結果を損なう重大な合併症である。著者の臨床では、この合併症は症例の約3%に起きる。

感染治療の目的は、それを除去し、他の重要器官への進展を防止することである。これは感染源をただちに除去する外科的アプローチおよび患者の薬理学的管理によって達成される。以下の節では、軽度〜重度の感染の治療における代表的な症例を用いて詳細を解説する。

21.2.1　軽度感染

骨移植合併症に関する文献上では、軽度感染の記述はない。臨床経験に基づき、術後感染は重症度の点で一様ではないと著者はとらえている（図21-2）。

軽度感染の臨床徴候: 患者は不快感を感じうるが、痛みを訴えるのは稀である。患部における中等度の再発性の腫脹および瘻孔形成は、もっともよく見られる臨床所見である。同部位の軽度の圧迫により、瘻孔やフラップ辺縁からの化膿性滲出液は認められない。「ポップコーンサイン」とも呼ばれる遊離し

た移植材料の小片が、瘻孔を介して通常認められる。軽度感染が発症する時期もまた特徴的である。一般的に緩慢に発症し、用いたバリアメンブレンによりその時期は異なる。e-PTFE メンブレンあるいは吸収性メンブレンの場合、一般に臨床徴候は治癒期間2〜3週で認められる。d-PTFE メンブレンを用いた場合では、感染の最初の臨床徴候は移植後最長6週までにみられるであろう。

軽度感染の治療：感染した移植材料に対する外科的介入の計画を見越して、従来の薬理的管理が推奨される。抗菌薬の単独使用が、効果的かつ十分である軽度感染もあるかもしれない。しかしながら、著者の経験では、抗菌薬単独使用での異なる移植の感染（上顎洞移植の感染を含む）の治療では、通常移植の感染の解決には至っていない；通常、感染はより拡大し、完全な移植片除去が必要となる[3]。

移植の感染を治療するための外科的介入：外科的治療は、ほとんどの症例において、軽度感染が移植骨全体に及んでいないという経験に基づいている（図 21-3）。当初の再生処置に基づいて、メンブレンと移植骨を露出させるように全層弁を再び翻転しなければならない。まず最初に外れかけたメンブレンが術野から取り除かれる。メンブレン除去後、多くの症例において、遊離し灰色を呈した移植骨小片の塊が確認されるはずである。これは滅菌生理食塩水で洗浄する。次に、より限局した、感染のない非可動性の未成熟な移植領域は、遊離した移植小片が除去され、感染のない、非可動性の健全と思われる移植領域を認めるまでていねいに掻爬する。移植領域に細菌が侵入しているかを客観的に判断するのは不可能であるので、上顎洞移植の残存部位を治療し、また持続的な感染のリスクを軽減するため、抗菌薬の局所応用が経験上行われる。パテ状に賦形するため、0.1〜0.2mL の生理食塩水で希釈した100〜200mg のドキシサイクリン粉末を、残存した移植骨に浸潤させる。パテ状のドキシサイクリンは移植骨に2分間置く。その後、滅菌生理食塩水にて洗浄する。抗炎症特性を有する広域抗菌薬であるドキシサイクリンを治療に使用する[25]。過去に報告された研究では、ドキシサイクリンは安全に使用され、骨形成を阻害しなかった[26]。5壁性の欠損内への血餅形成を確実にし、術野の血流を再確立するため移植骨の残存部位をていねいに再掻爬する。その後、移植骨の残存部位を被覆するため天然コラーゲンメンブレンを用いる。そしてフラップを再び適合させ一次閉鎖を得るため縫合を行う。

本症例から学んだこと

1. 感染源は隣在歯上の残存プラークであったようである。
2. この症例（図 21-2）は、顆粒状の骨移植が、稀な感染症例に陥っても治癒しうるという事実の良い例である。これは、ブロック骨に対する、このタイプの移植の大きな利点である。
3. この症例は、ソーセージテクニックの「生みの親」である。この結果は水平的骨増大術における吸収性メンブレンの潜在能力をわれわれに明確に認識させた。

21.2 術後感染

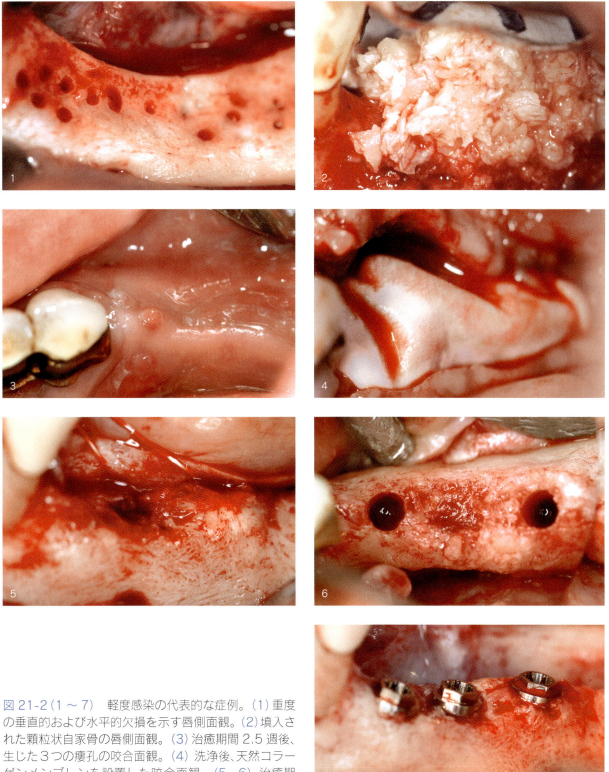

図21-2（1〜7） 軽度感染の代表的な症例。（1）重度の垂直的および水平的欠損を示す唇側面観。（2）填入された顆粒状自家骨の唇側面観。（3）治癒期間2.5週後、生じた3つの瘻孔の咬合面観。（4）洗浄後、天然コラーゲンメンブレンを設置した咬合面観。（5、6）治癒期間6ヵ月後の再生結果を示す唇側および咬合面観。（7）埋入されたインプラントの唇側面観。

21 歯槽堤の骨増大術の合併症

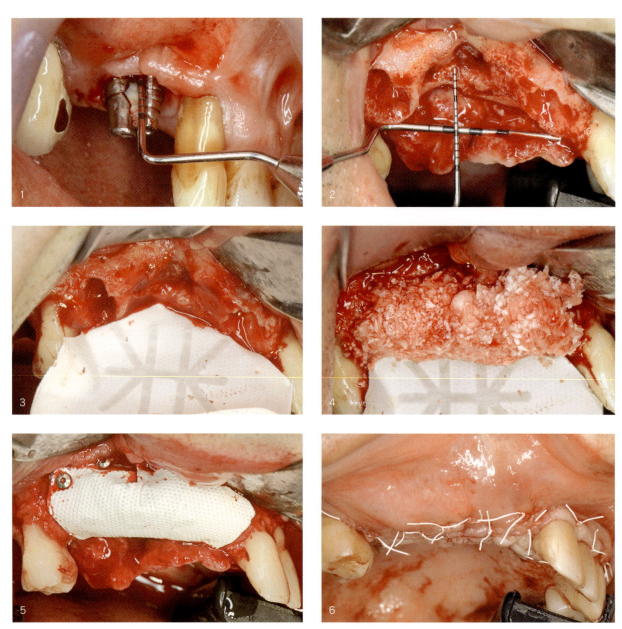

図21-3（1〜28） d-PTFEメンブレンを用いた上顎前歯部の垂直的歯槽堤増大術（VRA）後における軽度感染の代表的な症例。(1) 上顎前歯部のインプラントおよび天然歯周囲の大きな骨喪失を呈した患者の唇側面観。(2) インプラント撤去2ヵ月後の垂直的歯槽堤欠損を示す唇側面観。(3) 設置したd-PTFEメンブレンの唇側面観。(4) 填入した複合骨移植材料の唇側面観。(5) 固定されたd-PTFEメンブレンの唇側面観。(6) PTFE縫合糸を用いた二層縫合。

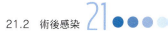

21.2 術後感染

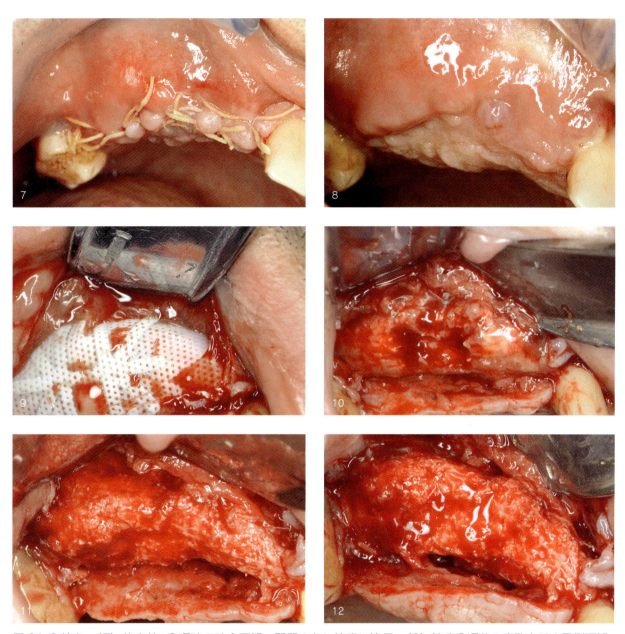

図21-3 続き　(7) 抜糸前、2週時の咬合面観。問題のない治癒に注目。(8) 治癒8週後の瘻孔を示す唇側面観。軽度の圧迫によりわずかな化膿性浸出液を認めた。この症例は軽度感染の範囲である。(9) フラップ翻転後のメンブレンの唇側面観。(10) メンブレン除去後の術野の唇側面観。表層の感染した多孔質の移植骨に注目。(11、12) 掻爬および洗浄後の唇側および咬合面観。歯槽堤上の感染のない移植骨の存在に注目。

21 歯槽堤の骨増大術の合併症

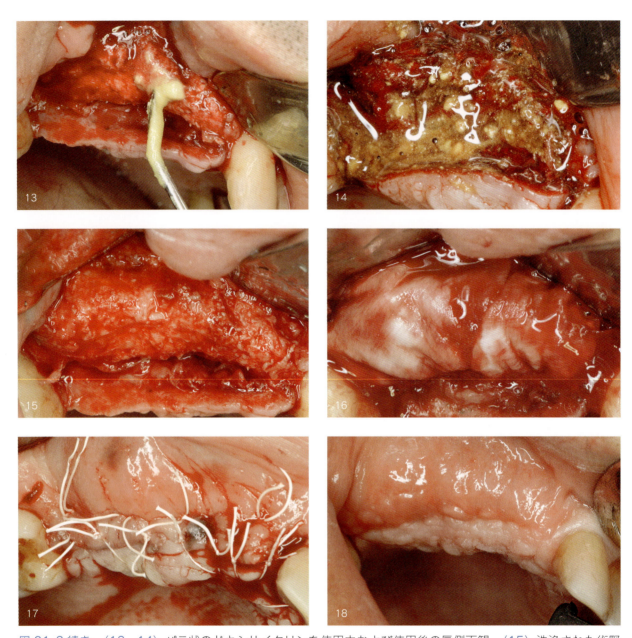

図21-3 続き （13、14）パテ状のドキシサイクリンを使用中および使用後の唇側面観。（15）洗浄された術野の唇側面観。（16）設置された天然コラーゲンメンブレンの唇側面観。（17）PTFE縫合糸を用いた二層縫合。（18）問題のない治癒7ヵ月後の唇側面観。

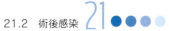

21.2 術後感染

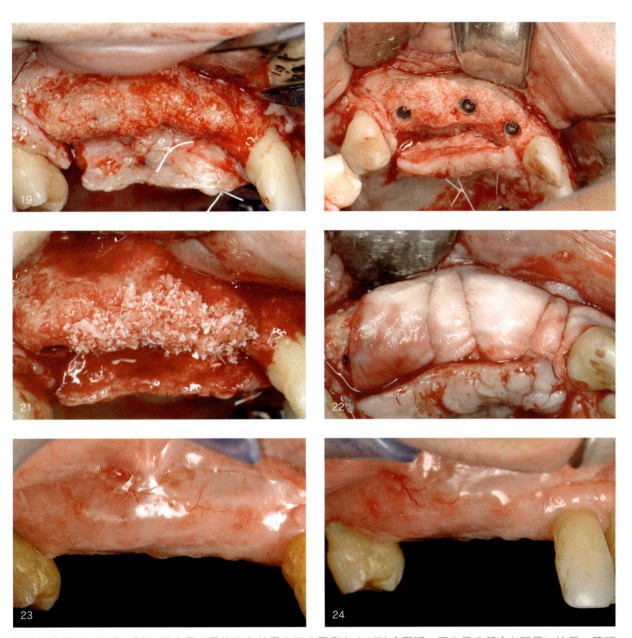

図21-3 続き （19、20）再生骨の最終的な結果を示す唇側および咬合面観。再生骨の健全な所見に注目。著明な垂直的骨獲得およびインプラント埋入に十分な骨幅を認めた。術後感染のため垂直的獲得量は完全ではなかった。（21）術野を保護するため、またわずかであるが依然存在する垂直的欠損を改善するため、2回目の骨移植が応用された。（22）2回目の骨移植を保護および固定するためコラーゲンメンブレンが縫合糸により固定された。（23、24）軟組織増大術および口腔前庭拡張術後の再生組織を示す唇側面観。

21 歯槽堤の骨増大術の合併症

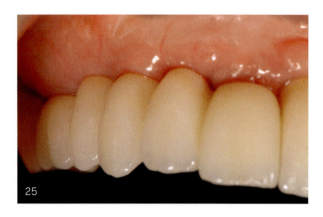
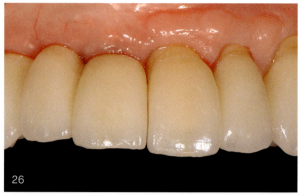
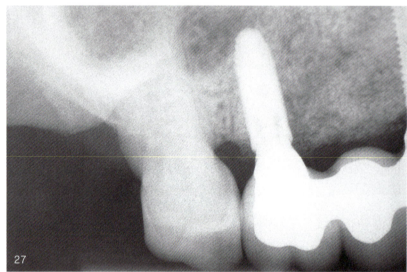
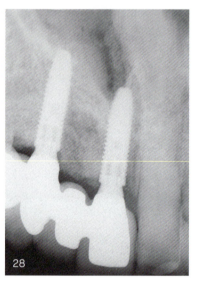

図21-3 続き (25、26) 装着された最終補綴の斜側方および唇側面観。(27、28) 装着された最終補綴のデンタルX線所見。素晴らしい歯槽骨に注目。

本症例から学んだこと

1. この感染の時期は遅かった。通常、処置後3週までには感染を認める。この症例においては、高密度メンブレンのために感染が遅れて生じた。感染は非常に軽度であり、おそらくはメンブレンの中央部であった。また、メンブレンの内側へ感染が到達するのに時間がかかった。患者には推奨されるフォローアップのための来院を遵守してもらうようにする。メンブレンの中央から生じる非常に軽度の感染であったため、診断の確立に長期間を要した。感染にもかかわらず、美しく調和した移植骨の存在に注目。

2. この症例は、顆粒状骨移植が稀な感染症例においても治癒しうるという事実を示すもうひとつの良い例である。

ここに記載されている外科的処置は論理的かつ有効であるように思われるが、洗浄後に移植片に感染が残っていることを確認するための客観的なツールはないため、経験則であると考えなければならない。残存移植骨と混合する目的でドキシサイクリン粉末を選択するのも経験によるものであるが、ドキシサイクリンは抗炎症作用を有する効果的な広域抗菌薬である[25]。6年間のフォローアップを伴った上顎洞底挙上術の研究において、ドキシサイクリンは問題なく使用された。すなわち、ドキシサイクリンは、移植時に無機ウシ由来骨ミネラル（以下 ABBM）と混合され、骨再生を阻害しなかった[26]。

感染の全身的薬物療法：移植片感染に対する外科処置後、感染が残存部位から隣接する解剖学的重要器官に拡大するのを防ぐため、すべての患者に全身的投薬を行う。術後1週間、全身的抗菌薬（アモキシシリン－クラブラン酸カリウム、1g を1日2回）および抗炎症薬（50mg のジクロフェナクカリウムまたはイブプロフェン、1日3回）が処方される。ペニシリンアレルギーの場合、クリンダマイシンを使用することができる。

（ここに記載されている）軽度感染の治療は非常に有効であり、代表的な症例は、仮に顆粒状骨移植に感染があっても、移植片の一部は維持できることを示している。

21.2.2　高度の術後感染

高度の術後感染は骨移植で起こるもっとも深刻な合併症であり、通常はすべてではないにしても大部分の骨移植材料を喪失する結果となる。

臨床徴候：痛みおよび再発性の顔面腫脹がもっとも重要な徴候である。臨床診査では、ポップコーンサインを伴って、フラップ辺縁および瘻孔を通して化膿性滲出液が認められる。使用メンブレンの選択にかかわらず、どの時点においても、感染は急速に拡大する。感染は、最初の10日間にもっとも頻繁に認められる（図 21-4）。

治療：このタイプの感染症の管理もまた、外科療法と薬物療法の併用である。抗菌薬単体では効果がないであろう。患者の安全および隣接する硬・軟組織の状態を危険にさらさないため、また、隣接する解剖学的ランドマークへの感染拡大のリスクを増加させないよう、即時に介入を開始すべきである。われわれは移植骨を喪失しているという事実は受け入れがたい。したがって、臨床医への最良のアドバイスは、エゴを捨て、患者の安全と快適に重点を置くことである。

高度感染症例においてさえも、移植骨の一部は治癒しうることが実証されている[3]。しかし、これらの症例はたいていが上顎洞底挙上術あるいは水平的骨増大術である。垂直的骨増大術において、メンブレンを1週間で除去した場合、垂直的骨獲得はいずれにしても期待できない。したがって、感染拡大のリスクが、移植骨の20％を温存できる可能性という利点を上回る（下顎骨臼歯部のような）解剖学的部位においては、骨移植片の一部を温存しようとする試みは無意味である。

外科療法においては、抜糸後、当初の外科処置と同様のフラップの翻転を行う。メンブレンは慎重に除去する。評価後、外科医は、移植片全体を除去すべきか、または軽度感染において記載したものと同様のプロトコールを適用すべきかどうか決定する。

移植片全体の除去には2つの利点がある。1つに予測される結果の安全性が挙げられ、もう1つはこれ以上の軟組織の損傷を防止できることである。約3ヵ月後に当該部位に対して2回目の移植が行えるのを確認することが望ましい。

21 歯槽堤の骨増大術の合併症

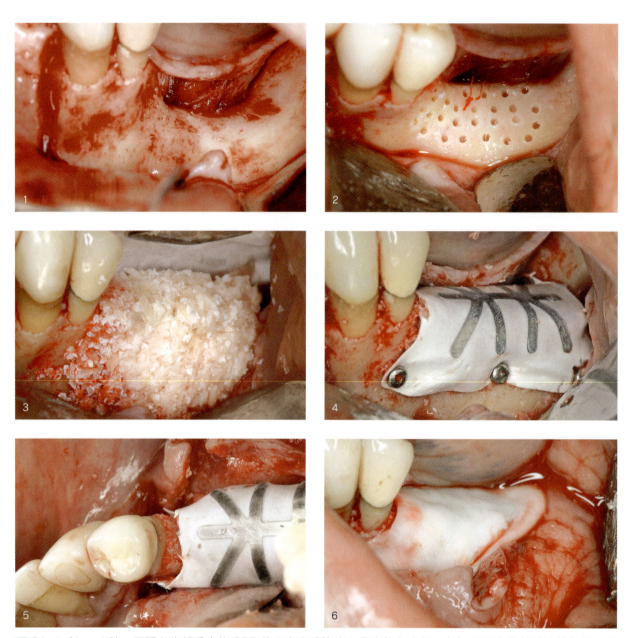

図21-4（1〜12） 下顎臼歯部垂直的GBR後の高度感染症の代表的な症例。(1) 下顎臼歯部垂直的欠損の唇側面観。(2) 皮質骨穿孔後の歯槽堤の唇側面観。(3) 填入された複合骨移植材料の唇側面観。(4) 固定されたチタン強化型e-PTFEメンブレンの唇側面観。(5) メンブレンと天然歯との間の距離を示す咬合面観。(6) チタン強化型メンブレンを覆う天然コラーゲンメンブレンの唇側面観。これは、メンブレンと骨との間の隙間を埋めるために用いた。

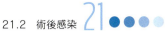

21.2 術後感染

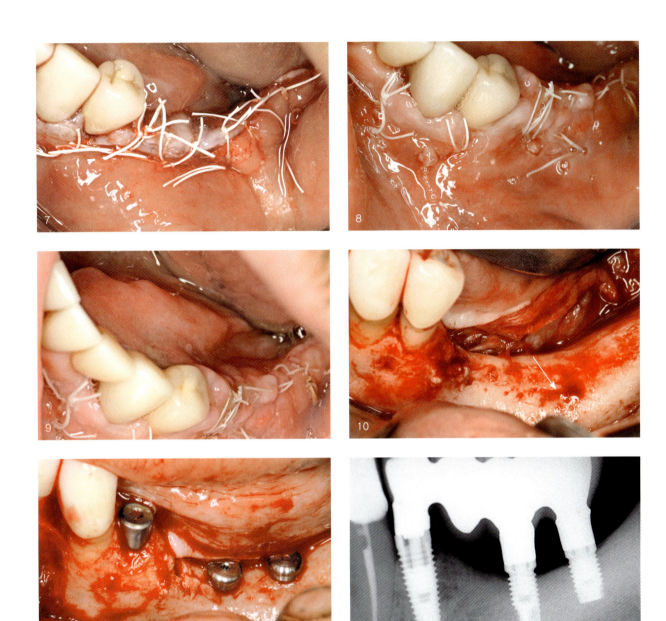

図21-4 続き （7）二層縫合による閉鎖の唇側面観。（8、9）閉鎖されたフラップおよび、フラップ辺縁や頰側と舌側フラップ間における化膿性滲出液を示す、治癒期間5日の唇側面観。この章で記述されている外科的プロトコールが適用された。移植片の約20％は除去されずに温存された。（10）8ヵ月後の同部位唇側面観。わずかな骨成長（矢印）があることに注目。5％〜10％というわずかな骨獲得が達成された。（11）3本のインプラントを埋入；第一小臼歯を抜歯後に1本、その遠心に短い2本。異なる垂直レベルにあるインプラントプラットフォームがお互いに接近しないよう、ポンティック部が作られた。（12）健常なインプラント周囲組織を示す荷重5年後のデンタルX線写真。インプラント二次手術前に遊離歯肉移植を行った。

349

21 歯槽堤の骨増大術の合併症

本症例から学んだこと

1. 手術前、この患者は軽度喫煙者であることを報告した。感染が認められたのち、この患者は毎日喫煙していることを明らかにした。治癒期間中にメンブレンの露出はなく、フラップの閉鎖は保たれていたが、このことは不良な宿主反応に寄与していたかもしれない。

2. 皮質骨穿孔が行われた後、出血がないことに注目（図21-4-2）。このことは不良な宿主反応を表しているのかもしれない。明らかにこのタイプの治療には不向きな患者である。しかしながら、年配の患者に穿孔を行った後は、多くは骨から十分な出血がないことを強調しておく。この患者は例外であるが、年配の患者において、このような出血の不足は不良な反応あるいは骨形成を表すものではない。それゆえ、もし出血がなかったとしても警戒する必要はない。すなわち、たとえメンブレンが良好に適合していても、骨膜切開ののち、十分な血液が術野に入っていくであろう。し

かしながら、喫煙歴のある患者にはかなり注意するべきである。

3. リエントリー時の写真がないが、移植材料は化膿性滲出液中を浮遊し、そして安定した血餅中にある区域が認められた。この経験は、重度な上顎洞移植術の術後感染を報告した研究で前述された[3]。いくらかの骨は同部位に残存していたものの、その大部分は吸収あるいは骨膜中に内含されていた。垂直的GBR後にこの規模の感染が確認された場合、全移植材料を除去することが推奨されている。これはより安全で、患者と術者双方にとってより快適であろう。これは顆粒状骨移植に影響を及ぼす、唯一無二の重大な合併症である。

4. 重度術後合併症後の結果は、解剖学的欠損形態によって異なる。垂直的欠損は感染に侵されていない骨移植材料を支持する骨壁がないため、このタイプの合併症においてもっとも予後不良である。

薬物療法：軽度感染で記述されたものと、同様の薬物が使用される。これらの患者の感染を治療するために用いられる全身的抗菌薬の選択はアモキシシリン−クラブラン酸カリウムであり、これはわれわれの経験上有効であるとされてきた。しかしながら、細菌培養のために外科時に感染組織を採取することも、またきわめて有益かもしれない。

もしここに記述されたプロトコールが適用された場合、急性症状は48時間以内に消失し、局所の軽度圧迫による化膿性滲出液は認められなくなり、患者は疼痛、不快感から解放されるはずである。

21.3 神経損傷

神経は、フラップ操作中に損傷されうる。第6章、第14章に記述されているテクニックは、このような損傷を避けるうえで有効である。現在進行中である臨床研究は、神経損傷は一時的で、最初の3週間持続しうることを示している[27]。これらの一過性神経機能障害は、特別な治療を必要としない。実際に神経損傷がある場合、臨床医はこの領域の専門医に相談するべきである。

21.4 新生歯槽堤へのインプラント埋入時の合併症

インプラント埋入中に新生歯槽堤の骨折が起こるかもしれない。再生骨へ、特に垂直的骨増大術後にインプラントを埋入する際、外科医は慎重になる必要がある。なぜなら頬側と口蓋側両方の骨が脆弱であるからである。インプラント窩形成は、メーカーの推奨どおりその最大径まで形成するべきであり、細い径にとどめた形成は推奨されない（図21-5）。

もしインプラント埋入時に骨折した場合、インプラント埋入の中止を考慮するべきである。そして同部位は骨移植材料で充填、コラーゲンメンブレンで被覆しておくべきである。次回のインプラント埋入は、4ヵ月後に計画されるべきである。

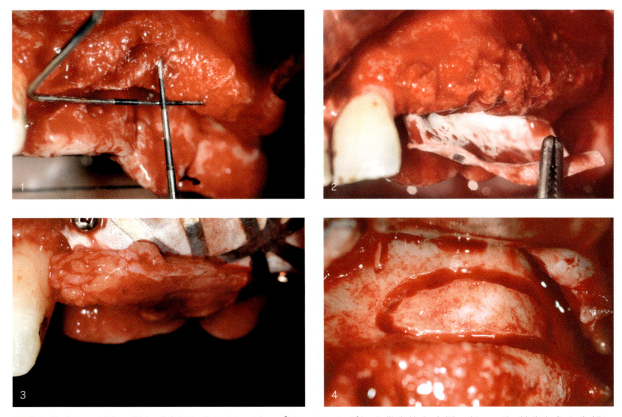

図21-5（1〜19）　稀な「意図しないリッジスプリッティング」の代表的な症例。（1〜4）前歯から臼歯部にわたる上顎垂直的欠損の唇側面観。垂直的歯槽堤増大術、上顎洞底挙上術、そして軟組織増大術を同時に行った。顆粒状自家骨を用いた。

21 歯槽堤の骨増大術の合併症

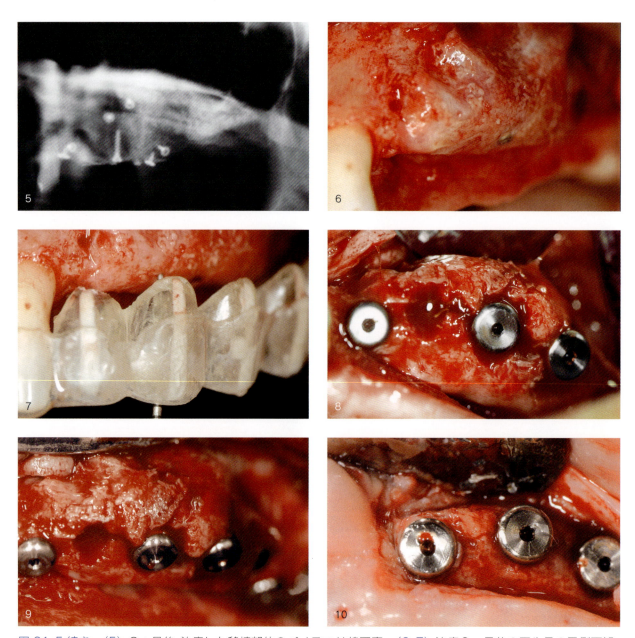

図21-5 続き （5）6ヵ月後、治癒した移植部位のパノラマX線写真。（6、7）治癒6ヵ月後の再生骨の唇側面観。（8、9）インプラント埋入後、骨折した歯槽骨の咬合および唇側面観。左側犬歯部の1本のインプラントが撤去された。自家骨小片を亀裂の中に充填し、これを被覆するためにコラーゲンメンブレンを使用した。（10）同部位は、インプラント二次手術時に再度フラップを翻転し、骨を確認した。歯槽骨が残存していることに注目。犬歯部の露出はしなかった。

21.4 新生歯槽堤へのインプラント埋入時の合併症

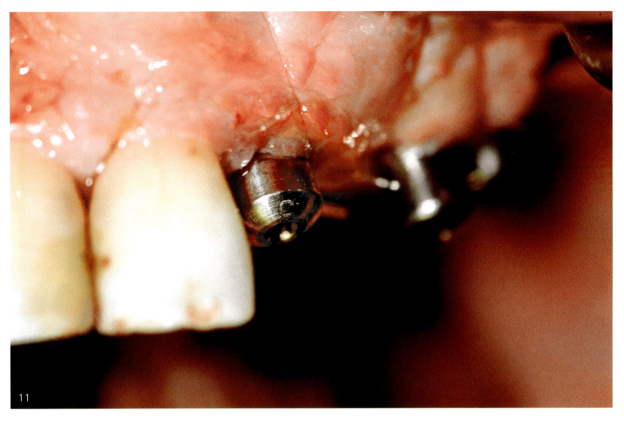

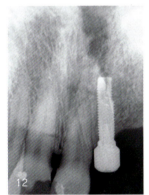
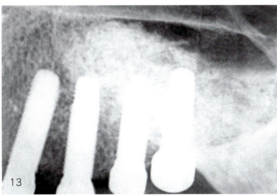
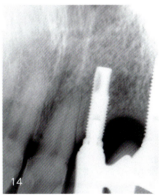

図21-5 続き　(11) インプラント二次手術後、歯肉歯槽粘膜の変形を再建するために遊離結合組織移植が行われた。(12、13) 二次手術時のデンタルX線写真。(14) 荷重1年後のデンタルX線写真。

353

21 歯槽堤の骨増大術の合併症

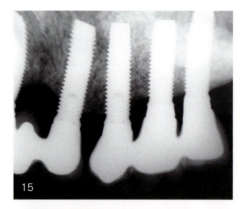
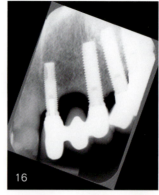
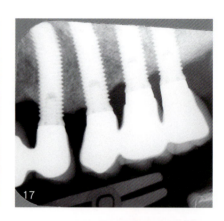
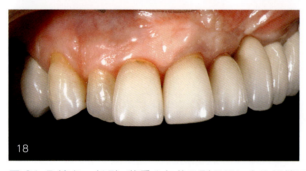
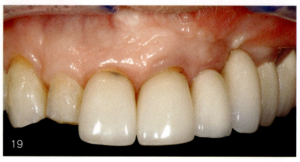

図21-5続き (15) 荷重1年後の別のデンタルX線写真。著しい骨吸収がポンティック部ならびに、隣接するインプラントのポンティック側に起こっていることに注目。(16, 17) 荷重13年後のデンタルX線写真。機能後1年から13年の間にさらなる変化がないことに注目。(18) 機能後3年の最終補綴装置の唇側面観。(19) 機能後13年の最終補綴装置の唇側面観。当初よりわずかな非対称が認められるが、これは当初から13年間安定しており、この患者は結果に非常に満足していた。

本症例から学んだこと

1. インプラントは、9ヵ月ではなく6ヵ月で埋入され、自家骨が移植材料として用いられたにもかかわらず骨は未成熟であった。治癒期間によらず、インプラント埋入時には注意が必要である。

2. ABBMを、吸収した部位に填入することができたかもしれない。著者は、この13年でこの教訓を学んできたが、読者にとってこれは新しい指針になり得る。したがってこの症例は、われわれ全員にとって非常に教育的な意味を持つ。

3. 同部位は、追加的な骨および軟組織増大術によって改善され得たかもしれない。患者は高齢でスマイルラインが低いため、このオプションは除外された。

4. 軟組織移植は、骨吸収とともに、槽間歯槽骨喪失の原因であった。第16章を再読すること。

5. 機能していた1～13年の間、槽間歯槽骨が良好に維持されていたのは驚くべきことである。これは、おそらく改良されたインプラント表面によるものであろう。したがって、再度になるが、異なるインプラント表面には欠点と利点の両方が存在する。このことは後述の生物学的合併症の節でさらに考察する。

21.5　長期にわたるインプラントの生物学的合併症

　新生骨へのインプラントの埋入は、既存骨への埋入より確実に多くのリスクを伴う。この著書では、再生歯槽骨を維持する方法の記述を試みている。歯槽骨の喪失は、インプラント表面の露出を引き起こし、インプラントの細菌汚染のリスクを増大しうる。いくらかの歯槽骨が喪失し、その結果インプラント表面が露出した時でさえ、インプラント周囲の健康を良好に維持できることを、この著書における多くの症例が実証している。そのような症例においては、角化組織の増生と良好なメインテナンスプロトコールが肝要であった。機械研磨および改良されたインプラント表面の使用判断に際しては、常に議論されている。第16〜19章で述べられているテクニックを応用する際、粗面インプラント表面は骨の維持に関して有利のようである。しかしながら、インプラント表面が露出し始めている症例で、特にアクセスが困難な領域においては、機械研磨された表面のほうが管理はより容易である。われわれは、常にインプラントヘッドまで歯槽骨の再生と維持を試みるべきである。良好な角化組織の増生もまた有利のようである。このことは、口腔内のさまざまな領域に関して第8章、第16章〜19章で考察している（図21-6、7）。

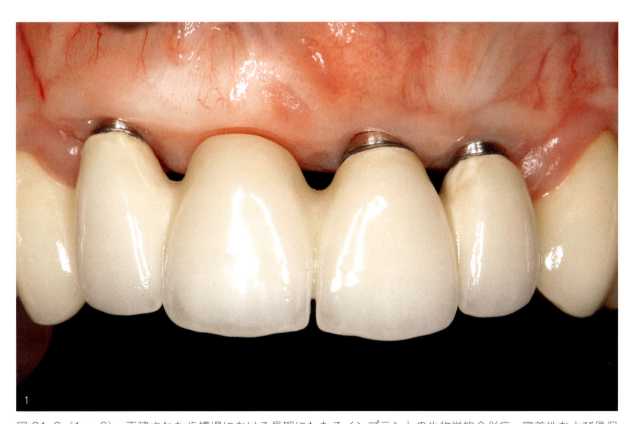

図21-6（1〜6）　再建された歯槽堤における長期にわたるインプラントの生物学的合併症。審美性および骨保存の観点の双方において失敗であった第16章図16-1の症例を再読すること。この症例において徐々に拡大した失敗の経過を追う。（1）垂直的に増大した骨における前歯部3本のインプラント周囲の軟組織退縮と骨喪失の唇側面観。

21 歯槽堤の骨増大術の合併症

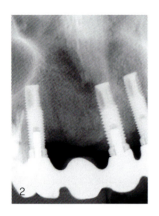
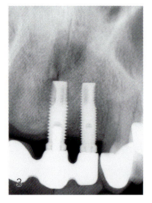
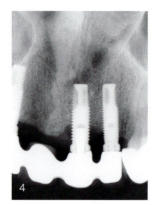
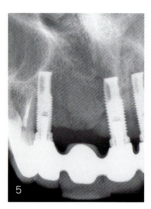
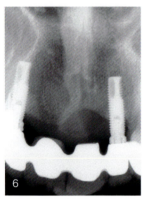

図21-6続き (2、3) 2年時に認められた骨喪失の拡大が、まったくあるいはほとんどないことを示す荷重後5年のデンタルX線写真（第16章図16-1-17、18を参照）。(4) 骨喪失の拡大およびインプラント周囲疾患の徴候を示す荷重後8年のデンタルX線写真。保存的治療、オープンフラップサージェリー、およびインプラント表面の洗浄を行った。(5) 骨喪失の拡大を示す荷重後10年のデンタルX線写真。中切歯部のインプラントは撤去した。(6) インプラント撤去部位の垂直的欠損、さらに隣接するインプラントへの骨喪失の拡大を示す荷重後13年のデンタルX線写真。しかしながらこのインプラントは治療によく反応した。著者が再三にわたり補綴医と議論したという事実にもかかわらず、修復物辺縁の適合が不良であることに注目。この不良な辺縁適合が疾患の発症および拡大の一因となっていたかもしれない。

本症例から学んだこと

1. 早期の歯槽骨喪失の症例では、インプラント周囲骨喪失のリスクが増大する。
2. 5年時の歯槽骨喪失は2年時のそれと同様であったが、5～8年の間にインプラントのうちの1本における骨が崩壊しはじめた。上顎右側側切歯部のインプラントが2～13年の間で骨をまったく喪失していないことに注目。

21.5 長期にわたるインプラントの生物学的合併症

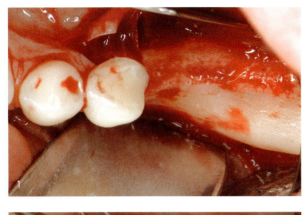
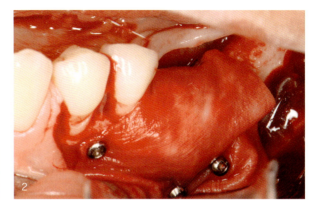
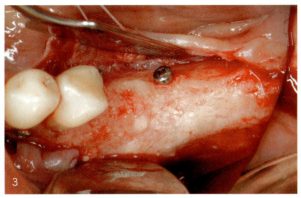
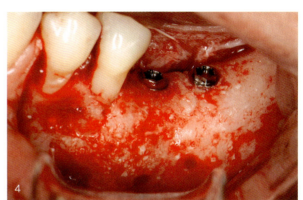
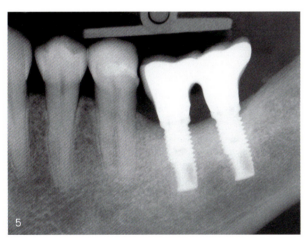
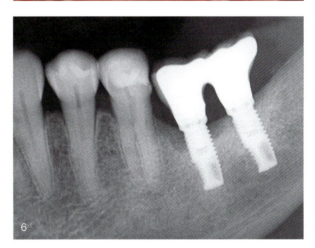
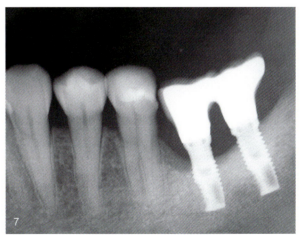

図21-7（1～7）　下顎臼歯部における長期にわたるインプラントの生物学的合併症。(1) 幅の狭い下顎臼歯部を示す咬合面観。(2) 固定されたコラーゲンメンブレンの唇側面観。(3、4) 再生された歯槽堤の咬合および唇側面観。良好な骨獲得に注目。(5) 荷重後3年のデンタルX線写真。良好な歯槽骨の安定性に注目。(6) 荷重後5年のデンタルX線写真。近心のインプラントにおけるインプラント周囲骨喪失に注目。(7) それぞれの手術後、荷重から6年のデンタルX線写真。

本症例から学んだこと

1. 症例が荷重後2、3年で完璧に見えるという事実は、長期間安定し続けることを意味するわけではない。この患者は術後3〜5年の間、すべてのクリーニングの予約に姿を見せず、インプラント周囲疾患を発症した。

2. 著者の経験では、症例が3年時で完璧であれば通常安定したままである；すなわち、この結果は通常とは異なる。

21.6　結論

　安全性と予知性が、すべての臨床手技のもっとも重要な側面である。再生治療はリスクを伴うが、この著書で記述されてきたテクニックによりリスクを最小化することができる。インプラント同時埋入を行わない段階法での歯槽堤増大術は、より安全であり、そして仮に合併症が発症しても治療はより容易かつ成功しやすい[1, 3, 9, 28]。臨床医は常にこれを念頭におくべきである。

21.7 参考文献

1. Urban IA, Jovanovic SA, Lozada JL. Vertical ridge augmentation using guided bone regeneration (GBR) in three clinical scenarios prior to implant placement: a retrospective study of 35 patients 12 to 72 months after loading. Int J Oral Maxillofac Implants 2009;24:502–510.

2. Urban IA, Nagursky H, Lozada JL. Horizontal ridge augmentation with a resorbable membrane and particulated autogenous bone with or without anorganic bovine bone-derived mineral: a prospective case series in 22 patients. Int J Oral Maxillofac Implants 2011;26:404–414.

3. Urban IA, Nagursky H, Church C, Lozada JL. Incidence, diagnosis, and treatment of sinus graft infection after sinus floor elevation: a clinical study. Int J Oral Maxillofac Implants 2012;27:449–457.

4. Urban IA, Nagursky H, Lozada JL, Nagy K. Horizontal ridge augmentation with a collagen membrane and a combination of particulated autogenous bone and anorganic bovine bone-derived mineral: a prospective case series in 25 patients. Int J Periodontics Restorative Dent 2013;33:299–307.

5. Chiapasco M, Zaniboni M, Boisco M. Augmentation procedures for the rehabilitation of deficient edentulous ridges with oral implants. Clin Oral Implants Res 2006;17(suppl 2):136–159.

6. Friedmann A, Strietzel FP, Maretzki B, Pitaru S, Bernimoulin JP. Histological assessment of augmented jaw bone utilizing a new collagen barrier membrane compared to a standard barrier membrane to protect a granular bone substitute material. Clin Oral Implants Res 2002;13:587–594.

7. Park SH, Lee KW, Oh TJ, Misch CE, Shotwell J, Wang HL. Effect of absorbable membranes on sandwich bone augmentation. Clin Oral Implants Res 2008;19:32–41.

8. Friedmann A, Strietzel FP, Maretzki B, Pitaru S, Bernimoulin JP. Observations on a new collagen barrier membrane in 16 consecutively treated patients. Clinical and histological findings. J Periodontol 2001;72:1616–1623.

9. Urban IA, Lozada JL. A prospective study of implants placed in augmented sinuses with minimal and moderate residual crestal bone: results after 1 to 5 years. Int J Oral Maxillofac Implants 2010;25:1203–1212.

10. Tinti C, Parma-Benfenati S. Vertical ridge augmentation: surgical protocol and retrospective evaluation of 48 consecutively inserted implants. Int J Periodontics Restorative Dent 1998;18:434–443.

11. Simion M, Dahlin C, Trisi P, Piattelli A. Qualitative and quantitative comparative study on different filling materials used in bone tissue regeneration: a controlled clinical study. Int J Periodontics Restorative Dent 1994;14:198–215.

12. Simion M, Jovanovic SA, Trisi P, Scarano A, Piattelli A. Vertical ridge augmentation around dental implants using a membrane technique and autogenous bone or allografts in humans. Int J Periodontics Restorative Dent 1998;18:8–23.

13. Merli M, Migani M, Bernardelli F, Esposito M. Vertical bone augmentation with dental implant placement: efficacy and complications associated with 2 different techniques. A retrospective cohort study. Int J Oral Maxillofac Implants 2006; 21:600–606.

14. Urban IA, Lozada JL, Jovanovic SA, Nagursky H, Nagy K. Vertical ridge augmentation with titanium-reinforced, dense-PTFE membranes and a combination of particulated autogenous bone and anorganic bovine bone-derived mineral: a prospective case series in 19 patients. Int J Oral Maxillofac Implants 2014;29:185–193.

15. Machtei EE. The effect of membrane exposure on the outcome of regenerative procedures in humans: a meta-analysis. J Periodontol 2001;72:512–516.

16. Jovanovic SA, Spiekermann H, Richter EJ. Bone regeneration around titanium dental implants in dehisced defect sites: a clinical study. Int J Oral Maxillofac Implants 1992;7:233–245.

17. Simion M, Trisi P, Piattelli A. Vertical ridge augmentation using a membrane technique associated with osseointegrated implants. Int J Periodontics Restorative Dent 1994:14:496–511.

18. Zitzmann NU, Naef R, Schärer P. Resorbable versus nonresorbable membranes in combination with Bio-Oss for guided bone regeneration. Int J Oral Maxillofac Implants 1997;12:844–852.

19. Simion M, Trisi P, Maglione M, Piattelli A. A preliminary report on a method for studying the permeability of expanded polytetrafluoroethylene membrane to bacteria in vitro: a scanning electron microscopic and histological study. J Periodontol 1994;65:755–761.

20. Murphy KG. Postoperative healing complications associated with Gore-Tex Periodontal Material. Part II. Effect of complications on regeneration. Int J Periodontics Restorative Dent 1995;15:548–561.

21. von Arx T, Buser D. Horizontal ridge augmentation using autogenous block grafts and the guided bone regeneration technique with collagen membranes: a clinical study with 42 patients. Clin Oral Implants Res 2006;17:359–366.

22. Bornstein MM, Bosshardt D, Buser D. Effect of two different bioabsorbable collagen membranes on guided bone regeneration: a comparative histomorphometric study in the dog mandible. J Periodontol 2007;78:1943–1953.

23. Fotek PD, Neiva RF, Wang HL. Comparison of dermal matrix and polytetrafluoroethylene membrane for socket bone augmentation: a clinical and histologic study. J Periodontol 2009; 80:776–785.

24. Rothamel D, Schwarz F, Sculean A, Herten M, Scherbaum W, Becker J. Biocompatibility of various collagen membranes in cultures of human PDL fibroblasts and human osteoblast-like cells. Clin Oral Implants Res 2004;15:443–449.

25. Griffin MO, Fricovsky E, Ceballos G, Villarreal F. Tetracyclines: a pleitropic family of compounds with promising therapeutic properties. Review of the literature. Am J Physiol Cell Physiol 2010;299:C539–C548.

26. Lambert F, Lecloux G, Rompen E. One-step approach for implant placement and subantral bone regeneration using bovine hydroxyapatite: a 2- to 6-year follow-up study. Int J Oral Maxillofac Implants 2010;25:598–606.

27. Urban IA, et al. Ridge augmentation in the posterior mandible: A prospective case series neurosensory study evaluating self-reported data and neurosensory testing (in preparation).

28. Peleg M, Garg AK, Mazor Z. Predictability of simultaneous implant placement in the severely atrophic posterior maxilla: A 9-year longitudinal experience of 2132 implants placed into 731 human sinus grafts. Int J Oral Maxillofac Implants 2006; 21:94–102.

成長因子の使用

自家骨採取の合併症を減少させるため、ティッシュエンジニアリングにおいて応用される、組換えヒト血小板由来成長因子（以下 rhPDGF）や組換えヒト骨形成タンパク質（rhBMP）といった組換え成長因子が、近年研究されている。

22.1　組換えヒト血小板由来成長因子

精製した組換えヒト血小板由来成長因子 -BB（以下 rhPDGF-BB）は、骨芽細胞に対して強力な走化作用および分裂促進の反応を引き起こす因子である。rhPDGF-BB は骨芽細胞の I 型コラーゲンの合成を刺激する。骨芽細胞 I 型コラーゲンは、骨の細胞外マトリックスの主要成分である[1]。

歯周組織再生における rhPDGF-BB の安全性と有効性が実証されている[2]。2 件のイヌの前臨床研究の結果は、メンブレンを用いず異種移植片（1 件はウマ由来、もう 1 件はウシ由来）を併用した rhPDGF-BB が、重度の下顎歯槽堤欠損において、相当量の新生骨を再生させる能力を持つことを示した[3, 4]。自家骨、無機ウシ由来骨ミネラル（以下 ABBM）、そして rhPDGF-BB をさまざまな組み合わせで応用したいくつかの症例研究が発表されており、骨誘導再生法（以下 GBR）における良好な組織学的および臨床結果を実証している[5-8]。

ティッシュエンジニアリングを併用した垂直的増大術の臨床応用は、現在著者によって調査中である。以前は rhPDGF-BB との併用で、顆粒状自家骨および ABBM を混和したものが、臨床的に難しい上顎臼歯部の垂直的欠損を治療するために使用されていた。この症例では、上顎洞底挙上術と垂直的歯槽堤増大術の併用に加え、治療前は支持骨喪失を認めた歯根周囲に相当量の歯槽骨獲得が達成された。垂直的な歯周組織再生の可能性を考慮すると、これは歯周病学的観点から重要である[7]。本症例は、第 10 章図 10-3 で示されている。再読すること。

22 成長因子の使用

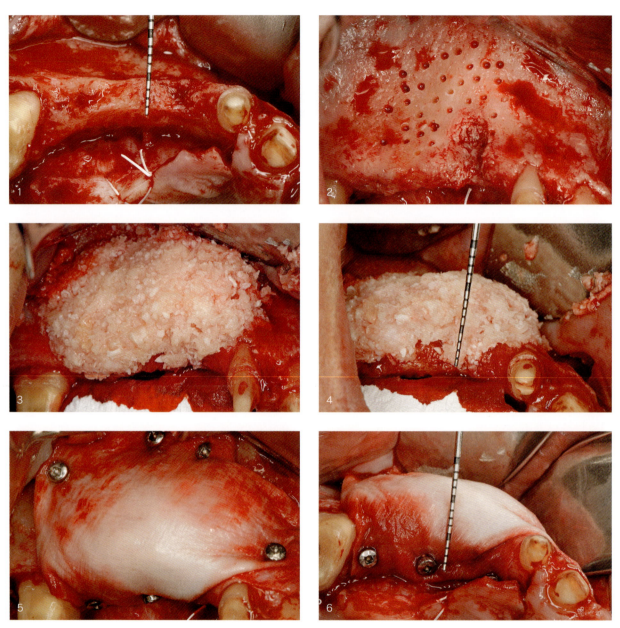

図22-1（1〜15） rhPDGF-BB を併用し、ソーセージテクニックを使用した水平的歯槽堤増大術の代表的な症例。（1、2）薄い歯槽骨頂を示す上顎臼歯部の咬合および頬側面観。（3、4）口蓋側に固定したコラーゲンメンブレンの咬合および頬側面観。設置した顆粒状自家骨（ABBM と混和し、rhPDGF-BB と併用）。（5、6）チタン製ピンで固定したメンブレンの咬合および頬側面観。

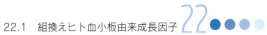

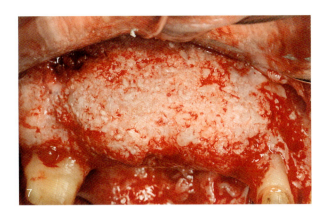

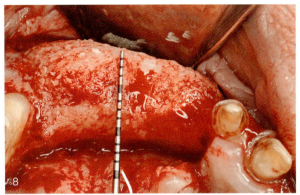

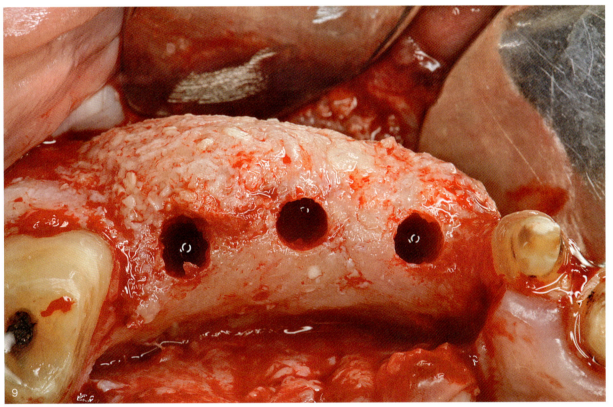

図22-1 続き （7、8）再生骨の咬合および頬側面観。新生歯槽堤にABBMが良好に取り込まれていることに注目。
(9) 3本のインプラント窩の咬合面観。

22 成長因子の使用

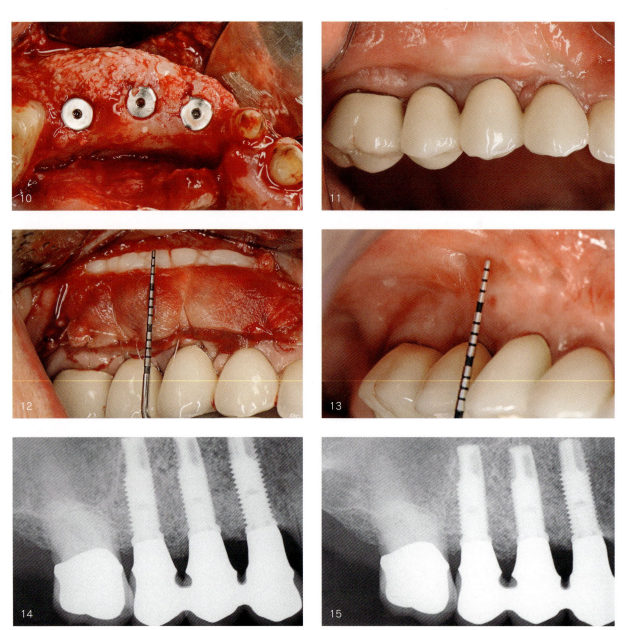

図22-1 続き （10）埋入した3本のインプラントの咬合面観。（11）装着した最終修復物の唇側面観。わずかな角化組織および口腔前庭に注目。これは患者を悩ませ、根尖側移動術を用いて二次手術時に角化組織を形成した。しかし、獲得した角化組織の大部分が、初めの6ヵ月で喪失した。（12）二次手術から6ヵ月後、コラーゲンマトリックスとstrip gingival graftを併用した移植手技を、角化組織および口腔前庭を再建するために用いた。この症例に応用した原則は第17章に記述している。（13）著明な組織獲得を示す新たな口腔前庭の唇側面観。（14、15）荷重後2年および5年の安定した歯槽骨を示す術後デンタルX線写真。

本症例から学んだこと

1. この症例は、ソーセージテクニックおよびrhPDGF-BB を用いて治療した。この症例においてrhPDGF-BB の応用を評価したところ、もっとも重要なことだが、治癒にはマイナスの影響はまったくなかった。むしろ、軟組織の治癒はさらに早くなったように思われ、また成長因子を用いずに治療した症例と比較すると、1週間以内では組織はより成熟しているように思われた。

2. 骨獲得量は応用されたテクニックに起因し、また骨膜に近接して用いられた成長因子にも潜在的に起因しうる。たとえ、このタイプのコラーゲンメンブレンが早期のメンブレンを貫通した血管新生を支持すると証明されているとしても[9, 10]、成長因子を仲介した再生療法においては、メンブレンの設置が骨膜由来の骨前駆細胞を遮断することが示唆されている[3]。しかし、別の実験研究では、このタイプのコラーゲンメンブレンは因子の活性を妨げず、顆粒状骨移植材料の安定を確実にした[11]。

3. インプラント二次手術時のために応用された根尖側移動術では、安定した角化組織獲得という結果に至らなかった。これは文献で報告されており、第16章16.2でさらに論じている。

22.2　骨形成タンパク質

骨形成タンパク質（以下 BMPs）は、骨基質から分離した骨誘導能をもとに発見された[12]。この活性能を有するタンパク質は、大規模な精製とそれに続く分子クローニング法ののち同定された[13-16]。臨床的適応のための BMPs は、高純度の各タンパク質の大量生産をもたらす DNA 組換え技術を用いて、現在日常的に生産されている。これらのタンパク質のひとつである組換えヒト骨形成タンパク質2（以下rhBMP-2）は、動物モデルを使用した頭蓋骨において、さまざまな条件下で臨床的に重要な骨形成を誘導することが示されている[17-21]。

rhBMP-2 の臨床的潜在能は、ヒトへの骨内デンタルインプラント埋入のための上顎洞底挙上術および歯槽堤増大術を評価した研究において確認されている[22, 23]。BMP-2 が骨膜の未分化間葉系幹細胞に強く依存することが示されている[24]。そのためスペース維持用の材料を使う必要性がある場合には、多孔性材料を選択するようにする。しかし、図22-2 に示すように、著者もまた GBR 用のチタンメッシュを併用した rhBMP-2 について研究している。吸収性コラーゲンスポンジ（以下 ACS）を含浸した BMP以外の骨移植材料を一切用いず、垂直的歯槽堤欠損を完全に再生させる潜在能を評価するために、これらの症例では BMP-2 が選択された。

22 成長因子の使用

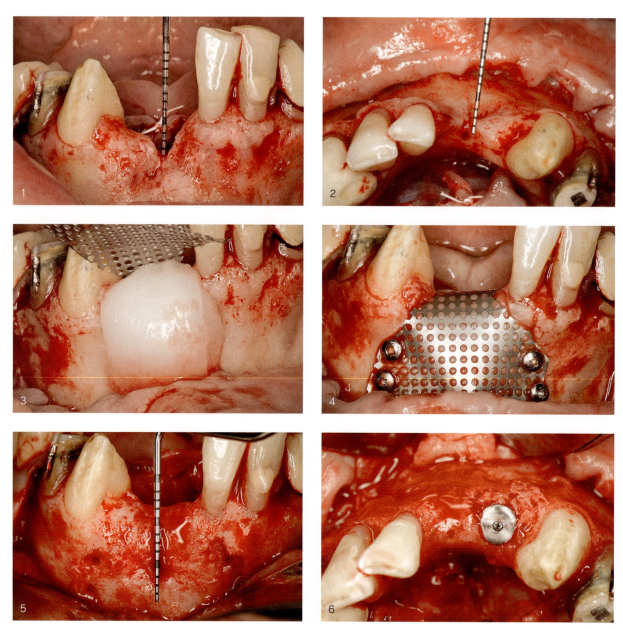

図22-2（1〜13） 垂直的歯槽堤増大術を必要とし、rhBMP-2を浸透させたACS（rhBMP-2/ACS）およびGBR用のチタンメッシュを用いて治療した代表的な症例。（1、2）下顎前歯部に存在する垂直的欠損。（3）rhBMP-2/ACSを設置。チタンメッシュは舌側を固定している。（4）安定性およびrhBMP/ACSのスペースのため、チタンメッシュを固定。（5、6）完全な垂直的骨再生を示す治癒8ヵ月と24日後の術後結果。（7〜11）線維性骨および成熟した層板骨の高密度網状組織を示す組織切片。良好な血管新生が認められ、炎症反応はまったくない。

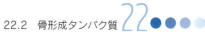
22.2 骨形成タンパク質

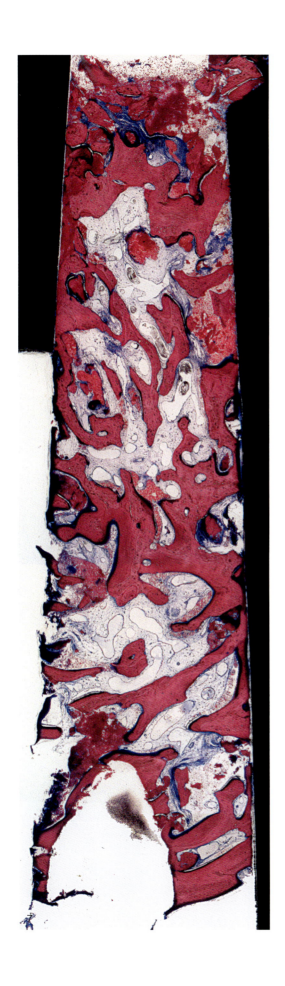

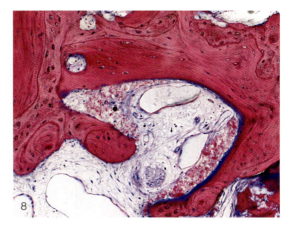
8

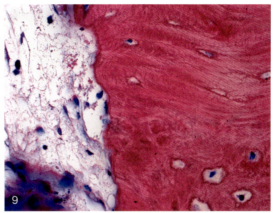
9

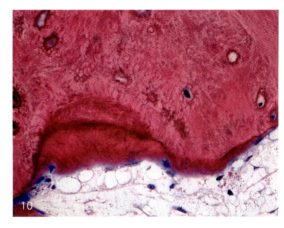
10

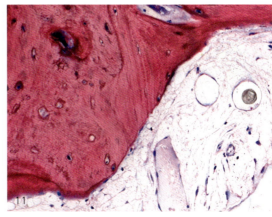
11

367

22 成長因子の使用

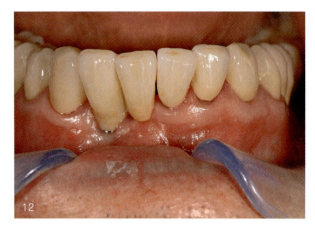
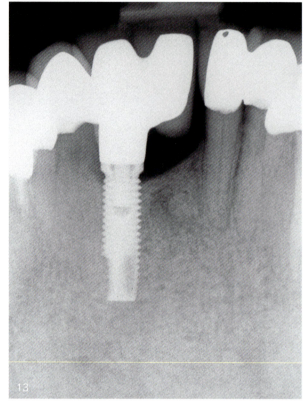

図22-2続き （12）機能後5年の修復物の唇側面観。アバットメント露出を認めるインプラント周囲の退縮に注目。（13）歯槽骨の安定を示すデンタルX線写真。

本症例から学んだこと
1. 本症例は、他の骨移植材料を用いずACSに浸透させたrhBMP-2を用いて、完全なる骨の獲得を実証した。
2. 良好な血管新生を伴う優れた骨形成を組織学的に実証した。
3. 長期経過観察により、インプラント周囲に退縮が認められた。これは一部の頬側の骨吸収を引き起こしたかもしれないが、診断できなかった。頬側の骨喪失に関していえば、デンタルX線写真は診断に役立たない。
4. 角化組織量と同様、最終的なクラウンおよびアバットメントのカントゥアが退縮の原因となっていたのかもしれない。

閉塞性あるいは多孔性のGBR材料およびrhBMP-2を応用したいくつかの研究において、手技に使用されたGBR材料のタイプに関係なく、漿液腫様の海綿状空隙がしばしば認められた[25-27]。図22-3にこの所見を示す。

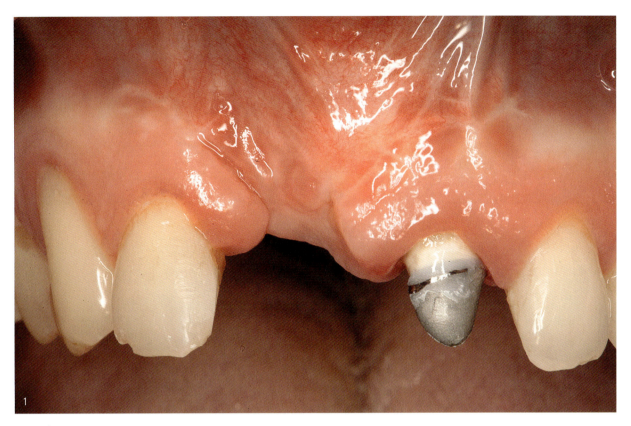
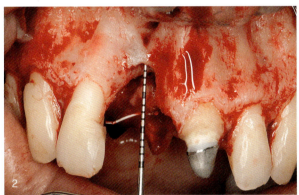
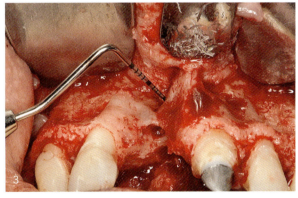

図22-3（1〜18） rhBMP-2/ACS適用後の漿液腫構造を示す代表的な症例。(1) インプラントおよび骨移植が失敗に終わった患者の唇側面観。(2、3) 垂直的、水平的欠損の唇側および咬合面観。欠損の根尖領域は口蓋と交通している。右側側切歯から槽間歯槽骨が喪失していることに注目。これは乳頭形成の不良な予測因子である。

22 成長因子の使用

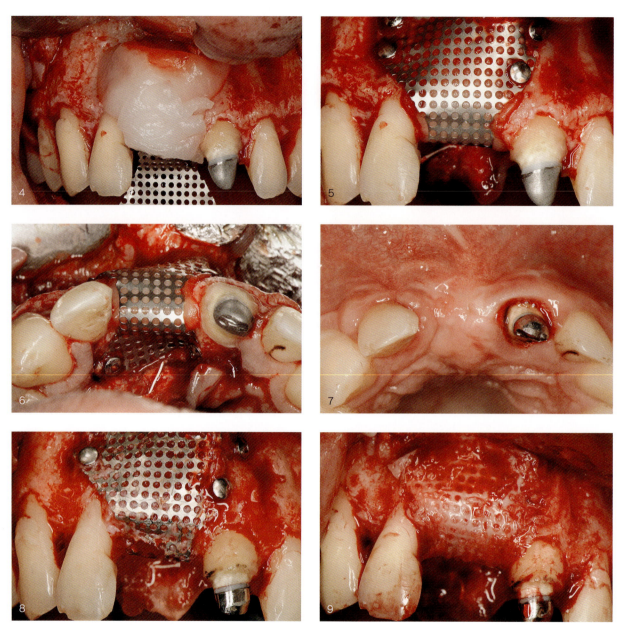

図 22-3 続き （4）設置した rhBMP-2/ACS の唇側面観。（5、6）固定したチタンメッシュの唇側および咬合面観。（7）問題なく治癒した9ヵ月後の咬合面観。（8）除去される前のチタンメッシュの位置を示す唇側面観。（9）除去後の再生組織の唇側面観。再生組織の一部は、漿液腫様の軟組織であった。

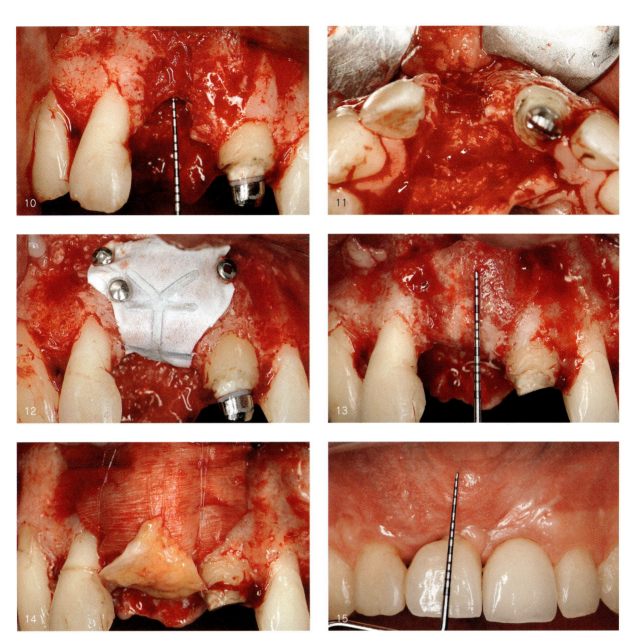

図22-3 続き （10、11）漿液腫除去後の再生骨の唇側および咬合面観。同部位の40％は再生しなかったことに注目。（12）固定したチタン強化型e-PTFEメンブレンの唇側面観。移植材料として、自家骨片がABBMと混和された。（13）問題なく治癒した8ヵ月後の再生骨の唇側面観。完全な骨再生に注目。（14）設置した乳頭部結合組織移植片の唇側面観。このテクニックは第13章に記述している。（15）装着した暫間修復物の唇側面観。歯肉粘膜の形態異常に注目。

本症例から学んだこと

1. 不完全な骨形成は、rhBMP-2を応用した歯槽堤増大術の続発症となりうる。rhBMP-2との併用にどのGBR材料および移植材料が最適であるかを評価するため、さらなる研究が必要である。実際、著者は、rhBMP-2/ACSおよび穿孔した高密度ポリテトラフルオロエチレン（以下d-PTFE）を応用したケースシリーズを完了した。垂直的に再生された骨は、漿液腫をまったく伴わない完璧なものであった。

22 成長因子の使用

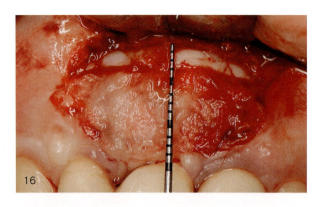

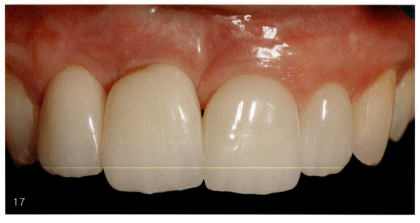

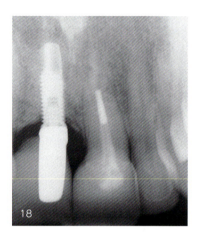

図22-3 続き （16）口腔前庭および角化組織を再建するために行ったコンビネーションによる軟組織移植の唇側面観。（17）経過観察5年後の最終修復物の唇側面観。（18）荷重後5年のデンタルX線写真。

2. 本症例は、隣接する側切歯の歯槽骨喪失を伴う垂直的欠損を有していた。これは乳頭形成の不良な予測因子であった。結果は、乳頭部結合組織移植（以下CTG）により許容できるものとなった。
3. 第16章で推奨されている手順に従うと、この外科処置後に歯肉歯槽粘膜手術があるが、患者はこれを拒否した。この決定は結果として、いくらかの組織非対称を招いた。
4. 患者は結果にたいへん満足している。審美的に許容できる結果である。隣在歯の歯周組織喪失による制約のため、再建に必要な外科処置数が本症例を理想的なものにしなかった。暫間補綴後に行われた軟組織移植も、理想的ではなかった。このことは、結果としてわずかな軟組織非対称を招いた。軟組織の原則は、第16章で考察している。
5. 著者の経験上、本症例は骨獲得に関して、最悪の結果のひとつであった。従来のGBRの場合、治癒に問題なければ、不完全な骨再生は起こらない。GBRの合併症は、第21章で考察している。
6. チタンメッシュよりむしろ穿孔したd-PTFEメンブレンを応用することは、骨移植材料とrhBMP-2の併用に関して、論理的選択のように思われる。d-PTFEメンブレンの穿孔は、骨膜に存在する間葉系幹細胞の交通のために必要である。rhBMP-2の応用は腫脹の増大に関連しており、軟組織治癒もまた促進しているようである[28]。

22.2 骨形成タンパク質

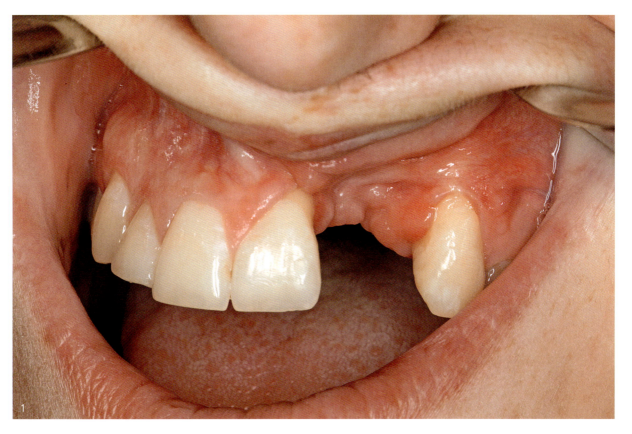

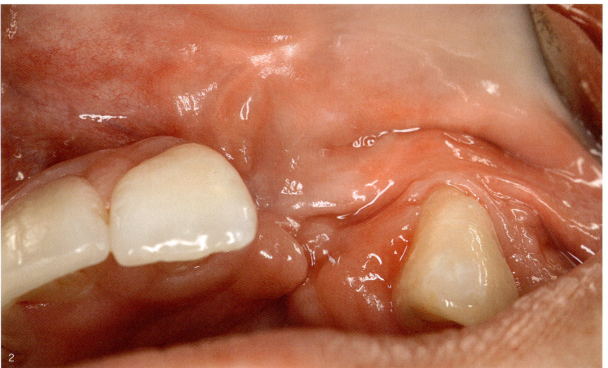

図22-4（1〜40） rhBMP-2および複合骨移植材料（ABBMと自家骨片の混和）を応用した垂直的歯槽堤増大術の代表的な症例。患者は健康な25歳女性で、この骨移植術を受ける前に、何度か骨移植の失敗を経験していた。加えて、患者は口唇口蓋裂を有し、鼻腔と口腔との間に瘻孔が存在していた。（1、2）軟組織の唇側および咬合面観。重度の口腔前庭の形態異常、および角化組織の喪失に注目。

22 成長因子の使用

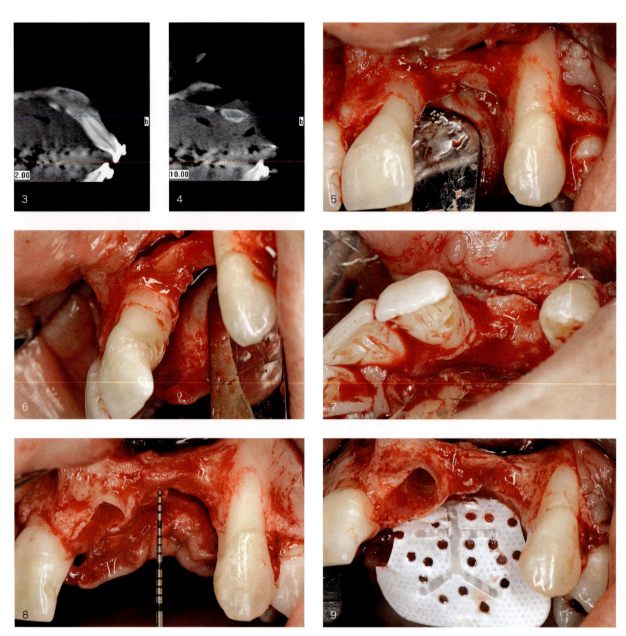

図22-4続き （3、4）重度の骨喪失を示す欠損のCTのクロスセクショナル像。(5〜8)フラップ翻転後の欠損の唇側、咬合および斜方面観。左側中切歯部の重度の骨喪失に注目。(9)口蓋側を固定した、穿孔したd-PTFEメンブレンの唇側面観。

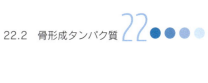

22.2 骨形成タンパク質

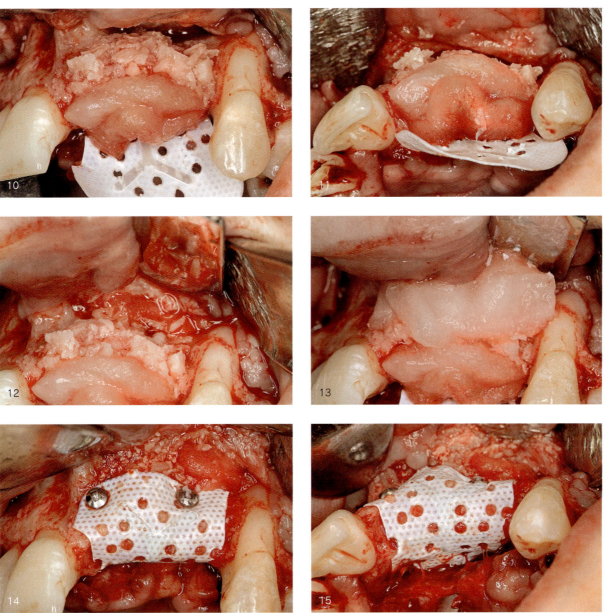

図22-4 続き （10～12）設置したrhBMP-2移植材料の唇側および咬合面観。（13）骨移植材料の上に重ねたrhBMP-2/ACSの唇側面観。（14、15）固定したメンブレンの唇側および咬合面観。

22 成長因子の使用

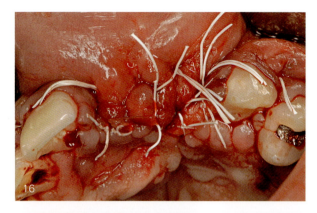
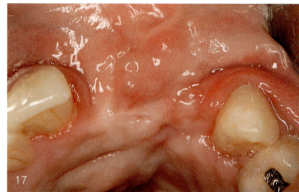
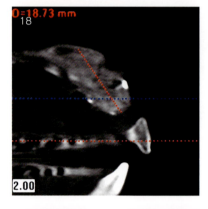
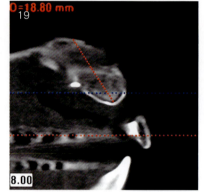
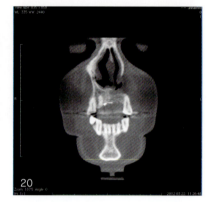
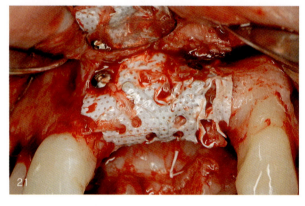
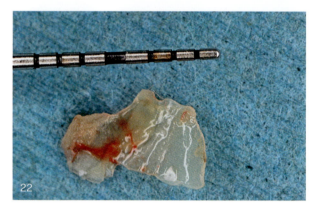
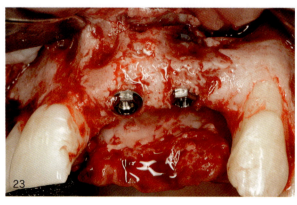
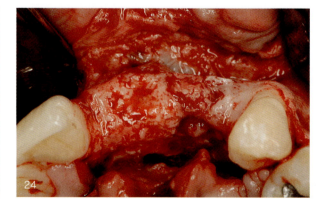

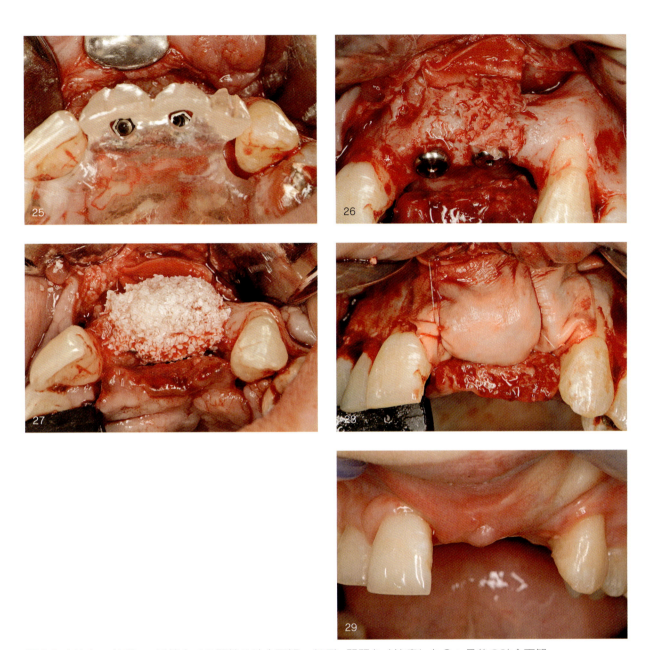

図 22-4 続き　(16) 二層縫合での閉鎖の咬合面観。(17) 問題なく治癒した9ヵ月後の咬合面観。
(18～20) 著明な骨再生を示す CT のパノラマおよびクロスセクショナル像。(21) 除去前のメンブレンの唇側面観。(22) メンブレンの外表面に形成された骨の断片。これはメンブレンよりも先に除去された。
(23～25) 再生骨内に埋入したインプラントの唇側および咬合面観。(26～28) インプラント周囲の辺縁骨幅を改善するために用いた、追加的な contour augmentation の唇側および咬合面観。(29) インプラント埋入後の軟組織の唇側面観。

22 成長因子の使用

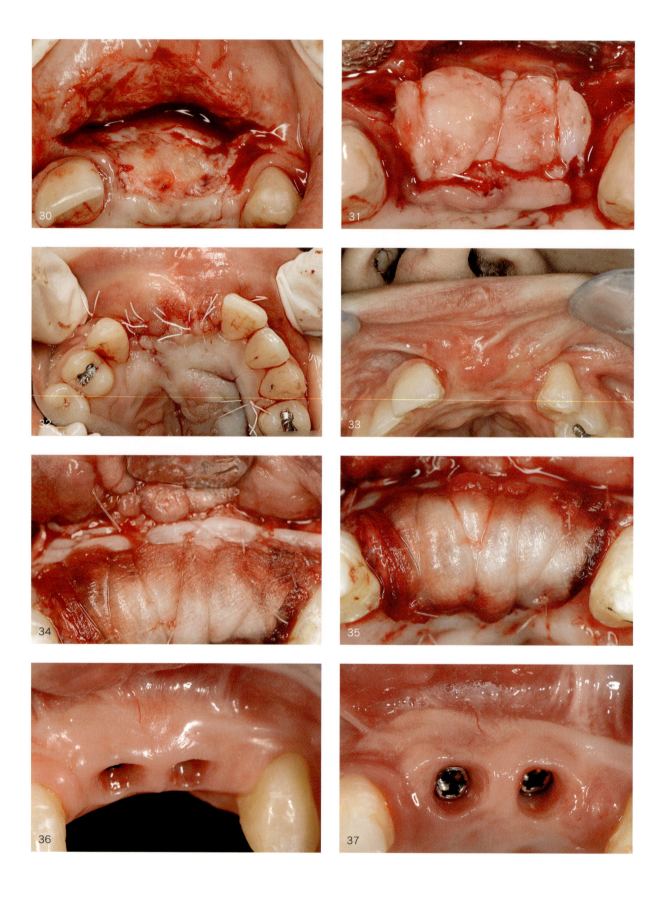

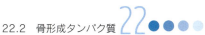

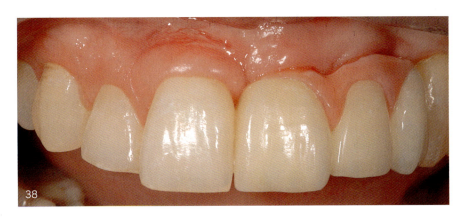

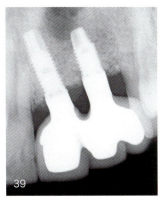

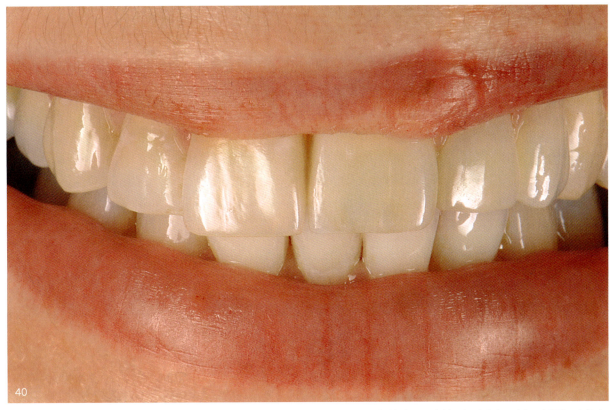

図22-4 続き （30〜32）閉鎖的な治癒環境に設置された結合組織移植片の唇側および咬合面観。（33）喪失した口腔前庭および角化組織の咬合面観。（34、35）コラーゲンマトリックス/strip gingival graftの唇側および咬合面観。（36、37）再生した口腔前庭および角化組織の唇側および咬合面観。（38）装着した最終修復物。乳頭の最終形態を模倣するために、ピンクコンポジットが応用されていることに注目。患者のスマイルラインが低かったので、これは考えられるもっとも低侵襲な治療法であり、より良好な歯肉形態のためのさらなる軟組織移植は計画しなかった。（39）荷重後2年の安定した歯槽骨を示すデンタルＸ線写真。（40）フルスマイル時の最終修復物。

本症例から学んだこと

1. 本症例には重度の軟組織の形態異常があった。上顎前歯部のタイプ、フラップデザイン、マネージメントについて第14章を再読すること。この患者は、タイプⅡである。

2. 患者の鼻腔と口腔との間に瘻孔が認められ、おそらくこれが術後感染に至った以前の骨移植の失敗を招いたのであろう。rhBMP-2の応用により、さらなる腫脹、急速な軟組織治癒を引き起こし、鼻腔の閉鎖を助けた。この瘻孔が、治療計画の一部としてこの成長因子を選択した主な理由であった。

3. 移植材料に成長因子を混和する代わりに、上に重ねた主な理由は、移植材料が自家骨を含んでいたためであり、したがってrhBMP-2は移植材料には必要なかった。しかし、瘻孔閉鎖、そして歯槽骨骨質と軟組織治癒の改善のために必要であった。著者はこれを「ラザニアテクニック」と呼ぶ。

4. 軟組織の厚みを改善し歯槽骨を保護するために閉鎖型CTGを行った。この裏に隠された生物学のさらなる理解のため、第16章を再読すること。

5. 角化組織に対する軟組織移植の原則は、第16章および第17章に記述している。

6. 最終的な根尖部の再建に人工歯肉を用いた。この患者のリップラインは低く、わずかな改善のための追加的な移植を行う必要はなかった。

7. 2007年3月、米国において、rhBMP-2が自家骨移植の代替手段として商用利用認可された。承認されている適応症は、「上顎洞底挙上術や抜歯窩に関連した欠損における局所的歯槽堤増大術への自家骨移植の代替案として」の特異的な応用である。その他の口腔および顎顔面手術におけるその他の適応に対するこの成長因子の使用は、まだ認可されておらず、「適用外」と考えられている。

22.3　結論

　成長因子の応用は、骨採取や骨補填材料がまったく必要にならなくなるという可能性を有する。予備段階の結果は期待できるものである。しかし、これらの新しい治療法に関する臨床的情報に限りがあることや、再生骨の吸収、インプラント生存、そしてインプラント周囲歯槽骨のリモデリングに関する情報がないことを臨床医は認識しなければならない。日々の臨床において、これらの新しい治療方法を推奨するために、長期ランダム化比較対照臨床試験によるさらなる実証が必要である。

22.4 参考文献

1. Bolander ME. Regulation of fracture repair by growth factors. Proc Soc Exp Biol Med 1992;200:165–170.

2. Nevins M, Giannobile WV, McGuire MK, et al. Platelet-derived growth factor stimulates bone fill and rate of attachment level gain: results of a large multicenter randomized controlled trial. J Periodontol 2005;76: 2205–2215.

3. Simion M, Rocchietta I, Kim D, Nevins M, Fiorellini J. Vertical ridge augmentation by means of deproteinized bovine bone block and recombinant human platelet-derived growth factor-BB: a histologic study in a dog model. Int J Periodontics Restorative Dent 2006;26:415–423.

4. Simion M, Nevins M, Rocchietta I, et al. Vertical ridge augmentation using an equine block infused with recombinant human platelet-derived growth factor-BB: a histologic study in a canine model. Int J Periodontics Restorative Dent 2009;29:245–255.

5. Simion M, Rocchietta I, Dellavia C. Three-dimensional ridge augmentation with xenograft and recombinant human platelet-derived growth factor-BB in humans: report of two cases. Int J Periodontics Restorative Dent 2007;27:109–115.

6. Simion M, Rocchietta I, Monforte M, Maschera E. Three-dimensional alveolar bone reconstruction with a combination of recombinant human platelet-derived growth factor BB and guided bone regeneration: a case report. Int J Periodontics Restorative Dent 2008;28:239–243.

7. Urban IA, Caplanis N, Lozada JL. Simultaneous vertical guided bone regeneration (GBR) and guided tissue regeneration (GTR) in the posterior maxilla using recombinant human platelet-derived growth factor (rhPDGF). A case report. J Oral Implantol 2009;35:251–256.

8. Urban IA, Lozada JL, Jovanovic SA, Nagy K. Horizontal guided bone regeneration in the posterior maxilla using recombinant human platelet-derived growth factor: a case report. Int J Periodontics Restorative Dent 2013;33:421–425.

9. Schwarz F, Rothamel D, Herten M, Sager M, Becker J. Angiogenesis pattern of native and cross-linked collagen membranes: an immunohistochemical study in the rat. Clinical Oral Implants Res 2006;17:403–409.

10. Schwarz F, Rothamel D, Herten M, et al. Immunohistochemical characterization of guided bone regeneration at a dehiscence-type defect using different barrier membranes: an experimental study in dogs. Clin Oral Implants Res 2008;19:402–415.

11. Schwarz F, Ferrari D, Podolsky L, Mihatovic I, Becker J. Initial pattern of angiogenesis and bone formation following lateral ridge augmentation using rhPDGF and guided bone regeneration: an immunohistochemical study in dogs. Clin Oral Implants Res 2010;21:90–99.

12. Urist MR. Bone: formation by autoinduction. 1965. Clin Orthop Relat Res 2002;395:4–10.

13. Wozney JM, Rosen V, Celeste AJ, et al. Novel regulators of bone formation: molecular clones and activities. Science 1988;242:1528–1534.

14. Celeste AJ, Iannazzi JA, Taylor RC, et al. Identification of transforming growth factor beta family members present in bone-inductive protein purified from bovine bone. Proc Natl Acad Sci USA 1990;87:9843–9847.

15. Ozkaynak E, Rueger DC, Drier EA, et al. OP-1 cDNA encodes an osteogenic protein in the TGF-beta family. EMBO J 1990;9:2085–2093.

16. Wang EA, Rosen V, D'Alessandro JS, et al. Recombinant human bone morphogenetic protein induces bone formation. Proc Natl Acad Sci USA 1990;87:2220–2224.

17. Sigurdsson TJ, Fu E, Tatakis DN, Rohrer MD, Wikesjö UM. Bone morphogenetic protein-2 for peri-implant bone regeneration and osseointegration. Clin Oral Implants Res 1997;8:367–374.

18. Hanisch O, Tatakis DN, Boskovic MM, Rohrer MD, Wikesjö UM. Bone formation and reosseointegration in peri-implantitis defects following surgical implantation of rhBMP-2. Int J Oral Maxillofac Implants 1997;12:604–610.

19. Hanisch O, Tatakis DN, Rohrer MD, Wöhrle PS, Wozney JM, Wikesjö UME. Bone formation and osseointegration stimulated by rhBMP-2 following subantral augmentation procedures in nonhuman primates. Int J Oral Maxillofac Implants 1997; 12:785–792.

20. Boyne PJ, Nath R, Nakamura A. Human recombinant BMP-2 in osseous reconstruction of simulated cleft palate defects. Br J Oral Maxillofac Surg 1998;36:84–90.

21. Jovanovic SA, Hunt DR, Bernard GW, et al. Long-term functional loading of dental implants in rhBMP-2 induced bone. A histologic study in the canine ridge augmentation model. Clin Oral Implants Res 2003;14:793–803.

22. Boyne PJ, Marx RE, Nevins M, et al. A feasibility study evaluating rhBMP-2/absorbable collagen sponge for maxillary sinus floor augmentation. Int J Periodontics Restorative Dent 1997;17:11–25.

23. Howell TH, Fiorellini J, Jones A, et al. A feasibility study evaluating rhBMP-2/absorbable collagen sponge device for local alveolar ridge preservation or augmentation. Int J Periodontics Restorative Dent 1997;17:124–139.

24. Urban IA, et al. Vertical augmentation using BMP-2 and titanium mesh. A clinical and histological case series (in preparation).

25. Jovanovic SA, Hunt DR, Bernard GW, Spiekermann H, Wozney JM, Wikesjö UM. Bone reconstruction following implantation of rhBMP-2 and guided bone regeneration in canine alveolar ridge defects. Clin Oral Implants Res 2007;18:224–230.

26. Wikesjö UM, Qahash M, Thomson RC, et al. rhBMP-2 significantly enhances guided bone regeneration. Clin Oral Implants Res 2004;15:194–204.

27. Wikesjö UM, Qahash M, Thomson RC, et al. Space-providing expanded polytetrafluoroethylene devices define alveolar augmentation at dental implants induced by recombinant human bone morphogenetic protein 2 in an absorbable collagen sponge carrier. Clin Implant Dent Relat Res 2003;5:112–123.

28. Leal CR, Calvo AM, de Souza Faco RA, et al. Evolution of Postoperative Edema in Alveolar Graft Performed With Bone Morphogenetic Protein (rhBMP-2). Cleft Palate Craniofac J 2015;52;168–175.

索引

A–Z

5-0 Monocryl 24

ABBM 9, 11, 12, 13, 14, 15, 17, 23, 79, 83, 106, 111, 117, 118, 123, 124, 131, 134, 179, 188, 192, 204, 244, 248, 265, 270, 279, 283, 292, 299, 313, 333, 347, 354, 361, 362, 373

ACS 365, 366, 368

all-on-4 294

AMVRA 175

APF 212, 214, 216, 237

BMP 12, 365

Cawood と Howell 293, 322, 326

——の分類 117, 309

CBCT 21

CEJ 176

Class IV無歯顎堤 117

CMX................241, 242, 250, 253, 256, 263, 272, 275, 291, 316, 317, 318

contour augmentation 103, 139, 140, 377

CT 377

CTG 154, 158, 164, 171, 211, 215, 217, 219, 241, 245, 246, 253, 263, 372

DFDBA 11, 16, 62

d-PTFE 12, 48, 338, 371

——縫合糸 96, 177

——メンブレン 11, 194, 197, 336, 338, 340, 342, 372

Emdogain 161, 164

e-PTFE....................................... 48, 62, 338

——縫合糸 96, 177

——メンブレン............11, 62, 80, 115, 191, 235, 280, 281, 328, 329, 335, 337, 338, 340

FCF 182, 190, 202

FDBA 16

FDP 277

FGG..................................... 211, 242, 263

free curtain flap 182

GBR..........9, 10, 12, 13, 21, 39, 105, 109, 117, 118, 147, 171, 294, 322, 333, 361, 365, 371, 372

GTR..109, 171

HA..17

MAPF................217, 224, 225, 249, 271, 272, 285, 317

Master Pin 51

MCBA..16

MGJ 40, 176, 190, 217

mini graft 253

Mini Me 46, 87

mini sinus window.................................247, 253

mini strip..285

mini VRA 79

OSF-1..12

Ozaki と Buchman 147

papilla shift technique..................................182

periosteo-elastic technique 45, 94, 177

PGA...9, 118

PGA-TMC メンブレン 11

Pro-Fix 53

PST 182, 186, 190, 198, 202

PTFE 9

PTFE 縫合糸 246, 342, 344

remote flap.....................40, 151, 176, 195, 204, 222, 243

rhBMP..361

——-2......186, 190, 365, 366, 368, 371, 372, 373, 375, 380

——-2/ACS 366, 369, 370, 371

rhPDGF...109, 111

——-BB 361, 362, 365

Safescraper 28

safety flap 39, 42, 49, 92, 105, 176, 182

Schropp..147

SF.................................182, 185, 190, 196, 202

strip gingival graft 68, 77, 84, 218, 219, 225, 227, 230, 241, 242, 249, 250, 255, 256, 263, 272, 275, 285, 291, 316, 317, 318, 364, 379

TCP..16

——/HA...17

——/ ハイドロキシアパタイト 17

TGF..

——β 1 12

——β 2 12

TMC..9, 118

tunneling lateral window sinus technique.................247

Urban 11

Van der Weijden 147

VAS 253

VRA 321, 327, 336, 342

ア － オ

アバットメント 155
アメロジェニン 161, 164
アモキシシリン 6
　　　－ クラブラン酸カリウム 347, 350
異種 ....
　　　　移植片 361
　　　　コラーゲンマトリックス 241, 316
　　　　生体材料 242
Ⅰ型コラーゲン 361
イブプロフェン 6, 347
インターナルタイプ 275, 291
インプラント ....
　　　　 － アバットメント連結部 291
　　　　支持の固定性補綴 277
　　　　成功率 12
　　　　生存率 12, 61, 129
　　　　プラットフォーム 275
　　　　埋入時の合併症 336, 351
エクスターナル ....
　　　　タイプ 275, 291
　　　　ヘックス 158
延伸ポリテトラフルオロエチレン 48, 62
　　　　メンブレン 335
オステオン 15
オッセオインテグレーション 203
オトガイ ....
　　　　下動脈 29, 33, 36, 93
　　　　神経 21, 92, 177
　　　　舌筋 30, 93
オンレーグラフト 61, 62, 117, 147, 294

カ － コ

外頚動脈 32
外側歯槽舌側溝 30
改良型 ....
　　　　歯肉弁根尖側移動術 217, 249, 271, 285, 317
　　　　舌側フラップ伸展法 42, 44
　　　　軟組織移植 230
下顎 ....
　　　　枝 83, 279
　　　　神経 37

　　　　前歯部 91, 98
化学的プラークコントロール 7
角化組織 70, 84, 178, 180, 211, 212, 217,
　　　　　　　　230, 236, 241, 316, 318, 364, 379
　　　　獲得 70
　　　　の増生 355
　　　　幅 253, 254, 263
顎舌骨筋 29, 30
顎二腹筋 30
　　　　後腹 30, 32
　　　　前腹 29, 30
仮骨延長術 61
顎下腺 29, 37
　　　　管 37
合併症 335
可撤性暫間補綴装置 7
化膿性滲出液 347, 349
顆粒状 ....
　　　　移植材料 10, 339
　　　　骨移植 350
　　　　自家骨 12, 161, 234, 351
ガレクチン -1 12
眼窩下神経 177
感覚神経機能の測定 207
寛骨 322
患者選択 5
カントゥア 161
顔面 ....
　　　　神経 37
　　　　動脈 29, 31, 33, 36
間葉系幹細胞 372
喫煙 6
喫煙歴 350
吸収性 ....
　　　　コラーゲンスポンジ 365
　　　　コラーゲンメンブレン 10, 11, 111, 336, 338
　　　　メンブレン
　　　　........... 10, 11, 62, 117, 118, 120, 145, 335, 340
　　　　モノフィラメント縫合糸
　　　　................................. 161, 169, 218, 227, 249
禁煙プログラム 6
組換えヒト血小板由来成長因子 361
　　　　-BB 361
組換えヒト骨形成タンパク質 361
　　　　2 ....186, 365
クラウンインプラント比 5

383

索引

クリンダマイシン 6, 347
グルタルアルデヒド 10
クレスタルスタビライゼーション 127, 129, 136, 141
クロスセクショナル像 374
クロスリンク
　——構造の人工メンブレン 122
　——コラーゲン 10, 120
　——コラーゲンメンブレン 10, 145, 338
　——メンブレン 122, 335
クロルヘキシジン溶液 6, 336
傾斜埋入 105, 147
茎突舌筋 30
茎突舌骨筋 30
外科手術前の患者の準備 5
血管新生 10
結合組織 158
　——移植 154, 236, 241, 291, 292, 304
　——移植片 169, 212, 214, 215, 226, 271, 285, 379
抗炎症薬 6
口蓋
　——垂直減張切開 176
　——舌筋 30
　——フラップ 148, 203
抗菌薬 6, 340
口腔前庭 236
口腔前庭拡張術 345
　——の再建 212
　——の存在 178
　——の深さ 180
合成吸収性メンブレン 10
高密度
　——PTFE メンブレン 11
　——ポリテトラフルオロエチレン 48, 371
　——ポリテトラフルオロエチレンメンブレン
　　...53, 336
口輪筋下部の形成
　........................ 182, 183, 186, 190, 192, 195, 198, 202
コーンビームコンピュータ断層撮影 21
鼓索神経 37
骨移植 171, 294
　——材料 9, 339
骨芽細胞 361
骨芽細胞刺激因子 12
骨吸収 354
骨形成タンパク質 12, 365
骨形成能 12

骨再生手術 6
骨接合プレート 12
骨喪失 336
骨増生 147
骨増大術 354
骨伝導能 12, 13
骨ブロック 147
骨膜
　——開窓術 211
　——下線維束 87, 177
　——形成術 192, 195, 198, 202
　——切開 177, 182
　——切除 195
　——マイクロ縫合 188
骨誘導
　——再生法 9, 21, 39, 105, 117, 147, 294, 361
　——能 12
骨リモデリング 11, 13, 163
コニカルコネクション 88
コラーゲン
　——マトリックス 186, 272, 364, 379
　——メンブレン................10, 101, 104, 117, 129, 131,
　　　　179, 194, 265, 270, 335, 336, 352, 362, 365
コンビネーショングラフト 253, 255, 256, 262, 263

サ - ソ

サージカルドレープ 7
最終補綴装置 129, 158
再生療法 309
細胞外マトリックス 361
サンドイッチ
　——骨増生 188
　——テクニック 108, 313, 322
自家移植片 204, 328
自家骨 11, 12, 13, 14, 15, 17, 21, 62, 83, 106, 111,
　　118, 119, 123, 124, 134, 179, 188, 192, 244, 248, 270,
　　279, 283, 292, 305, 313, 328, 333, 361, 362, 373, 380
　——ブロック 10, 117, 147
歯間乳頭 151, 158, 176
　——欠損 172
　——の再生または再建 151
歯間部根面被覆..159
ジクロフェナクカリウム 6, 347
歯根破折 151
歯周形成外科 217

歯周組織再生 361
歯槽骨頂保存 265
歯槽頂部の安定 129
歯槽堤 ....
　　——欠損 5
　　——増大術 1, 5, 10, 13, 39, 147, 175, 217, 241,
　　　　　　　　　253, 265, 324, 329, 358, 371
歯肉 ....
　　——移植 70
　　——歯槽粘膜境 40, 92, 106, 176, 211, 217
　　——歯槽粘膜手術 148, 211, 241, 372
　　——退縮 228
　　——弁根尖側移動術 211, 212
脂肪 203
重度の喫煙者 6
従来型舌側フラップ伸展法 44
手術室 7
術後 ....
　　——感染 336, 339
　　——の管理 5
消炎鎮痛剤 6
上顎前歯部 137, 139, 147
　　——欠損 175
　　——の垂直的歯槽堤増大術 175
上顎洞 ....
　　——底挙上術.............12, 13, 105, 106, 108, 109, 112,
　　　　　　　129, 130, 253, 265, 268, 274, 294, 309,
　　　　　　　311, 322, 329, 333, 347, 351, 361, 365
　　——粘膜 253
小唾液腺 203
ショートインプラント 105, 147
ジルコニアアバットメント 161
　　——デザイン 155
神経損傷 336, 350
人工 ....
　　——吸収性メンブレン 118
　　——骨移植材料 9, 16
　　——材料 12
　　——歯肉 147
唇側フラップ 91, 94
審美性 5
垂直減張切開 92
垂直的 ....
　　——GBR 9, 11, 61, 105, 158
　　——欠損の増大 159
　　——骨再生 11

　　——骨増大 180, 323
　　——骨増大法 61
　　——サンドイッチ骨移植材料 119
　　——サンドイッチ上顎洞底挙上術 119
　　——歯槽堤増大 12, 15, 98, 145
　　——歯槽堤増大術 65, 321, 336, 342, 351, 361
　　——増大術 9, 361
垂直マットレス e-PTFE 縫合 226
垂直マットレス縫合 284
水平的 ....
　　——GBR 9, 10
　　——骨増大 118, 180, 313, 327
　　——骨増大術 117, 130, 347
　　——骨増大量 118
　　——歯槽堤増大 12, 14, 117, 119, 145, 314
　　——歯槽堤増大術 112, 117, 123, 145, 335
　　——増大術 9
水平マットレス縫合 24, 48, 179, 198
スクレイパー 28
ステロイド 6
ステンソン管 203
スプリットマウス研究デザイン 16
スマイルライン 379
生体適合性 10
生理食塩水 340
舌外側溝 30
舌下隙 36
舌下神経 37
舌下腺 37
舌下動脈 32, 33, 36, 93
舌骨 29
舌骨舌筋 30
切歯管 203, 204
切歯孔 203, 204
舌神経 37
舌深動脈 32
舌側孔 93
舌側フラップ 92, 94
舌動脈 32
セメント − エナメル境 176
線維性結合組織 203
線維性骨 14
槽間歯槽骨喪失 354
層板骨 14
ソーセージテクニック 1, 10, 16, 117, 118, 122, 127,
　　　　　　　274, 305, 309, 313, 362, 365

索引

―2.0 144
ソケットプリザベーション 309
組織誘導再生法 109, 171

タ－ト

タイプ ....
　　――Ⅰ：通常の深さの口腔前庭と健全な骨膜 175
　　――Ⅱ：浅い口腔前庭と健全な骨膜 182, 184
　　――Ⅱ垂直的骨欠損の軟組織閉鎖 190
　　――Ⅲ：通常の深さの口腔前庭と瘢痕化した骨膜
　　　　　.. 190, 191
　　――Ⅳ：浅い口腔前庭と瘢痕化した骨膜 195
他家 ....
　　――骨移植材料 9, 12, 16
　　――骨ブロック 148
　　――線維芽細胞 263
脱灰凍結乾燥 ....
　　――骨 16, 62
　　――他家骨移植材料 11
炭酸トリメチレン 9, 118
単純結節縫合 7, 48, 131, 179
弾性線維 177, 182
単独歯の垂直的骨欠損 148, 172
チゼル 93, 176
チタン強化型 9
　　――d-PTFE メンブレン
　　　　.................... 176, 179, 186, 188, 267, 268
　　――e-PTFE メンブレン 9, 11, 12, 62, 67, 107, 111,
　　　　118, 161, 176, 214, 245, 246, 279, 322, 348
　　――PTFE メンブレン 62, 104
　　――延伸ポリテトラフルオロエチレンメンブレン
　　　　.................... 9, 62, 67, 107, 245, 322
　　――メンブレン
　　　　.............. 118, 139, 145, 268, 269, 281, 336
チタンスクリュー 177
チタン製骨接合プレート 11, 335
チタン製ピン 177, 362
チタンメッシュ
　　.............. 12, 101, 104, 147, 192, 194, 366, 370, 372
治癒の合併症 336
長期のインプラントの生物学的合併症 336
蝶口蓋動脈 203, 204
腸骨移植 62
鎮静剤 6
ディスクレパンシー 223

ティッシュエンジニアリング 361
デコルチケーション 134
　　――スクリューホール 93
テンションフリー 175
テンティングスクリュー 41, 93, 107, 267
　　――テクニック 16
天然コラーゲン 10, 123
　　――メンブレン 10, 120, 122, 123, 124,
　　　　129, 131, 137, 138, 145, 167, 171, 188, 192,
　　　　245, 248, 280, 284, 335, 338, 339, 344, 348
テンポラリーアバットメント 158
テンポラリークラウン 158
凍結乾燥他家骨移植材料 16
頭頂骨移植 62
ドキシサイクリン 340, 344, 347
トランスフォーミング成長因子β1 12
トランスフォーミング成長因子β2 12
トリアゾラム 6
トレフィン 22
　　――バー 21, 26
トンネリングインスツルメント 253

ナ－ノ

内頚静脈 37
内頚動脈 37
ナイフエッジ歯槽堤 117, 118
軟組織 ....
　　――移植 65, 309, 354, 372
　　――移植片 228
　　――再建 181, 195, 255
　　――再建手術 217
　　――増生 159
　　――増大術 303, 345, 351, 354
　　――の厚み 217
二次手術 84, 237
二層縫合 131, 177, 203, 280, 377
乳頭再建術 159
乳頭の再生 159
乳頭部結合組織移植 372
乳頭部結合組織移植片 371

ハ－ホ

バー 21
バイオエンジニアリング 263

バイオタイプ 65
ハイドロキシアパタイト 17
パウチ 129
　——テクニック 134, 136, 140, 141
バックアクションチゼル 40, 93, 176
パラレルウォールタイプ 88
バリアメンブレン 147
ハンドピースアダプター 94
ヒーリングアバットメント 129, 230
ピエゾ 21
非吸収性 ....
　——e-PTFE メンブレン 10, 11, 145, 336, 338
　——ポリテトラフルオロエチレン 9
　——メンブレン 11, 62, 117, 118, 120, 129, 335
非強化型メンブレン 145
非クロスリンクメンブレン 10
鼻口蓋孔 176
鼻口蓋神経 148, 203, 204, 234
　——血管束 205
　——の側方移動術 203
皮質骨穿孔 350
ビジュアルアナログスケール 253
非脱灰他家海綿骨移植材料 16
ピンクコンポジット 379
複合移植材料 230
複合骨移植材料 197, 313, 373
部分層弁切開 190
ブラックトライアングル 151
プラットフォームスイッチング 88, 275, 291
フラップデザイン 39, 175
フラップの伸展 177
フルカントゥアアバットメント 158
ブロック骨 117, 324, 339
　——移植 10
プロビジョナルクラウン 155, 161
プロビジョナルレストレーション 129, 164, 237, 314
プロフェッショナルクリーニング 6
β－リン酸三カルシウム 16
ペニシリン 6
ペニシリンアレルギー 6
縫合 7
ボーンスクレイパー 26
ボーンハウジング 181, 262

ボーンミル 26, 324
ポップコーンサイン 339
補綴装置 156
ポリグリコール酸 9, 118
　——－炭酸トリメチレンメンブレン
....118, 119

マ－モ

マットレス縫合 7, 131
ミニスクリュー 53
ミニスクレイパー 27
ミニボーンスクレイパー 27
未分化間葉系幹細胞 365
無機ウシ由来骨ミネラル 9, 13, 23, 79, 106, 117, 179, 204, 244, 265, 279, 299, 347, 361
無歯顎堤の吸収のパターン 293
メインテナンスプロトコール 355
メンブレン 9, 134, 141, 177, 204, 271
　——の設置法 41
　——の露出 336, 338

ヤ－ヨ

遊離 ....
　——結合組織移植 211, 285, 353
　——結合組織移植片 218, 232
　——歯肉 241
　——歯肉移植 211, 242, 292, 349
　——歯肉移植片 212, 218
　——軟組織移植 182, 195, 212, 217, 218
　——軟組織移植片 217
翼突筋静脈叢 106

ラ－ロ

ラザニアテクニック 380
リップサポート 202, 262, 328
類骨 15

ワ－ン

ワルトン管 37

書籍・雑誌からの使用許諾一覧

下記の書籍・雑誌より図の転載にあたり許可を得た。

第3章

図 3-1；図 3-2：
Urban IA, Nagursky H, Lozada JL, Nagy K. Horizontal ridge augmentation with a collagen membrane and a combination of particulated autogenous bone and anorganic bovine bone-derived mineral: a prospective case series in 25 patients. Int J Periodontics Restorative Dent 2013;33:299–307.

第8章

図 8-1（1 ～ 3、10、13）：
Urban IA, Jovanovic SA, Lozada JL. Vertical ridge augmentation using guided bone regeneration (GBR) in three clinical scenarios prior to implant placement: a retrospective study of 35 patients 12 to 72 months after loading. Int J Oral Maxillofac Implants 2009;24:502–510.

図 8-5（2、5、9）：
Urban IA, Lozada JL, Jovanovic SA, Nagursky H, Nagy K. Vertical ridge augmentation with titanium-reinforced, dense-PTFE membranes and a combination of particulated autogenous bone and anorganic bovine bone-derived mineral: a prospective case series in 19 patients. Int J Oral Maxillofac Implants 2014;29:185–193.

第10章

図 10-2：
Urban IA, Klokkevold PR, Cochran DL. Advanced Implant Surgical Procedures. In: Newman MG, Takei H, Klokkevold PR, Carranza FA (eds). Carranza's Clinical Periodontology, ed 12. St. Louis: Elsevier, 2014.

図 10-3：
Urban I, Caplanis N, Lozada JL. Simultaneous vertical guided bone regeneration and guided tissue regeneration in the posterior maxilla using recombinant human platelet-derived growth factor: a case report. J Oral Implantol 2009;35:251–256.

図 10-4（1 ～ 10）：
Urban IA. Simultaneous sinus and horizontal augmentation utilizing a resorbable membrane and particulated bone graft: a technical note and 7-year follow-up of a case. Euro J Oral Surg 2011;2;19–24.

第11章

図 11-1（1、2、5～7、10）：
Urban IA, Nagursky H, Lozada JL. Horizontal ridge augmentation with a resorbable membrane and particulated autogenous bone with or without anorganic bovine bone-derived mineral: a prospective case series in 22 patients. Int J Oral Maxillofac Implants 2011;26:404–414.

図 11-4（1、4、10）；図 11-5（1、3、4、6、11）：
Urban IA, Nagursky H, Lozada JL, Nagy K. Horizontal ridge augmentation with a collagen membrane and a combination of particulated autogenous bone and anorganic bovine bone-derived mineral: a prospective case series in 25 patients. Int J Periodontics Restorative Dent 2013;33:299–307.

第13章

図 13-1（3、5 ～ 7、9）：
Urban IA. Guided Bone Regeneration: Vertical growth. In: Sonick M, Hwang D (eds). Implant Site Development. Oxford: Wiley-Blackwell, 2012.

図 13-2；図 13-3：
Urban IA, Klokkevold PR, Takei HH. Papilla reformation at single-tooth implant sites adjacent to teeth with severely compromised periodontal support. Int J Periodontics Restorative Dent 2017;37(1):9-17.

第14章

図 14-1（1、3 ～ 6、9、10、12）；図 14-6（1）；図 14-7（3、4）；図 14-8（4 ～ 6、9 ～ 11、22）；図 14-9（1、2、4 ～ 7、10、11、17）；図 14-11；図 14-12（1、5、6、12、14、15、19）：
Urban IA, Monje A, Nevins M, Nevins ML, Lozada JL, Wang HL. Surgical Management of Significant Maxillary Anterior Vertical Ridge Defects. Int J Periodontics Restorative Dent 2016;36:329–337.

第15章

図 15-1、図 15-3：
Urban I, Jovanovic SA, Buser D, Bornstein MM. Partial lateralization of the nasopalatine nerve at the incisive foramen for ridge augmentation in the anterior maxilla prior to placement of dental implants: a retrospective case series evaluating self-reported data and neurosensory testing. Int J Periodontics Restorative Dent 2015;35:169–177.

第16章

図 16-5（1、3、7、48）：
Urban IA. Guided Bone Regeneration: Vertical growth. In: Sonick M, Hwang D (eds). Implant Site Development. Oxford: Wiley-Blackwell, 2012.

第17章

図 17-1（8、31、39 ～ 41、45 ～ 48）；図 17-3（3、4、7、9、11 ～ 13、18、19、23）：
Urban IA, Lozada JL, Nagy K, Sanz M. Treatment of severe mucogingival defects with a combination of strip gingival grafts and a xenogeneic collagen matrix: a prospective case series study. Int J Periodontics Restorative Dent 2015;35:345–353.

書籍・雑誌からの使用許諾一覧

第 19 章

図 19-1(1、2、5、6、20〜22、27〜29、32、35、51、54、56);図 19-2:
Urban IA, Monje A, Wang HL. Vertical Ridge Augmentation and Soft Tissue Reconstruction of the Anterior Atrophic Maxillae: A Case Series. Int J Periodontics Restorative Dent 2015;35:613–623.

第 20 章

図 20-6:
Urban IA, Monje A, Lozada JL, Wang HL. Long-term Evaluation of Peri-implant Bone Level after Reconstruction of Severely Atrophic Edentulous Maxilla via Vertical and Horizontal Guided Bone Regeneration in Combination with Sinus Augmentation: A Case Series with 1 to 15 Years of Loading. Clin Implant Dent Relat Res 2017;19 (1) 46–55.

図 20-7(1、4、7、14):
Urban IA, Jovanovic SA, Lozada JL. Vertical ridge augmentation using guided bone regeneration (GBR) in three clinical scenarios prior to implant placement: a retrospective study of 35 patients 12 to 72 months after loading. Int J Oral Maxillofac Implants 2009;24:502–510.

図 20-8(3、7、8、10、14):
Urban IA. Guided Bone Regeneration: Vertical growth. In: Sonick M, Hwang D (eds). Implant Site Development. Oxford: Wiley-Blackwell, 2012.

第 21 章

図 21-2:
Urban IA. Guided Bone Regeneration: Vertical growth. In: Sonick M, Hwang D (eds). Implant Site Development. Oxford: Wiley-Blackwell, 2012.

第 22 章

図 22-1:
Urban IA, Lozada JL, Jovanovic SA, Nagy K. Horizontal guided bone regeneration in the posterior maxilla using recombinant human platelet-derived growth factor: a case report. Int J Periodontics Restorative Dent 2013;33:421–425.

図 22-21(3、4):
Urban IA. Guided Bone Regeneration: Vertical growth. In: Sonick M, Hwang D (eds). Implant Site Development. Oxford: Wiley-Blackwell, 2012.

クインテッセンス出版の書籍・雑誌は，歯学書専用通販サイト『歯学書.COM』にてご購入いただけます．

PCからのアクセスは…
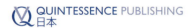

携帯電話からのアクセスは…
QRコードからモバイルサイトへ

QUINTESSENCE PUBLISHING 日本

垂直的および水平的歯槽堤増大術
ソーセージテクニックと新たなコンビネーショングラフト

2018年7月10日　第1版第1刷発行

著　　　者	イストヴァン アーバン Istvan Urban
監　　訳	いずみゆういち　くぼきたくお　やまざきまさお 和泉雄一／窪木拓男／山﨑長郎
翻 訳 統 括	いしかわともひろ　いとうゆうさく　たきのひろゆき　なかたこうたろう　ふなこしえいじ 石川知弘／伊藤雄策／瀧野裕行／中田光太郎／船越栄次
発　行　人	北峯康充
発　行　所	クインテッセンス出版株式会社 東京都文京区本郷3丁目2番6号　〒113-0033 クイントハウスビル　電話(03)5842-2270(代表) 　　　　　　　　　　(03)5842-2272(営業部) 　　　　　　　　　　(03)5842-2276(編集部) web page address　http://www.quint-j.co.jp/

印刷・製本　サン美術印刷株式会社

Ⓒ2018　クインテッセンス出版株式会社　　　　　禁無断転載・複写
Printed in Japan　　　　　　　　　　　　　　落丁本・乱丁本はお取り替えします
ISBN978-4-7812-0592-2　C3047　　　　　　定価はカバーに表示してあります